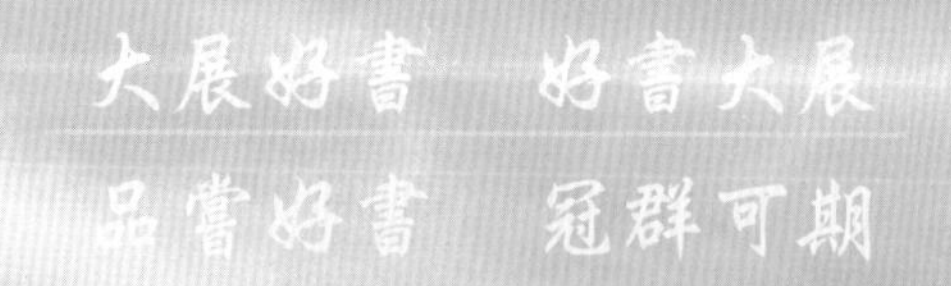

大展好書　好書大展
品嘗好書　冠群可期

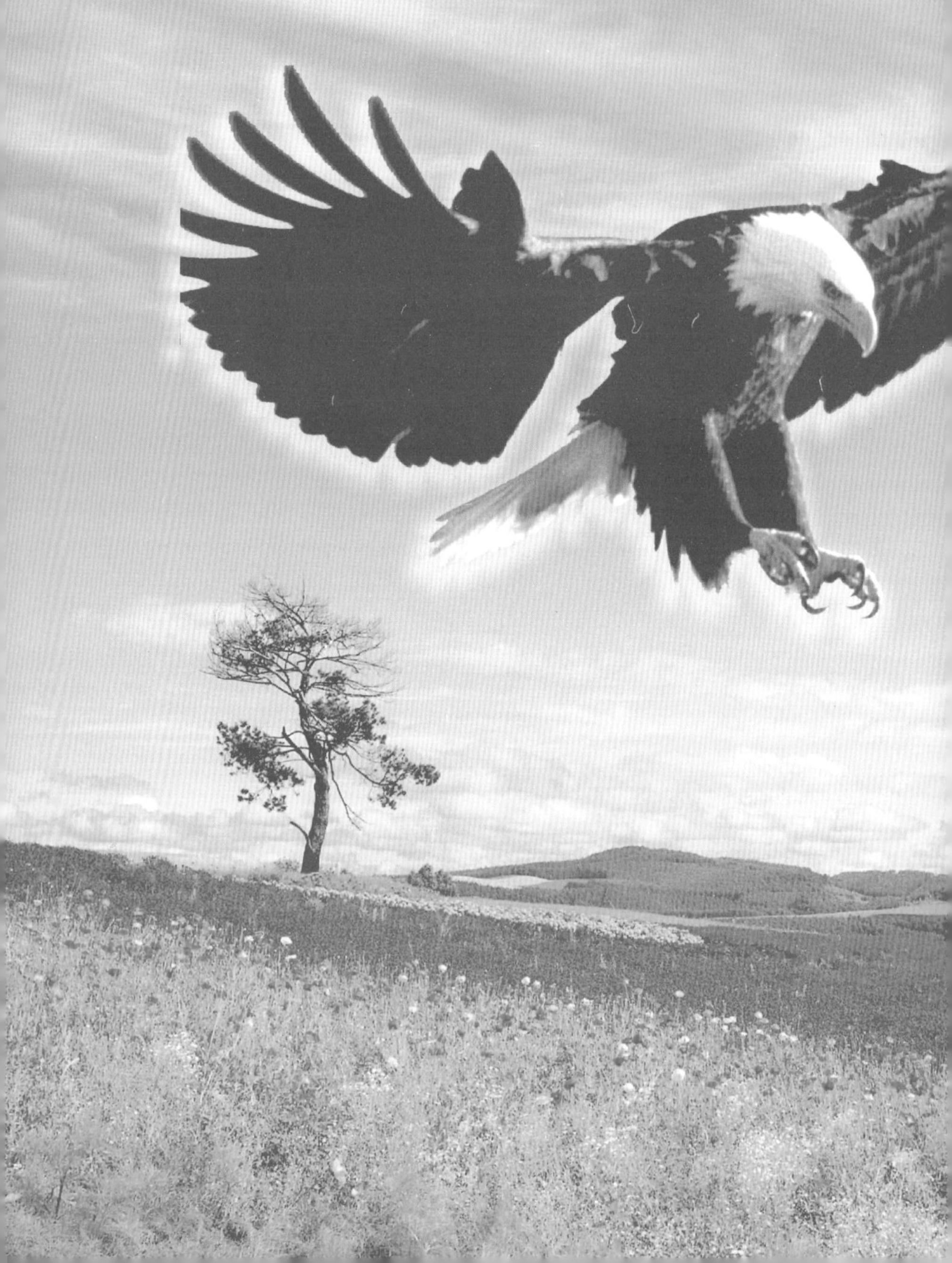

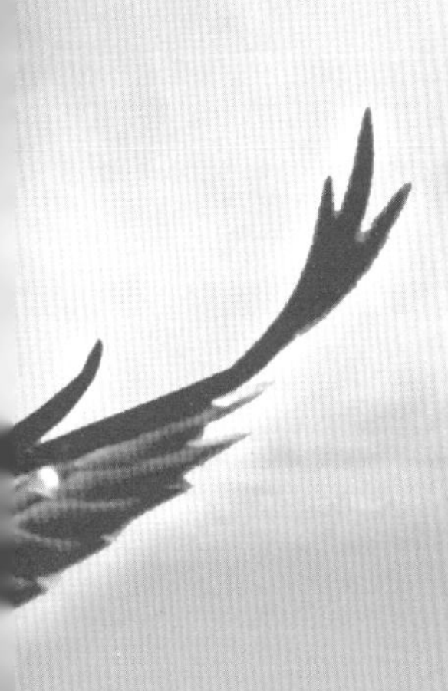

中醫保健站 112

慶雲閣
醫學摘粹

【清】慶雲閣　著
彭靜山　點校
王春月　整理

大展出版社有限公司

前 言

在中醫史上，由於地處偏僻，文化落後，遼寧地區的中醫並不發達。至清代，作為清朝發祥地的遼寧地區自然加強了與內地的文化交流，加之西學東漸，使清末遼寧地區的中醫有了長足的發展，湧現了以慶雲閣、馬二琴、劉冕堂、高愈明、景仰山等為代表的一批名醫，出版了《醫學摘粹》、《初等診斷學》、《傷寒論溯源詳繹》等一批醫學專著，發行了《奉天醫學雜誌》。

這些書刊，有研習經典醫籍的心悟，有學術思想的闡述，有臨證驗案的記錄，有遣方用藥的體會，內容豐富多彩，帶有鮮明的地區和時代特色，具有較高的學術價值，足資今人借鑒。

然而，時至今日，這些有價值的資料已經難覓蹤跡。有的雖然早年出版，今已絕跡；有的僅存稿本、抄本，從未正式刊印出版；有的則是家傳私藏，未曾面世公開。總之，都非常稀見珍貴。

為了弘揚中醫，振興遼寧的中醫事業，我們策劃出版了「近代遼寧名醫遺珍叢書」，包括《慶雲閣醫學摘粹》、《劉冕堂醫學精粹》、《景仰山醫書三種》、《彭靜山醫文養生集》、《年希堯集驗良方》等，旨在蒐集、整理近代遼寧著名醫家遺留的著述、文稿、講義等，並予以出版。

為此，動員全省的中醫力量，尤其是那些名醫之後或門生弟子，獻出珍貴文獻，提供相關素材、背景資料，甚至親自參與修訂，邀請高水準的專家校點整理，確保所出文本的高保真、高品質，力爭把這套叢書做成無愧於時代的精品。

策劃　張存悌

編者的話

本書是由著名中醫、針灸學家彭靜山點校的，原名為《醫學摘粹》。《醫學摘粹》是由清朝末年遼寧著名醫家慶雲閣所著。慶氏從27歲開始研究醫學，縱覽古籍醫書，結合自己的臨症實踐，編輯了《醫學摘粹》。

此書出版後，深得醫界重視，多次再版，於1916年第五次再版，為當時最暢銷的醫書。

彭靜山是我國著名中醫、針灸專家，歷任中國醫科大學、遼寧中醫學院針灸教研室主任、副教授、教授和附屬醫院針灸科主任、副院長。善於運用針灸術治療腦血栓等病，療效顯著。1970年首創眼針療法，治療中風等療效亦較明顯。行醫60多年，編撰15部著作，發表論文130多篇。其中，點校了很多有價值的中醫古籍，包括《醫學摘粹》、《華佗神醫秘傳》等。

此次將其點校的《醫學摘粹》重新出版，作為「近代遼寧名醫遺珍叢書」之一種，定名為《慶雲閣醫學摘粹》。

本書分為7部分，第一部分為傷寒十六證類方，介紹了傷寒十六證的治療方法。第二部分為傷寒證辨，介紹瞭如何辨證傷寒。第三部分為四診要訣，介紹了中醫望、聞、問、切的診斷絕學。第四部分為雜證要法，介紹了運用經方治療各種雜證的方法。第五部分為本草類要，介紹了各種藥物的功效及臨床應用。第六部分為傷寒證方歌括，介紹了治療傷寒病的用藥歌訣。第七部分為雜病證方歌括，介紹了治療雜病的用藥歌訣。

書後附有清朝黃元御的《天人解》、《六氣解》和慶氏的《論書詩鈔》。本書內容實用，適合於中醫臨床、科研人員，是一本極好的參考書。

本書得以再次出版，要感謝彭靜山的曾外孫女王春月女士，在她的全力支持下，才使本書得以順利出版。

遼寧科學技術出版社

點校前言

一

《醫學摘粹》是以四大經典為理論基礎，旁徵博引後世名著，以補充其未備，結合作者長期臨症實踐，「提要鉤元，削膚存液」[1]。換句話說，即摘取古醫經典著作與辨證施治有關的精華部分匯成一書，以供治療的參考。

作者慶恕，字雲閣，滿族，遼寧省撫順縣人。少年唯讀儒書，因母病幾為庸醫所誤，因思「為人子不可不知醫」，於27歲開始研究醫學，購得尋常數種醫書，涉獵10年，稍入室而未能升堂。及37歲，中進士，為部曹[2]，始得徐靈胎、陳修園、高士宗、張隱庵、黄元御諸名家著作，皆遠宗軒歧，近法仲景，始知《黄帝內經》、《傷寒雜病論》、《金匱要略》各書乃萬世醫學之祖也。又研究20年，編輯《醫學摘粹》，「一時彼都人士，問方求診者，接踵其門，投以刀圭，無不立瘥」[3]。

此書1896年（清・光緒二十二年丙申）初刊於北京。1897年出任甘肅太守，再版於五涼[4]。1913年（民國二年癸丑）三版於瀋陽。1915年又續出四版[5]。1916年出五版，後附《傷寒證方歌括》、《雜病證方歌括》、《論書詩鈔》。這是慶氏生前最後版本，極為少見，本書即以此種版本加以點校。

關於慶雲閣的生平事蹟及生卒年月，從其《雜病證方歌括・自序》中，可稍得其崖略。1916年（民國五年）《自序》云：「余年已七十有七矣。」據此上溯，慶氏生於1840年（清・道光二十年）「及37歲，報捷南宮」即中進士時為1876年（清・光緒二年），「書成後即出守涼州」與「研究20年之久」，若合符節。又云：「在甘淹留16年，而醫書並未釋手。及民國改元，余即由西寧大臣，解組旋里[6]。」居瀋陽，被聘為中國醫學研究所名譽所長，講學，治病，又經數年[7]。則其生卒年代為西元1840—1916以後。所編著《醫學摘粹》研究36年，出版5次，愈出愈精，由北京而甘肅而瀋陽，為當時最暢銷之醫書，迄今經50多年，早已絕版。

二

此書為線裝鉛印4冊，內容分為7部分。計有：《傷寒十六證類方》一卷，《傷寒證辨》一卷，《四診要訣》一卷，《雜證要法》三卷，《本草類要》一卷，《傷寒證方歌括》一卷，《雜病證方歌括》二卷，末附清黃元御《四聖心源》裏的《天人解》、《六氣解》兩篇及慶氏《論書詩鈔》一卷。

《傷寒十六證類方》首先將六經綱領分清，某經應現某證，某證應用某方，條分縷晰，令人一目了然。歸納分為16證，按證類方，計分：表寒證，表熱證，表虛證，表實證；裏寒證，裏熱證，裏虛證，裏實證；表寒裏熱證，表熱裏寒證；表虛裏實證，表實裏虛證；表裏俱寒證，表裏俱熱證；表裏俱虛證，表裏俱實證。不屬於16證範疇的稱為雜治方。

慶雲閣在《序言》裏說：「傷寒一書，無法不備，無病不療，洵為醫林之至寶。但注傷寒者，不下百餘家，紛紛聚訟，互相抵牾。抑且篇章次第，任意倒亂，致令閱者心迷目眩，莫得適從。余讀徐氏《傷寒類方》[8]，見其從流溯源，芟除一切葛藤，頗覺精簡可取。但彼就方分類，而表裏、寒熱、虛實並未分焉。余按照黄氏所著《傷寒懸解》，將六經綱領分清，因證類方[9]。」慶氏研究傷寒113方的辨證施治，「因證類方」以達到「無病不療」的目的，與徐氏「就方分類」，有所不同。

點校此書，首先應該校勘仲景傷寒原文。校勘資料採用下列14種主要版本。

1. 慶氏是以清・黄元御《傷寒懸解》為藍本的，校記中簡稱「此書」或「黄本」。

2. 明（萬曆己亥西元1599年）・趙開美翻刻宋・林億校本，校記中簡稱「趙本」。

3. 明（嘉靖乙巳西元1545年）・汪濟川校刊宋・成無己注釋本，校記中簡稱「成本」。

4.《金匱玉函經》即傷寒論的相同內容不同體裁的另一種書名，校記中簡稱《玉函經》。

5. 晉・王叔和《脈經》，校記中亦稱《脈經》。

6. 隋・巢元方著《諸病源候論》，校記中簡稱《病源》。

7. 唐・孫思邈著《千金要方》，校記中簡稱《千金》。

8. 唐・孫思邈著《千金翼方》，校記中簡稱《千金翼》。

9. 唐・王燾著《外台秘要》，校記中簡稱《外台》。

10. 張仲景著《金匱要略》，校記中簡稱《金匱》。

11.《仲景全書》，仲景原著，經過歷代醫家多次整理，從而分成《傷寒論》、《金匱要略》、《金匱玉函經》三書。合在一起稱為《仲景全書》，校記中簡稱《全書》。

12.《黃帝內經》，包括《靈樞》、《素問》，校記中簡稱《內經》。個別情況或只稱《素問》與《靈樞》。

13. 明・張景岳著《類經》，校記中亦稱《類經》。

14. 清・吳謙等著《醫宗金鑒》，校記中簡稱《金鑒》。

這次點校，初步作出一些校記，摘要附於《傷寒十六證類方》之後。

(1) 此書係鉛字排印本，誤字、脫字、顛倒的情況很多。凡錯得很明顯，據「趙本」、「成本」改正以後，不再作校記，以節省篇幅。

(2) 除上述顯誤之外，其有可疑之處，以「趙本」校改。因宋・林億校本已不可得，只有以明趙開美翻刻本為原始根據，以「成本」輔之。如「趙本」亦與此書相同時，則據「成本」校改。「趙本」、「成本」均相同者，據上列其他 12 種版本校改。這樣校改，雖則麻煩，但對傷寒原文，力求其比較正確，並作出校記說明。

《傷寒證辨》仿成無己《傷寒明理論》，而言簡意賅，明白暢曉，對於辨證，瞭若指掌。

除明顯誤排，勘校後加以改正，不另作校記。解釋古繁體字，附有校記。對於古藥名則用圓括弧注於句下。

《四診要訣》中醫望聞問切四種診斷方法，詳細描述，非常細緻，亦較繁瑣，初學者苦之。本書將望色、聞聲、問證、切脈、雜診等法，僅用20頁，以《內經》為根據，兼採後世醫學名著補充，揚棄其糟粕，汲取其精華，所以謂之「摘粹」。句句有所本，文筆流暢，易讀易記，切於實用，可作為學習四診的讀本。除明顯誤排，直接校改之外，對於封建時代的迷信學說，個別繁體古字，生僻難懂之處，均作出校記附於卷後。

《雜證要法》運用經方治療各種雜證，以陳修園《公餘五種》，黃元御《黃氏八種》為基礎，並採摘各家學說以補充，是運用經方辨證施治的楷模。

總分為表、裏、寒、熱、虛、實、七竅、婦科等8類，79種常見疾病：表證類包括感寒、傷風、溫證、暑證、濕證、燥證、瘟疫、斑疹、喉風、痙證、瘧疾、痧證、中風、曆節風、痹證、鶴膝風、腳氣等等17證。除內服藥之外，並附刺法、刮法。裏證類包括心腹痛、腰痛、頭痛、眩暈、痰飲、咳嗽、喘促、哮證、肺癰、氣鼓、水脹、噎膈、反胃、不能食（附谷勞）、嘔吐噦呃逆、吞酸、泄瀉、痢疾、秘結、五淋癃閉、黃疸（附黃汗）等21證。寒證類包括霍亂、疝氣、奔豚、厥證等4證。熱證類計有口糜齦爛出血、食亦、三消等3證。虛證類計有虛勞、精遺、神驚、氣證、血證、脫證、盜汗自汗、不寐、怔忡、痿證、陽痿、赤白濁、遺溺、脫肛等14證。實證類計有積聚、痞滿、傷食、傷酒、蛔蟲、癲狂、癇證、祟病等8證。內服藥之外，並有外治法。七竅病計有目病、耳病、鼻病、口病、舌病、牙痛、咽喉、聲音、鬚髮等9類。婦人科包括經脈、胎妊、產後三大類。

點校時對於誤排，勘對陳、黃二氏之書校勘後直接改正，不作校記。

《本草類要》中藥發展至明·李時珍的《本草綱目》已經有1700多種。清·汪昂，由博返約，著《本草備要》，精選常用之藥400餘種。慶氏治療雜證，以經方為主，經方所無者，使用時方亦必符合古意，悉本經旨。仲景《傷寒論》113方，用藥僅78味。加《金匱要略》166方，計279方，共用藥151味。慶氏「擇藥味之精切可用者，得180品，取其專長，分門別類，朗若列眉，令人一開卷即了然。復取黃注，摘要而錄之，示人以簡便易學之門[10]」。

此書共分補藥、攻藥、散藥、固藥、寒藥、熱藥等6門，仿張景岳「新方八陣」、「古方八陣」之義。而張景岳論方，慶雲閣則論藥，各有不同。補藥門分為補氣、補血、壯陽、滋陰、健脾、潤腸等6類。攻藥門分為攻氣、攻血、攻食、攻水、攻痰、攻蟲、攻積、吐湧等8類。散藥門分為溫散、涼散、升提、宣通、去濕散風等5類。固藥門分為固精、固血、固神、固腸等4類。寒藥門分為微寒、大寒等2類。總之，6門27類，180品。節錄黃元御《玉楸藥解》，似文似賦，音節響亮，用字極少，易讀易記，與經方互相貫通，頗有實踐價值。除誤排錯字據「黃本」直接校改之外，不作校記。《傷寒證方》及《雜病證方》歌括，亦頗可誦讀。

近來中藥書籍，多有分類者，實始於慶氏此書。

末卷附錄黃元御的《天人解》、《六氣解》兩篇。《天人解》是有關中醫的基礎理論，陰陽、五行、藏象、氣血、精神、形體、五官、經絡、營氣、衛氣等學說。來源於《內經》，頗為精確簡練。《六氣解》是說明手足三陰三陽，原為十二經，而仲景傷寒，分為六經，是根據六氣而產生的。

三

絕版的古書，因其理論根據，參考文獻均有說明。從而採用有關資料，反覆勘校，使之來龍去脈，不致謬誤。除誤排之錯字，經校對而直接改正不作校記以外，凡有可疑之處，均以其他版本校改，並作校記。

慶氏使用經方，而分量則用當時通行的16兩衡器，以兩、錢、分計算，古方今量，使用方便。但也有例外，如卷二原書6頁之五苓散，以兩銖計算。15頁椒薑大麥湯，以「方寸匕」計量。這是偶然的情況。點校時均用圓括弧加以說明，並改為今量。

慶氏用藥，分量較輕。辨證施治，因方而異，並非一概用輕量。例如：調味承氣加芍藥地黃湯，大黃三錢。而小承氣加芍藥地黃湯，大黃則用五錢。大承氣加芍藥地黃湯，大黃則用至八錢。因病制宜，並非千篇一律。但是代赭石礦物質體重，而慶氏僅用五分，雖然7方10劑有「輕可去實」之語，究竟五分赭石，能起什麼作用，這是值得研究的。

點校者二十多歲時，曾患虹膜炎，每當後半夜兩點鐘，頭痛如裂，服藥無效，針刺失靈，痛苦不堪。後經眼科專家高文翰教授診治，用阿司匹林 0.02 克，我認為分量過輕，豈能有效。到了疼痛發作時，試服之，藥入口不過 1 分鐘，其痛立止。此高氏之獨特經驗，慶氏之用代赭石五分，是否亦為獨特經驗，惜書中未加說明，有待我們實踐證明。

由於水準所限，點校工作，錯誤之處，在所難免，請讀者批評指正！

彭靜山　於瀋陽

男立人校字

注：

[1] 見《醫學摘粹》1897 年（清光緒二十三年丁酉）版，明保序言。

[2]「部曹」即六部裏的中級官員如郎中、員外之類。相當於現在各部的司、局長。

[3] 見《醫學摘粹》1913 年（民國二年癸丑）版，張奎彬序言。

[4]「五涼」即甘肅的古名。

[5] 彼時印刷方法，尚無紙型製版法，每次以鉛字排印，再印時須重新排版，每版只印一次。

[6]「解組」即辭去官職，或卸任。清在甘肅設西寧府，民國廢之。

[7] 遼寧省撫順縣，張奎彬，中舉人後，於 1894 年（清光緒二十年甲午）進京會試時，因友人疾而得識慶雲閣。張氏屢試不第，乃發憤學醫。於 1913 年倡辦中國醫學研究所，招授生徒。適慶雲閣由太守解組回瀋陽，被聘為名譽所長，並參加教學，為人治病，聲望很高，至今仍為人民歌頌。

[8] 徐大椿著《傷寒論類方》。

[9] 朱丹溪著《脈因症治》，秦景明、秦皇士主張治病應首先辨證，改寫《症因脈治》。徐大椿研究傷寒 113 方「就方分類」，慶雲閣亦師秦氏之意改為「因證類方」以求學以致用。

[10] 見慶雲閣《本草類要》序言。

序 一

雲閣太守，與予既同鄉，又同部，意夙洽也。予於去夏觀察是邦，雲閣亦於今夏典膺斯郡，相逢舊雨，何樂如之？乃雲閣下車伊始，予適以心、肺、胃三經之火上衝，遂至齦爛唇腫，作膿作痛，煩躁不堪；蒙投以甘露飲，一劑而輕，再劑而癒。噫！何其術之妙，而技之神乎！迨以手刊《醫學摘粹》見示，方悉浸沈於其中者二十餘年。其書提要鉤元，削膚存液，於方脈、雜證以及藥性，均有心得，誠壽民之寶籍，濟世之奇編。適蕭錫三司馬急請重付棗梨，以惠久遠。予故不揣譾陋，謹綴數語於簡端，以志欽佩。

光緒丁酉孟秋鄉愚弟明　保拜識於五涼官舍

序　二

浩浩乎！醫學如海，茫無津涯，不有人授以寶筏，誰得道岸之先登。范非精於醫者也，何敢侈口而談醫。乃謬膺師席，不研求醫術，又何以啟迪後生？於是考藥性於神農，探病本於軒岐，採方書於仲景，復參以後世哲學大家，無不旁搜而遠覽，研究數年之久，終日猶兢兢業業，惟恐不得此道之真傳。今幸遇慶雲閣先生臨學，手出《醫學摘粹》一書。范讀之恍然如得渡津之寶筏焉。觀其所著傷寒，將表、裏、寒、熱、虛、實之專證，兼證，分類列清，以補原書所未及，發二千年未發之秘，真仲景之功臣也。所著雜證，專取古方。其有古方所未備者，即取時方，亦必合乎古法，純與傷寒金匱一氣貫通，酌古準今，悉臻美善，先生煞費苦心矣。至於藥性，四診法，辨證法，亦各有精義存焉。總之，擇群書之純粹者，搜輯為一編，無非示人以簡易也。古人云：「易則易知，簡則易能。」天壤間何事不當如此，況醫學乎。有志斯道者，誠於此編熟讀而揣摩之，庶不致望洋興嘆矣。余謂斯書為渡津之寶筏，良非虛語也。爰為敘。

古樂郊後學史民范秩銘拜序

中華民國二年歲次癸丑秋九月既望

序　三

吾鄉慶雲閣先生，以名儒，為名宦。公餘之暇，術演軒岐。當其供職部曹，一時彼都人士，問方求診者，接踵其門，投以刀圭，無不立瘥。前清光緒甲午歲，鄙入都赴秋闈，因友人疾而造訪焉。先生為之理方診脈，立起沉痾？惜維時不知醫，第知先生治療之效，而不知先生醫術之神也。洎今春倡辦中國醫學研究所，適值先生解組歸來，舉充為名譽所長，全所學員，得叨鈞誨，無異飲上池水。後手出斯編相示，觀其發明《靈》、《素》，取法長沙，知其寢饋古聖先賢者深矣，而復遠溯前朝，近衷當代，作宜古宜今之計，知先生無書不讀，洵於斯道三折肱者也。其救世之心苦，其醫醫之心切，其傳道之心殷，醫國醫人之目，微先生其誰與歸？故謂為名儒也可，謂為名宦也可，即謂為名醫也亦無不可。茲因本所學員等請將原書付梓，俾作後學津梁。爰贅數語，以志景慕之意云爾。

奉天撫順縣後學張奎彬得珊拜序

中華民國二年十月十五日號癸丑秋九月既望

序　四

銘醉心於醫學也久矣，蓋見夫人生所最重者，莫若性命，財產兩大端。然性命倘不存，則財產又焉附，是性命比財產為尤重也。試思當時欲保此性命者，不讀醫書從何處覓長生之術？乃醫書自漢唐以來，不下數萬卷，紛紜錯雜，不經人指示，誰識嚮往之門，渡海迷津，只望洋而興歎；登山失徑，欲造極而無從；正徘徊歧路間，適遇慶雲閣先生，面談古今醫理，恍如雲開見月，石破天驚。並手出《醫學摘粹》一書，銘敬覽一周，即折節傾心，願請登堂而受業焉。從此即親炙門牆，得細閱先生著作：見其所著傷寒，迷途頓闢，荒徑別開，發前人之秘蘊，得斯道之真傳，實從古未有之奇編也。見其所著雜證，立論簡明，選方純粹，探古學之淵源，定後人之趨向，亦當世渡人之寶筏也。至於藥性，辨證，四診法各書，亦皆條分縷析，示人以簡易之門。銘得斯書，而朝夕研求，庶可得造道之指歸，滿學醫之志願也，此生何幸如之。茲值醫學研究所重印是書，不揣冒昧，願綴數語於簡端，以期垂諸久遠云爾。爰為敘。

受業書銘謹敘

民國四年七月

目　錄

傷寒十六證類方

傷寒證辨

四診要訣

雜證要法

本草類要

傷寒證方歌括

雜病證方歌括

附　錄

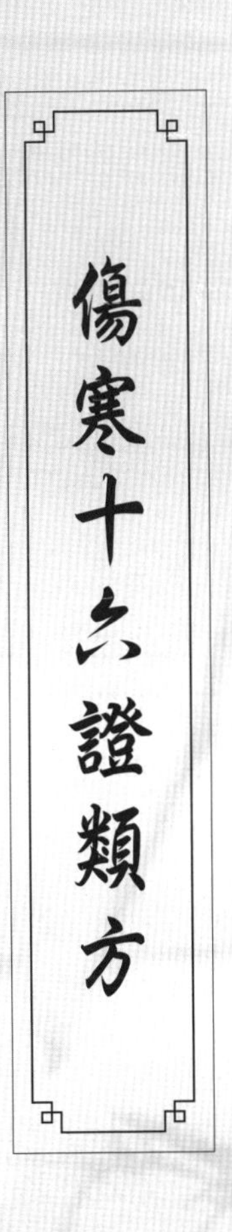

傷寒十六證類方

自　敘

粵自軒岐立言，仲景立法，遂為後世醫學之祖。而《傷寒論》一書，尤無法不備，無病不療，洵為醫林之至寶。但注《傷寒論》者，不下百餘家，紛紛聚訟，互相抵牾，抑且篇章次第，任意倒亂，致令閱者心迷目眩，莫得適從。余讀徐氏《傷寒類方》，見其從流溯源，芟除一切葛藤，頗覺精簡可取，但彼就方分類，而表、裏、寒、熱、虛、實並未分焉。

余留心《傷寒論》十餘年，朝夕揣摩，頗有心得，因手輯一編，卷首仍按照黃氏所著《傷寒懸解》，將六經綱領分清，某經應現某證，某證應用某方，條分縷晰，令人一目了然。後因分為十六證，按證類方，將表、裏、寒、熱、虛、實之專證、兼證，分類列清，一類之中，先論證，後列方，並節錄黃氏方解，務求明白簡當，俾後之讀《傷寒論》者，按經認證，按證尋方，頭頭是道，庶無望洋興嘆之虞矣。

光緒二十一年歲在乙未二月六日雲閣氏自敘

傷寒證六經提綱

太陽經提綱

太陽之為病，脈浮，頭項強痛，而惡寒。太陽病，發熱、汗出、惡風、脈緩者，名為中風。太陽病，或已發熱，或未發熱，必惡寒、體痛、嘔逆、脈陰陽俱緊者，名曰傷寒。

病有發熱惡寒者，發於陽也，無熱惡寒者，發於陰也。發於陽者七日癒，發於陰者六日癒。以陽數七，陰數六也。病人身大熱，反欲得近[1]衣者，熱在皮膚，寒在骨髓也。身大寒，反不欲近衣者，寒在皮膚，熱在骨髓也。

按太陽以寒水主令，外在皮毛，衛護周身，為六經之綱領，故其脈浮。一被風寒，則皮毛閉塞，此經先病。其經起兩目之內眥，自頭下項，行身之背，挾脊抵腰，由外踝而走小指。風寒外束，經脈不舒，故頭項、腰脊、骨筋疼痛，其脈連於督脈之風府穴，在頭後，其竅常開，風寒傷人，皆由風府之穴入，傳之太陽。肝司營血，行於經絡；肺司衛氣，行於皮毛；而皆統於太陽。風則傷衛，寒則傷營，營衛感傷，太陽所以病也。

按太陽本病中風，以桂枝湯主之。傷寒以麻黃湯主之。風寒兩感，以桂枝麻黃各半湯，桂枝二麻黃一湯主之。中風而內有火鬱，以大青龍湯，桂枝二越婢一湯主之。傷寒而內有水鬱，以小青龍湯主之。表已解而內燥，以白虎湯，白虎加人參湯主之。表未解而裏濕，以五苓散，茯苓甘草湯主之表退而熱結血分，以桃核承氣湯、抵當湯、丸主之。

太陽經壞病提綱

太陽病三日，已發汗，若吐，若下，若溫針，仍不解者，此為壞病，桂枝不中與[2]也。觀其脈證，知犯何逆，隨證治之。本發汗而復下之，此為逆也。若先發汗，治不為逆[3]。先本下之，而復汗之為逆。若先下之，治不為逆[4]。

按太陽病三日經盡，發汗、吐、下、溫針諸法仍然不解，此非入陽明之府，即入太陰之藏，是為太陽壞病。是緣下汗補泄，治法錯誤而然。蓋陽盛而亡其陰，則入於府；陰盛而亡其陽，則入於藏。雖太陽表證未解，然不可作太陽病治。相其脈證，知其所犯何逆，隨證治之可也。

按太陽壞病，入陽明去路：表寒未解，而內有火鬱，以麻黃杏仁甘草石膏湯主之。表解而內燥，以人參石膏湯主之。表解而裏熱，以調胃承氣湯主之。入太陰去路：表未解而裏濕，以五苓散主之。表解而裏陽虛，以甘草乾薑湯主之。表解而裏陰虛，以芍藥甘草湯主之。表未解而裏寒急，先以四逆湯主之，後以桂枝湯主之。表未解而裏虛，以桂枝加芍藥生薑人參新加湯主之。表未解而裏熱，以葛根黄芩黃連湯主之。表未解而裏寒，以桂枝去芍藥湯，桂枝去芍藥加附子湯主之。表未解而裏實，以桂枝加厚朴杏仁湯主之。表解而裏濕，以桂枝去桂加茯苓白朮湯主之。表虛而裏實，以厚朴生薑甘草半夏人參湯主之。裏實而宜吐，以梔子厚朴湯，梔子乾薑湯，梔子香豉湯，梔子甘草湯，梔子生薑湯，隨證主之。入少陰去路：表虛汗漏，以桂枝加附子湯主之。裏虛惡寒，以芍藥甘草附子湯主之。裏寒有濕，以茯苓白朮桂枝甘草湯主之。裏寒有水，以真武湯主之。裏虛亡陽，以桂枝甘草湯主之。裏寒欲作奔豚，以桂枝加桂湯，茯苓桂枝甘草大棗湯主之。裏虛亡陽驚狂，以桂枝去芍藥加蜀漆龍骨牡蠣湯主之。裏虛亡陽煩躁，以桂枝甘草龍骨牡蠣湯主之。表解而裏陽虛，以茯苓四逆湯，乾薑附子湯主之。

太陽經壞病結胸痞證提綱

病發於陽，而反下之，熱入因作結胸。病發於陰，而反下之，因作痞[5]。所以成結胸者，以下之太早故也。

按衛氣為陽，風傷衛者，病發於陽也。衛傷則遏逼營血，而生裏熱，血化於藏，藏陰衰者，多傳於陽明之府。營血為陰，寒傷營者，病發於陰也。營傷則束閉衛氣，而生表寒，氣化於府，府陽弱者，多傳於太陰之藏。病發於陽者，俟其熱邪傳裏，已入胃府，非不可下，方其在經，法應汗解，而反下之，表陽內陷，而成結胸。病發於陰者，內寒鬱動，易入脾藏，始終忌下。方其在經，亦應汗解，而反下之，裏陰上逆，則成痞證。太陽之病不解於太陽之經，而內傳藏府，生死攸關，是皆太陽之壞病也。然入府則用承氣，入藏則用四逆，猶有救壞之法。至於未入胃府，下早而為結胸，未入脾藏，誤下而成痞證，則壞而又壞矣。仲景變承氣而為陷胸，變四逆而為瀉心，所以救壞中之壞也。

按結胸證重者，以大陷胸湯，大陷胸丸主之。輕者以小陷胸湯主之。痞證表未解而裏虛，以桂枝人參湯主之。表已解而裏實，上有熱，以大黃黃連瀉心湯主之。表已解而裏實，下有寒，以附子瀉心湯主之。表解而裏有水，以十棗湯主之。表解而裏有寒、有熱，以生薑瀉心湯，甘草瀉心湯主之。裏濕而便滑，以赤石脂禹餘糧湯主之。裏濕而水停，以五苓散主之。表解而裏鬱，以旋覆花代赭石湯主之。裏寒而可吐，以瓜蒂散主之。

陽明經提綱

陽明之為病，胃家實[6]也。傷寒三日，陽明脈大。陽明外證，身熱，汗自出，不惡寒，反惡熱也[7]。病雖得之一日，惡寒將自罷，即自汗出而惡熱也。陽明居中[8]土也，萬物所歸，無所復傳。始雖惡寒，二日自止，此為陽明病也。傷寒發熱無汗，嘔不能食，而反汗出濈濈然者，是轉屬陽明也[9]。

有太陽陽明，有正陽陽明，有少陽陽明。太陽陽明者，脾約是也。正陽陽明者，胃家實是也。少陽陽明者，發汗利小便已，胃中躁煩實，大便難是也。太陽病若[10]

發汗，若下，若利小便，此亡津液，胃中乾燥，因轉屬陽明，不更衣，內實，大便難者，是名陽明也。本太陽病[11]，初得時發其汗，汗先出不徹因轉屬陽明也。病人煩熱，汗出則解，又如瘧狀，日晡時發熱者，屬陽明也。脈實者，宜下之。脈浮虛者，宜發汗[12]。

按陽明從燥金化氣，其經在太陽之次，肌肉之分，起於鼻之交頞，挾口環唇，行身之前，下膈挾臍，循脛外，由足趻而走大指。陽明為三陽之長，太陽經病不解，營衛內鬱，二日必傳陽明之經。陽氣盛滿，故脈大而身熱。若府陽素實，則自經入府，表熱裏傳，裏熱則桂麻解表之法，更為承氣攻裏之方。仲景立陽明之法，專為入府者設，非第二日陽明之經病也。

按陽明病，太陽經證未罷，中風，仍以桂枝湯主之，傷寒，仍以麻黃湯主之。太陽未解，而將入陽明，以桂枝加葛根湯主之。太陽未解，而已入陽明，以葛根湯主之。二陽表未解，而裏有鬱，以葛根加半夏湯主之，表解而裏熱，以調胃承氣湯主之。表解而裏微實，以小承氣湯主之。表解而裏大實，以大承氣湯主之。裏實而津竭，以密煎導方、豬膽汁方主之。裏實而脾約，以麻仁丸方主之。裏實而血瘀，以抵當湯主之。

陽明經虛證提綱

陽明病，若能食，名中風；不能食，明中寒。陽明病，若中寒，不能食，小便不利，手足濈然汗出，此欲作固瘕，大便初鞕後溏。所以然者，胃中冷，水穀不別故也。陽明病，不能食，攻其熱必噦。所以然者，胃中虛冷故也。以其人本虛，故攻其熱必噦。傷寒大吐大下之極虛，復極汗出者，以其人外氣拂鬱，復與之水，以發其汗，因得噦。所以然者，胃中寒冷故也[13]。傷寒嘔多，雖有陽明證，不可攻之。陽明病，心下鞕滿者，不可攻之。攻之利遂不止者死，利止者癒。

按陽明與太陰為表裏，陽盛則陽明司權，太陰化燥，而入胃府。陰盛則太陰當令，陽明化濕，而傳脾臟。人之本氣不一，有胃實者，有胃虛者，胃實入府則燥熱，而宜涼泄。胃虛傳藏則濕寒，而宜溫補。大、小承氣之證，胃之實者；五苓、四逆之證，胃之虛者；實者是為陽明病，虛者名為陽明，而實則太陰也。人知胃實者之無所復傳，不知胃虛者之動入三陰、傳變無窮也。則承氣三湯，可以生人於胃實，可以殺人於胃虛，未可混施也。

按陽明虛證，裏寒而水盛，以四逆湯主之。裏寒而土虛，以吳茱萸湯主之。裏有積濕，以五苓散主之。裏有虛熱，以梔子豉湯主之，白虎加人參湯主之。裏有濕熱，以豬苓湯主之。裏有燥熱，以白虎湯主之。裏有瘀熱，以茵陳蒿湯主之。

少陽經提綱

少陽之為病，口苦咽乾目眩也。

按少陽從相火化氣，其經在陽明之次，筋脈之分，起目銳眥，循耳下項，自胸貫膈，由脅裏出外踝，循足跗而走名指。病則經氣壅迫，不能順降，故胸痛脅痞[14]，相火上炎，故口苦咽乾，陽氣升浮，是以目眩，濁氣充塞，是以耳聾。位在二陽之裏，三陰之表，陽盛則熱，陰盛則寒，故往來寒熱。其視三陽之經，陽氣方長，故其脈弦細。傷寒中風，一日太陽，二日陽明，三日則傳少陽。然三日少陽，而不入陽明之府。太陰之藏，則無少陽諸證。六日經盡汗出表解，不能自解，則以麻黃桂枝發之，大小柴胡不必用也。若內傳藏府，外連少陽之經，然後顯少陽諸證，其始得不必三日，其病解不必六日，大小柴胡湯之證，於太陽之麻桂無關矣。

按少陽經本病，經氣鬱迫，表裏不和，以小柴胡湯主之。太陽經證未罷，而遽入少陽，以柴胡桂枝湯主之。太陽病未解而表實，以麻黃湯主之。少陽病已具而裏虛，以小建中湯主之。太少合病，而自下利，以黃芩湯主之。若嘔者，黃芩加半夏生薑湯主之。表未解而裏實，以大柴胡湯主之。表已解而裏熱，以調胃承氣湯主之。婦人熱入血室，以小柴胡湯主之。

少陽經壞病提綱

本[15]太陽病不解，轉入少陽者，脅下鞕滿，乾嘔不能食，往來寒熱，尚未吐下，脈沉緊者，與小柴胡湯。若已吐下[16]、發汗、溫針、譫語，柴胡證罷，此為壞病。知犯何逆，以法治之。

按少陽在陰陽之交，表裏之半，忌發汗、吐、下，泄其陰陽。陽虛而入太陰之藏，陰虛而入陽明之府，是為少陽壞病。如太陽病不能汗解，轉入少陽，脅下鞕滿，乾嘔不食，往來寒熱，若尚未吐下，其脈沉緊者，全是小柴胡湯證，宜與小柴胡湯。若已經發汗、吐、下、溫針以致譫語不明，柴胡證罷，此少陽之壞病也。審其汗、下、溫針所犯何逆，以[17]治之，救其壞也。

按少陽壞病入陽明，去路裏虛而心悸煩，以小建中湯主之。裏虛而心動悸，以炙甘草湯主之。裏虛而煩滿譫語，以柴胡加龍骨牡蠣湯主之。少陽本病未罷，仍以小柴胡湯主之。表未解而裏實，仍以大柴胡湯主之。表未解而裏熱，以柴胡加芒硝湯主之。入太陰去路表裏未解，以柴胡桂枝乾薑湯主之。

少陽經壞病結胸痞證提綱

太陽與少陽並病，頭項強痛，或眩冒，時如結胸，心下痞鞕者，當刺大椎第一間，肺俞，肝俞，慎不可發汗，發汗則讝語脈弦。五六日[18]語不止，當刺期門。太陽少陽並病，心下痞，頸項強而眩者，當刺大椎，肺俞、肝俞，慎勿下之[19]。太陽少陽並病，而反下之，成結胸，心下痞，下利不止，水漿不下，其人心煩[20]。

按病在少陽，或入陽明之府，或入太陰之藏。將入陽明，而經證未罷，下早則為結胸。將入太陰，誤下則為痞。與太陽之結胸、痞證，由來正同也。

按結胸證，以大陷胸湯主之。痞證，以半夏瀉心湯主之。

太陰經提綱

太陰之為病，腹滿而吐，食不下，自利益甚[21]，時腹自痛，若下之，必胸下結[22]鞕。

按太陰以濕土主令，其經起足大指，循內踝入腹，上膈，挾咽喉，而連舌本。太陰為三陰之長，太陽經病不解，營衛內鬱，而陽明，而少陽，四日必傳太陰之經。若藏陰素旺，則不拘何日，自經入藏。入藏則必須溫裏，解表不能癒矣。仲景立太陰以及少陰之篇，皆入藏之裏病，非四五六日之經病也。按太陰病，表寒未解，仍以桂枝湯主之。表未解而裏寒急，先以四逆湯主之，後以桂枝湯主之。表已解而裏有實寒，以四逆湯主之。裏有寒而上有虛熱，以黃連湯主之。表未解而裏虛，以桂枝加芍藥湯主之。表未解而裏實，以桂枝加大黃湯主之。表寒鬱而內生濕熱，以茵陳蒿湯主之。表濕鬱而內生瘀熱，以麻黃連翹赤小豆湯主之。表裏俱有瘀熱，以梔子檗皮湯主之。

少陰經提綱

少陰之為病，脈微細，但欲寐也。

按少陰從君火化氣，其經起足小指，走足心，循內踝，貫脊上膈，入肺中，循喉嚨而挾舌本。太陽經病不解，自表傳裏，以至陽明、少陽、太陰，五日則傳少陰之經。但傳少陰之經，不入少陰之藏。此陽不衰，陰亦非盛，陰盛則自經而入於藏，不化氣於君火，而化氣於寒水。蓋少陰一氣，水火同宮，病則水盛而火負，故第有癸水之寒，而無丁火之熱，陽虧陰旺，死灰不燃，是以脈沉細而好寐，身倦臥而惡寒也。

按少陰病，表裏俱寒，以麻黃附子細辛湯，麻黃附子甘草湯主之。裏寒而水盛，以四逆湯主之。裏寒而土敗，以附子湯主之。裏熱升而咽痛，以甘草湯，桔梗湯主之。裏陰逆而咽痛，以半夏散及湯主之。咽痛而生瘡，聲不出，以苦酒湯主之。咽痛而胸滿心煩，以豬膚湯主之。裏寒而土虛，以吳茱萸湯主之。裏寒而水泛，以真武湯主之，裏熱而有濕，以豬苓湯主之。裏熱而有鬱，以四逆湯主之。裏寒而陽微，以通脈四逆湯主之。裏寒而脈絕，以白通湯主之。裏寒而無脈，嘔煩，以白通加豬膽汁湯主之。裏寒而下利膿血，以桃花湯主之。裏熱而液耗，以黃連阿膠湯主之。裏熱而水涸，以大承氣湯主之。

厥陰經提綱

厥陰之為病，消渴，氣上衝心，心中熱疼[23]，饑而不欲食，食則吐蛔[24]，下之利不止[25]。

按厥陰以風木主令，其經起足大指，循內跗，由內踝過陰器，抵小腹，上胸膈，布脅肋，循喉嚨之後，連目系，與督脈曾於顛。太陽經病不解，日傳一經，以至陽明，少陽，太陰，少陰，六日傳於厥陰之經，六日經盡矣。若但轉厥陰之經，不入厥陰之藏，則經盡表解，自能汗瘉。緣營衛鬱遏，經脈莫容，既無內陷之路，自然外發也。此雖傳厥陰之經，而厥陰之厥熱、吐利諸證，則概不發作。其諸證發作者，是藏病，而非經病也。入藏則出入莫必，吉凶難料。陰盛則內傳，而傳無定日。陽復則外解，而解無定期。陰盛則為死機，陽復則為生兆，厥熱勝負之間，所關非小也。

按厥陰病，裏寒而吐蛔，以烏梅丸主之。表寒而裏虛，以當歸四逆湯主之。若內有積寒，以當歸四逆加吳茱萸生薑湯主之。裏寒而宜吐，以瓜蒂散主之。裏寒而有水，以茯苓甘草湯主之。裏寒而厥逆，以四逆湯主之。裏寒而陽鬱，以通脈四逆湯主之。裏寒而上有浮熱，以乾薑黃連黃芩人參湯主之。裏寒而上虛，以吳茱萸湯主之。陽回而裏熱下利，以白頭翁湯主之。陽回而裏熱有燥屎，以小承氣湯主之。陽復而裏生煩熱，以梔子豉湯主之。

【校　記】

[1] 此據成本。趙本「得」下無「近」字。

[2] 趙本「與」字下有「之」字。

[3] 從「本發汗而復下之」至「治不為逆」趙本無，成本在「本發汗」之上有「經曰」二字。

[4]「先本下之」至「治不為逆」，出自黃本。

[5] 此據成本。趙本「痞」字下有「也」字。

[6] 趙本在「實」字下有「是」字。

[7] 成本、趙本起首均為「問曰：陽明外證云何？答曰：身熱汗自出，不惡寒，反惡熱也」。

[8] 趙本「居中」下有「主」字。成本、《玉函經》、《千金翼》均無主字。

[9] 此趙本一八五條的後半條，成本則另為一條。

[10] 此據趙本，成本無「若」字。

[11]「本太陽病」，成本、趙本，均無「病」字。

[12]「宜下之」，「宜發汗」，《玉函經》作「當下之」，「當發汗」。

[13] 此條惟見於黃本。趙本、成本均無。

[14] 久瘧曰痁（音店ㄉㄧㄢˋ），即寒熱往來。

[15]《玉函經》、《千金翼》均無「本」字。

[16] 趙本、成本「本太陽病不解」為二六六條，「若已吐下」為二六七條。《玉函經》、《乾金翼》均與上條緊接。

[17] 按文義，以下當有「法」字。

[18] 趙本作「五日」。

[19] 趙本列為一七一條。《玉函經》在「太陽」下有「與」字，「心下痞」作「心下痞堅」，「大椎」下有「一間」二字。

[20] 趙本列為一五〇條。「其人心煩」句，《玉函經》、《脈經》、《千金翼》均作「其人必心煩」。

[21]「自利益甚」，《脈經》、《千金翼》均作「下之益甚」，無「若下之，必」四字。

[22]「結」，《王函經》作「痞」。

[23] 趙本、成本均作「氣上撞心，心中疼熱」。

[24]《玉函經》作「甚者食則吐蚘」。

[25]《玉函經》、《脈經》、《千金翼》均作「下之不肯止」。

傷寒十六證類方

表寒證

太陽病，頭痛發熱，汗出惡風者[1]，桂枝湯主之。太陽中風，陽浮而陰弱。陽浮者，熱自發。陰弱者，汗自出。嗇嗇惡寒，淅淅惡風，翕翕發熱，鼻鳴乾嘔者，桂枝湯主之。太陽病，發熱汗出者，此為營弱衛強，故使汗出，欲救邪風者，桂枝湯主之[2]。病人藏無他病，時發熱自汗出，而不癒者，此為衛氣不和也。先於[3]其時發汗則癒，桂枝湯主之。病常自汗出者，此為營氣和，營氣和者，外不諧，以衛氣不共營氣和諧故耳。以營行脈中，衛行脈外，復發其汗，營衛和則癒，宜桂枝湯[4]。太陽病，初服桂枝湯，反煩不解者，先刺風池、風府，卻與桂枝湯則癒。太陽病，外證未解，脈浮弱者，當以汗解，宜桂枝湯。太陽病，外證未解者[5]，不可下也，下之為逆，欲解外者，桂枝湯主之。夫病脈浮大，問病者，言但便鞕耳。設利之，為大逆。鞕為實，汗出而解，何以故？脈浮當以汗解。酒客病，不可與桂枝湯，得湯則嘔，以酒客不喜甘故也[6]。凡服桂枝湯吐者，其後必吐膿血也。桂枝本為解肌，若其人脈浮緊，發熱汗不出者，不可與[7]也。常須識此，勿令誤也。傷寒，發汗宜解[8]，半日許復煩，脈浮數者，可更發汗，宜桂枝湯。傷寒，不大便六七日，頭痛有熱者，與承氣湯[9]，其小便清者，知不在裏，仍在表也，當須發汗。若頭痛者必衄，宜桂枝湯。太陽病，先發汗不解，而復下之，脈浮者不癒。浮為在外，而反下之，故令不癒。今脈浮，故知在外，當須解外則癒，桂枝湯主之。傷寒，醫下之，續得下利，清穀不止，身疼痛者，急當救裏。後身疼痛，清便自調者，急當救表，宜桂枝湯。傷寒大下後，復發汗，心下痞，惡寒者，表未解也。不可攻痞，當先解表，表解方可攻痞。解表宜桂枝湯。病人煩熱，汗出則解，又[10]如瘧狀，日晡時發熱者，屬陽明也。脈實者，宜下之。脈浮虛者，宜發汗[11]，宜桂枝湯。陽明病，脈遲，汗出多，微惡寒者，表未解也，可發汗，宜桂枝湯。太陰病，脈浮者，可發汗，宜桂枝湯。下利，腹脹滿，身體疼痛者，先溫其裏，乃攻其表，攻表宜桂枝湯。太陽病，頭痛發熱，身疼腰痛，骨節疼痛，惡寒無汗而喘者麻黃湯主之。脈浮者，病在表，可發汗，宜麻黃湯脈。浮而數者可發汗，宜麻黃湯。太陽病，脈浮緊，發熱身無汗，自衄者癒。傷寒，脈浮緊，不發汗，以致衄者，宜麻黃湯主之。太陽病，脈浮緊，無汗發熱，身疼痛，八九日不解，表證仍在，此當發汗，麻黃湯主之。服藥已微除，其人發煩，目瞑劇者必衄，衄乃解。所以然者，陽氣重故也。脈浮緊者，法當身疼痛，宜以汗解之。假令脈尺中遲者，不可發汗。何以知之然，以營氣不足，血少故也。陽明病，脈浮無汗而喘者，發汗則癒，宜麻黃湯。太陽與陽明合病。喘而胸滿者，不可下，麻黃湯主之。太陽病十日已去，脈浮細而嗜臥者，外已解也。設胸滿腹痛者，與小柴胡湯。脈但浮者，與麻黃湯。太陽病，項背強，几几無汗惡風者，葛根湯主之。太陽與陽明合病者，必自下利，葛根湯主之。

按以上諸證，或風傷衛而營病，或寒傷營而衛病，或入陽明而太陽經證未罷，二陽衛氣並病。證固不同，而要總屬寒邪在表，不離乎溫散之法也，故以表寒證統之。

桂枝湯　桂枝三錢　芍藥三錢　甘草二錢（炙）　生薑三錢　大棗四枚　水煎溫服，須臾啜稀粥，溫覆取微似汗，禁生冷、黏滑、肉麵、五辛、酒酪、臭惡等物。按風傷衛，而治在營，故用甘草大棗補脾精以滋肝血，生薑調藏府而宣經絡，芍藥清營中之熱，桂枝達營中之鬱，孔竅一開，而營鬱外達，則中風瘉矣。

麻黃湯　麻黃三錢　桂枝二錢　杏仁三錢　甘草一錢（炙）　水二杯半，先煮麻黃至杯半，入諸藥同煎，至八分，溫服，覆取微似汗，不須啜粥。按寒傷營，而治在衛，故用甘草保其中氣，桂枝發其營鬱，麻黃泄其衛氣，杏仁利其肺氣，降逆而止喘也。孔竅一開，而衛鬱外達，則傷寒瘉矣。

葛根湯　葛根四錢　麻黃三錢　甘草二錢（炙）　芍藥二錢　桂枝二錢　生薑二錢　大棗四枚　水煎，先煮麻黃、葛根去沫，入諸藥煎服，不須啜粥。按營為寒傷，閉束二陽衛氣，故用葛根泄陽明之衛，麻黃泄太陽之衛，桂枝芍藥通經絡而清營血，薑甘大棗和中氣而補脾精也。

表熱證

陽明中風，脈弦浮大，而短氣，腹部滿，脅下及心痛，久按之氣不通，鼻乾不得汗，嗜臥，一身及面目[12]悉黃，小便難；有潮熱[13]，耳前後腫，刺之小差。外不解，病過十日，脈續浮者，與小柴胡湯。陽明病，發潮熱，大便溏，小便自可，胸脅滿不去者，小柴胡湯主之[14]。陽明病，脅下鞕滿，不大便，而嘔，舌上白苔者，可與小柴胡湯。傷寒五六日中風，寒熱往來，胸脅苦滿，嘿嘿不欲飲食，心煩喜嘔，或心中煩而不嘔，或渴，或腹中痛，或脅下痞鞕，或心下悸，小便不利，或不渴，身有微熱者，或咳者，小柴胡湯主之。血弱氣盡、腠裏開，邪氣因入，與正氣相搏，結於脅下。正邪分爭，往來寒熱，休作有時，默默不欲飲食。藏府相連，其痛必下，邪高痛下，故使嘔也，小柴胡湯主之。傷寒中風，有柴胡證，但見一證便是，不必悉具。傷寒四五日，身熱惡寒，頸項強，脅下滿，手足溫而渴者，小柴胡湯主之。嘔而發熱者，小柴胡湯主之。太陽病十日已去，脈浮細而嗜臥者，外已解也。設胸滿腹痛者，與小柴胡湯。傷寒陽脈澀，陰脈弦，法當腹中急痛者，先用小建中湯不差者，與小柴胡湯主之。傷寒五六日，頭汗出，微惡寒，手足冷，心下滿，口不欲食，大便鞕，脈細者，此為陽微結，必有表，復有裏也，脈沉亦在裏也。汗出為陽微，假令純陰結，不得復有外證，悉入在裏，此為半在表半在裏也[15]。脈雖沉緊，不得為少陰病，所以然者，陰不得有汗，今頭汗出，故知非少陰也，可與小柴胡湯。設不了了者，得屎而解。婦人中風七八日，續得寒熱，發作有時，經水適斷者，此為熱入血室，其血必結，故使如瘧狀，發作有時，小柴胡湯主之。婦人中風，發熱惡寒，經水適來，得之七八日，熱除而脈遲身涼，胸脅下滿，如結胸狀；讝語者，此為熱入血室[16]，當刺期門，隨其實而泄之[17]。婦人傷寒發熱，經水適來，晝日明瞭，暮則讝語，如見鬼狀者，此為熱入血室，無犯胃氣及上二焦，則自癒。本太陽病不解，轉入少陽者，脅下鞕滿，乾嘔不能食，往來寒熱，尚未吐下，脈沉緊者，與小柴胡湯。凡柴胡湯病證而下之，若柴胡證不罷者，復與柴胡湯，必蒸蒸而振，卻發熱汗出而解。傷寒差以後，更發熱者，小柴胡主之。

按少陽證在半表半裏之間，裏陰虛將入陽明之府，裏陽虛將入太陰之藏，固不僅為表證也。然用柴芩，終為清解之法，用裏藥不過預塞其去路耳，故以表熱證屬之。

小柴胡湯　柴胡四錢　黃芩一錢五分　甘草一錢五分（炙）　人參一錢五分　生薑一錢五分　半夏二錢　大棗二枚　水二杯，煎一杯半，去滓，再煎八分，溫服。若胸中煩而不嘔者，去半夏、人參，加瓜蔞二錢。若渴者，去半夏，加人參五分、瓜蔞根二錢。若腹中痛者，去黃芩，加白芍藥一錢五分。若脅下痞鞕，去大棗，加牡蠣二三錢。若心下悸而小便不利者，去黃芩加茯苓二錢。若不渴，外有微熱者，去人參，加桂枝一錢五分，溫覆取微似汗，若咳者，去人參、大棗、生薑，加五味子七分、乾薑一錢。按少陽中鬱，表裏不和，故用柴芩清半表而瀉甲木，參甘大棗溫半裏而補已土，生薑半夏降胃逆而止嘔吐也。

表　虛　證

太陽病，發汗，遂漏不止，其人惡風小便難，四肢微急，難以屈伸者，桂枝加附子湯主之。

按太陽證發汗太過，以致汗泄亡陽，表虛已極。但經絡之陽，根於腎水，溫腎陽即所以治表虛也。故以表虛證屬之。

桂枝加附子湯　桂枝三錢　芍藥三錢　甘草二錢　生薑三錢　大棗四枚　附于一錢　水煎服按腎氣者，諸陽之本，汗漏不止，則腎中陽根泄而不藏，故用桂枝達肝木之鬱陷，芍藥斂風氣之疏泄，薑甘大棗補脾精。而和中氣，附子暖腎水以益陽根也。

表　實　證

太陽病，得之八九日，如瘧狀，發熱惡寒，熱多寒少，其人不嘔，清便欲自可，一日二三度發，脈浮緩者，為欲癒也。脈微而惡寒者，此陰陽俱虛，不可更發汗、更下、更吐也。面色反有熱色者，未欲解也。以其人不得小汗出[18]，身必癢，宜桂枝麻黃各半湯。服桂枝湯，大汗出，脈洪大者，與桂枝湯，如前法。若形如瘧，日再發者[19]，桂枝二麻黃一湯。太陽病，項背強几几，反汗出惡風桂枝加葛根湯主之[20]。傷寒六七日，發熱微惡寒，支節煩疼、微嘔，心下支結，外證未去者，柴胡桂枝湯主之。傷寒五六日，已發汗，而復下之，胸脅滿微結，小便不利，渴而不嘔，但頭汗出，往來寒熱，心煩者，此為未解也。柴胡桂枝乾薑湯主之。

按以上諸證，有太陽風寒雙感者，有太陽陽明並病者，有少陽病尚連太陽之經者，有少陽病將傳太陰之藏者，而要總屬實邪在表也，故以表實證統之。

桂枝麻黃各半湯　桂枝一錢二分　芍藥八分　生薑八分　甘草八分（炙）　麻黃八分　大棗二枚半　杏仁七枚　先煮麻黃去沫，入諸藥煎，溫服。按風寒雙感，營衛並傷，故麻桂並用以泄營衛也。

桂枝二麻黃一湯　桂枝一錢三分　芍藥一錢　麻黃七分　生薑一錢　杏仁十六枚　甘草七分　大棗一枚　煎法同上。按風寒雙感，而風邪較多，寒邪較少，故重泄營血。而輕泄衛氣，乃為合法也。

桂枝加葛根湯　桂枝二錢　芍藥二錢　甘草一錢五分　生薑二錢　大棗三枚　葛根四錢　先煎葛根去沫，後入諸藥同煎，溫服，覆取微似汗，不須啜粥。按太陽表病不解，鬱遏陽明經府之氣，方中加葛根者，泄陽明之經氣，降逆而達鬱也。

柴胡桂枝湯　柴胡二錢　黃芩八分　人參一錢五分　半夏一錢　甘草五分　桂枝八分　芍藥八分　生薑八分　大棗二枚　水煎服。按少陽之病，而微見惡寒，則太陽之外證未去，故宜柴胡合桂枝雙解太少之經邪也。

柴胡桂枝乾薑湯　柴胡四錢　桂枝一錢五分　黃芩一錢五分　瓜蔞根二錢　乾薑一錢　牡蠣一錢　甘草一錢（炙）　水煎服。初服微煩，再服汗出而癒。按少陽之經，而傳太陰之藏，表裏俱未解也，故用柴胡黃芩疏甲木而清相火，桂枝瓜蔞達乙木而清燥金，薑甘溫中而培土，牡蠣除滿而消結也。

裏寒證

服大青龍後，厥逆筋惕肉瞤，此為逆也，以真武湯救之。太陽病發汗，汗出不解，其人仍發熱，心下悸，頭眩，身瞤動，振振欲擗地者，真武湯主之。少陰病，二三日不已，至四五日，腹痛，小便不利，四肢沉重疼痛，自下利者，此為有水氣。其人或咳，或小便利，或不利[21]或嘔者，真武湯主之。傷寒醫下之，續得下利清穀不止，身疼痛者，急當救裏，宜四逆湯。脈浮而遲，表熱裏寒，下利清穀者，四逆湯主之。病發熱頭痛，脈反沉，不差，身體疼痛，當溫其裏，宜四逆湯。下利腹脹滿，身體疼痛者，先溫其裏，乃攻其表，溫裏宜四逆湯。自利不渴者，屬太陰，以其藏有寒故也。當溫之，宜服四逆輩。少陰病，脈沉者，急溫之，宜四逆湯。少陰病，飲食入口即吐，心中溫溫[22]欲吐，復不能吐。始得之，手足寒，脈弦遲者，此胸中實，不可下也，當吐之。若膈上有寒飲，乾嘔者，不可吐也。急溫之，宜四逆湯。大汗，若大下利而厥冷者，四逆湯主之。大汗出，熱不去，內拘急，四肢疼，又下利厥逆而惡寒者，四逆湯主之。嘔而脈弱，小便復利，身有微熱，見厥者難治，四逆湯主之。發汗，若下之，病仍不解，煩躁者，茯苓四逆湯主之。下之後，復發汗，晝日煩躁不得眠，夜而安靜，不嘔不渴，無表證，脈微沉，身無大熱者，乾薑附子湯主之。少陰病下利，白通湯主之。少陰病，下利脈微者，與白通湯。利不止，厥逆無脈，乾嘔煩者，白通加豬膽汁湯主之。服湯脈暴出者死，微續者生。食穀欲嘔者，屬陽明也，吳茱萸湯主之。少陰病，吐利，手足厥冷[23]，煩躁欲死者，吳茱萸湯主之。乾嘔吐涎沫頭痛者，吳茱萸湯主之。少陰病，下利便膿血，桃花湯主之。少陰病，二三日至四五日，腹痛，小便不利，下利不止，便膿血者，桃花湯主之。

按以上諸證，或汗後亡陽，或嘔吐，或腹痛，或泄利，或身體疼痛，或手足厥逆，或煩躁欲死，或脈微欲絕，或吐涎沫，或便膿血，總屬陰邪在裏所致，故以裏寒證統之。

真武湯　茯苓三錢　芍藥三錢　生薑三錢　白朮二錢　附子一錢（炮）　水煎服。若嗽者，加五味子一錢，乾薑、細辛各五分。時法，去生薑。若小便利者，去茯苓。若下利，去芍藥，加乾薑二錢。若嘔者，去附子倍加生薑。按真武湯證，皆緣水氣之阻隔，故用苓朮泄水而燥土，生薑止嘔而降濁，附子溫癸水之寒，芍藥清乙木之風也。

四逆湯　甘草二錢　乾薑一錢五分　附子一錢（生

用） 水一杯半，煎八分服。按四逆湯證，總屬陰寒在裏，故用甘草以培其土，乾薑以溫其中，附子以溫其下也。

茯苓四逆湯 茯苓六錢 人參一錢 附子一錢 甘草二錢 乾薑一錢五分 水煎服。按汗下亡陽，陽虛足生煩躁，故用茯苓參甘，泄水而補土；乾薑附子，溫脾而暖腎也。

乾薑附子湯 乾薑三錢 附子三錢 水煎服。按汗下亡陽，陽根已拔，是以煩躁不得眠，故用乾薑溫中以回脾胃之陽，附子溫下以復肝腎之陽也。

白通湯 蔥白二莖每莖寸半 乾薑三錢 附子三錢 水二杯，煎八分，溫服。按下利氣虛陽陷，脈絕不出，故用薑附回陽，蔥白達鬱，陽回氣達，則利止而脈出矣。

白通加豬膽汁湯 蔥白二莖 乾薑三錢 附子三錢 水煎成，入人尿十五茶匙，豬膽汁七茶匙，令相得溫服。按陰盛格陽、薑附不得下達，愈增上熱，故加人尿、豬膽清君相之火，而除上熱也。

吳茱萸湯 人參二錢 吳茱萸二錢 生薑四錢 大棗三枚 水煎服。按吳茱萸證，總屬中氣頹敗，陽虛已極，故用人參、大棗培土而補中，吳茱萸、生薑溫胃而回陽也。

桃花湯 赤石脂一兩六錢 乾薑一錢 粳米四錢 留赤石脂一半，篩末，水四杯，煎二杯，入赤石脂方寸匕，分兩服。若一服癒，餘勿服。按桃花湯證，係水寒土濕，故用粳米補土而泄濕，乾薑溫中而驅寒，石脂斂腸而固脫也。

裏　熱　證

傷寒脈滑而厥者，裏有熱也[24]，白虎湯主之。傷寒脈浮滑，此裏有熱，表有寒[25]也，白虎湯主之。三陽合病，腹滿身重，難以轉側，口不仁而[26]面垢，譫語遺尿。發汗則譫語，下之則額上生汗，手足逆冷，若自汗者，白虎湯主之。傷寒脈浮發熱無汗其表不解者不可與白虎湯渴欲飲水無表證者白虎加人參湯主之。傷寒無大熱，口燥渴，心煩，背微惡寒者，白虎加人參湯主之。服桂枝湯，大汗出後，大煩渴不解，脈洪大者，白虎加人參湯主之。傷寒若吐若下後，七八日不解，熱結在裏，表裏俱熱，時時惡風，大渴，舌上乾燥而煩，欲飲水數升者，白虎加人參湯主之。太陽與少陽合病，自下利者，與黃芩湯。陽明病[27]若脈浮發熱，渴欲飲水，小便不利者，豬苓湯主之。陽明病，汗出多而渴者，不可與豬苓湯，以汗多胃中燥，豬苓湯復利其小便故也。

少陰病，下利六七日，咳而嘔渴，心煩不得眠者，豬苓湯主之。陽明病，發熱汗出者，此為熱越，不能發黃也。但頭汗出，身無汗，劑[28]頸而還，小便不利，渴欲飲水漿者，此為瘀熱在裏，身必發黃，茵陳蒿湯主之。傷寒七八日[29]身黃如橘子色，小便不利腹[30]微滿者，茵陳蒿湯主之。傷寒，身黃發熱者[31]，梔子檗皮湯主之。少陰病，得之二三日以上，心中煩，不得臥，黃連阿膠湯主之。下利欲飲水者，以有熱故也[32]，白頭翁湯主之。

熱利下重者，白頭翁湯主之。

按以上諸證，或大熱，或大渴，或自汗，或自利，或小便不利，或煩躁不眠，或瘀熱發黃，或挾熱下利，總屬陽邪在裏所致，故以裏熱證統之。

白虎湯 知母三錢 石膏八錢 甘草一錢（炙） 粳米四錢 水二杯，煮米熟湯成，大約一杯，溫服。以白虎證，乃燥熱內鬱，故用石膏清金而退熱，知母潤燥而泄火，甘草、粳米補中而化氣，生津而止渴也。

白虎加人參湯 知母三錢 石膏八錢 甘草一錢（炙） 粳米四錢 人參一錢五分 水煎服。按白虎而加人參，清金益氣，生津化水，汗後解渴之神方也。

黃芩湯 黃芩三錢 甘草二錢 芍藥二錢 大棗三枚 水煎服。按太少合病，少陽經氣鬱而剋戊土，故用甘草、大棗補其脾經，黃芩、芍藥泄其相火，恐利亡脾陰，以致土燥而入陽明也。

豬苓湯 豬苓 茯苓 澤瀉 滑石 阿膠各一錢 水二杯，煎一杯，去滓，入膠烊化，溫服。按土濕木鬱，是生下熱，故用二苓滑澤利水而泄濕，阿膠潤木而清風也。

茵陳蒿湯 茵陳蒿六錢 梔子五枚 大黃二錢 水三杯，先煮茵陳至杯半，後入諸藥，煮至八分，溫服，日三服，小便當利。按發黃乃濕熱內鬱，故用茵陳利水而除濕，梔子、大黃泄熱而蕩瘀也。

梔子檗皮湯 梔子六七枚 黃檗皮二錢 甘草一錢 水煎服。按身黃發熱，原屬瘀熱所致，故用甘草培土而補中，梔子、檗皮泄濕而清瘀熱也。

黃連阿膠湯　黃連二錢　黃芩五分　芍藥一錢　阿膠一錢五分　雞子黃一枚　水一杯半，煎八分，去滓，入阿膠盡，小冷入雞予黃，攪勻溫服。按燥土剋水而爍心液，液耗水涸，精不藏神，故用黃連、芩、芍清君火而除煩熱，阿膠、雞子黃補脾精而滋燥土也。

白頭翁湯　白頭翁一錢　黃連一錢五分　黃檗一錢五分　秦皮一錢五分　水煎服，不癒更作一服。按厥陰陽復而生內熱，故用白頭翁清少陽之相火，黃連清少陰之君火，黃柏、秦皮泄厥陰之濕熱也。

裏虛證

傷寒脈浮，自汗出，小便數，心煩，微惡寒，腳攣急，反與桂枝湯[33]欲攻其表，此誤也。得之便厥，咽中乾，躁煩吐逆者[34]，作甘草乾薑湯與之，以復其陽。若厥癒足溫者，更作芍藥甘草湯，其腳即伸。問曰：證象陽旦湯[35]，按法治之而增劇，厥逆，咽中乾，兩脛拘急而譫語。師言[36]夜半手足當溫，兩腳當伸，後如師言。何以知此？答曰：寸口脈浮而大，浮則為風，大則為虛[37]，風則生微熱，虛則兩脛攣，病證像桂枝，因加附子參其間，增桂令汗出，附子溫經，亡陽故也。厥逆咽中乾，煩躁，陽明內結，譫語煩亂，更飲甘草乾薑湯，夜半陽氣還，兩足當溫，脛尚微拘急，重與甘草芍藥湯，爾乃脛伸。以承氣湯，微溏則止其譫語，故知病可癒。發汗，病不解，反惡寒者，虛故也。芍藥甘草附子湯主之。傷寒陽脈澀，陰脈弦，法當腹中急痛者，先用小建中湯[38]。嘔家，不可與[39]建中湯，以甜故也。傷寒二三日[40]，心中悸而煩者，小建中湯主之。

按以上諸證，或誤汗傷陽，或誤汗傷陰，或汗後陰陽並傷，或木剋土而中氣被傷，均可謂之虛證也，故以裏虛證統之。

甘草乾薑湯　甘草四錢（炙）　乾薑二錢（炮）　水煎服。按發汗重亡其陽，裏實變而為裏虛，故用甘草培土而補中，乾薑溫胃而降逆也。

芍藥甘草湯　芍藥四錢　甘草四錢（炙）　水煎服。按汗出傷陰，木燥金縮，故用甘草舒筋而緩急，芍藥清風而潤燥也。

芍藥甘草附子湯　芍藥三錢　甘草三錢（炙）　附子一錢　水煎服。按汗泄血中溫氣，木鬱而陽陷，故用芍藥清風而斂營血，甘草培土而榮木氣，附子暖水以補溫氣也。

小建中湯　芍藥六錢　桂枝三錢　甘草二錢　生薑三錢　膠飴　大棗四枚　水煎服。按肝膽合邪，風火鬱發，中氣被賊，勢難延緩，故用膠飴、甘、棗補脾經。而緩急痛，薑、桂、芍藥達木鬱而清風火也。

裏實證

傷寒下後，心煩腹滿，臥起不安者，梔子厚朴湯主之。傷寒，醫以丸藥大下之，身熱不去，微煩者，梔子乾薑湯主之。發汗，若下之而煩熱胸中窒者，梔子豉湯主之。發汗吐下後，虛煩不得眠，若劇者，必反覆顛倒，心中懊憹者，梔子豉湯主之[41]，若少氣者，梔子甘草豉湯主之。若嘔者，梔子生薑豉湯主之。

凡用梔子湯，病人舊微溏者，不可與之[42]。陽明病，脈浮而緊，咽燥口苦，腹滿而喘，發熱汗出，不惡寒反惡熱，身重，若發汗則躁，心憒憒反讝語，若加燒針[43]，必怵惕煩躁不得眠。若下之，則胃中空虛，客氣動膈，心中懊憹，舌上苔著，梔子豉湯主之。陽明病，下之，其外有熱，手足溫，不結胸，心中懊憹，饑不能食，但頭汗出者，梔子豉湯主之。下利後，更煩，按之心下濡者，為虛煩也，宜梔子豉湯。病如桂枝證，頭不痛，項不強，寸脈微浮[44]胸中痞鞕，氣上衝咽喉[45]，不得息，此為胸中有寒也。當吐之，宜瓜蒂散。諸亡血家，不可與。病人手足厥冷，脈乍緊[46]者，邪結在胸中，心下滿而煩，饑不能食者，病在胸中，當須吐之。宜瓜蒂散。太陽病不解，熱結膀胱，其人如狂，血自下，下者癒。其外不解者，尚未可攻，當先解外，外解已，但小腹[47]急結者，乃可攻之。宜桃核承氣湯。太陽病，六七日，表證猶存[48]，脈微而沉，反不結胸，其人如狂者，以熱在下焦，少腹當鞕滿[49]，小便自利者，下血乃癒。所以然者，以太陽隨經，瘀熱在腹[50]裏故也。抵當湯主之。太陽病，身黃，脈沉結，小腹鞕，小便不利者，為無血也，小便自利，其人如狂，血證諦也。抵當湯主之。陽明病，其人喜忘者，必有蓄血。所以然者，必有久瘀血，故令喜忘，屎雖鞕，大便反易，其色必黑[51]。宜抵當湯下之[52]。病人無表裏證，發熱七八日，雖脈浮數者，可下之。假令已下，脈數不解，合熱則消穀善饑[53]。至六七日不大便者，有瘀血也。宜抵當湯。若脈不解，而下利不止，必協熱而便膿血也[54]。傷寒有熱，少腹滿，應小便不利，今反利者，為有血也，當下之，不可餘藥，宜抵當丸。太陽病，脈浮而動數，浮則為風，數則為熱，動則為痛，數則為虛，頭痛發熱，微盜汗出，而反惡寒者，表未解也。醫反下之，動數變遲，膈內劇痛[55]，胃中空虛，客氣動膈，短氣煩躁[56]，心中懊憹，陽氣內陷，心下因鞕，則為結胸。大陷胸湯主之。傷寒六七日，結胸熱實，脈沉而緊[57]，心下痛，按之石鞕者，大陷胸湯主之。太陽症[58]重發汗而復下之，不大便五六日，舌上燥而渴，日晡時小有潮熱[59]，從心下至少腹硬滿而痛不可近者，大陷胸湯主之。傷寒十餘日，熱結在裏，復往來寒熱者，與大柴胡湯。但結胸無大熱者，此謂[60]水結在胸脅也。但頭微汗出者，大陷胸湯主之。傷寒五六日，嘔而發熱者，柴胡證具，而以他藥下之，柴胡證仍在者，復與柴胡，此雖已下之，不為逆。必蒸蒸而振，卻發熱汗出而解。若心下滿而鞕痛者，此為結胸也。大陷胸湯主之。結胸者，項亦強，如柔痙狀[61]，下之則和。宜大陷胸丸。小結胸病[62]，正在心下，按之則痛，脈浮滑者[63]，小陷胸湯主之。傷寒大下後，復發汗，心下痞，惡寒者，表未解也。不可攻痞，當先解表。表解，方可攻痞[64]。宜大黃黃連瀉心湯。脈浮而緊，而復下之[65]，緊反入裏，則作痞，按之自濡，但氣痞耳。心下痞，按之濡，其脈關上浮者，大黃黃連瀉心湯主之。心下痞，而復惡寒[66]汗出者，附子瀉心湯主之[67]。太陽中風，下利嘔逆，表解者，乃可攻之。其人漐漐汗出，發作有時，頭痛，心下痞鞕滿，引脅下痛，乾嘔短氣[68]，汗出不惡寒者，此表解裏未和也。十棗湯主之。二陽並病，太陽證罷。但發潮熱，手足漐漐汗出，大便難而讝語者，下之則癒。宜大承氣湯。得病二三日，脈弱，無太陽柴胡證。煩躁心下鞕。至四五日，雖能食，與小承氣湯，少少與，微和之，令小安。至六日，與承氣湯一升，若不大便，六七日小便少者，雖不能食[69]但初頭鞕，後必溏，未定成鞕，攻之必溏。須小便利，屎定鞕，乃可攻之，宜大承氣湯。傷寒若吐若下後不解，不大便五六日，上至十餘日，日晡所[70]發潮熱，不惡寒，獨語如見鬼狀，若劇者，發則不識人，循衣摸床，惕而不安[71]，微喘直觀[72]，脈眩者生，澀者死，微者但發熱讝語耳，大承氣湯主之，若一服利，止後服。汗出讝語者，以有燥屎在胃中，此為風也，須下之[73]。過經乃可下之，下之若早，語言必亂，以表虛裏實故也。下之則癒[74]，宜大承氣湯。陽明病，下之，心中懊憹而煩，胃中有燥屎者可攻。腹微滿，初頭鞕，後必溏，不可攻之。若有燥屎者，宜大承氣湯。陽明病，讝語有潮熱，反不能食者，胃中必有燥屎五六枚也，宜大承氣湯下之。若能食者，但鞕耳。病人小便不利，大便乍難乍易，時有微熱，喘冒不得臥者，有燥屎也。宜大承氣湯。病人不大便五六日，繞臍痛，煩躁，發作有時者，此有燥屎，故使不大便也。大下後，六七日不大便，煩不解，腹滿痛者，此有燥屎也。所以然者，本有宿食故也。宜大承氣湯。陽明少陽合病，必下利，其脈不負者順也，負者失也。互相剋賊，名為負也。脈滑尚數者[75]，有宿食也，當下之。宜大承氣湯。發汗不解，腹滿痛者，急下之。宜大承氣湯。陽明病，發熱汗多者，急下之。宜大承氣湯。傷寒六七日，目中不能了了，睛不和，無表裏證，大便難，身微熱者，此為實也，急下之。宜大承氣湯。少陰病，得之二三日，口燥咽乾者，急下之。宜大承氣湯。少陰病，自利清水，色純青，心下必痛，目乾燥者，急下之[76]。宜大承氣湯。少陰病，六七日，腹脹[77]不大便者，急下之，宜大承氣湯。

　　陽明病，脈遲，雖汗出不惡寒者，其身必重，短氣，腹滿而喘，有潮熱者，此外欲解，可攻裏也。手足濈然而汗出者，此大便已鞕也。大承氣湯主之。若汗多，微發熱惡寒者，外未解也。其熱不潮，未可與承氣湯。若腹大滿不通者，可與小承氣湯，微和胃氣，勿令大泄下。太陽病，若吐、若下、若發汗，微煩，小便數，大便因鞕者，與小承氣湯和之癒。陽明病，潮熱，大便微鞕者，可與大承氣湯。不鞕者，不可與之。若不大便六七日，恐有燥屎，欲知之法，少與小承氣湯，湯入腹中，轉失氣者，此有燥屎，乃可攻之。若不轉失氣，此但初頭鞕，後必溏，攻之必脹滿不能食也。欲飲水者，與水則噦。其後發熱者，必大便復鞕而少也。以小承氣和之，不轉失氣者，慎不可攻也。陽明病，讝語發潮熱，脈滑而疾者，小承氣湯主之。因與承氣一升，腹中轉失氣，更服一升。若不轉失氣，勿更與之。明日不大便，脈反微澀者，裏虛也，為難治，不可更與承氣湯也。下利讝語者，有燥屎也。宜小承氣湯。太陽病未解，脈陰陽俱停，必先振栗汗出而解。但陽脈微者，先汗出而解。但陰脈微者，下之而解。若欲下之，宜調胃承氣湯。發汗後惡寒者，虛故也。不惡寒，反惡熱者，實也。當和胃氣，與調胃承氣湯。傷寒，若胃氣不和讝語者，少與調胃承氣湯。太陽病，三日發汗不解，蒸蒸發熱者，屬胃也。調胃承氣湯主之。陽明病不吐、不下，心煩者，可與調胃承氣湯。傷寒十三日不解，過經讝語者，以有熱也，當以湯藥下之。小便利者，大便當鞕，而反下利，胃脈調和者，知醫以丸藥下之，非其治也。若自下利者，脈當微厥，今反和者，此為內實也。調胃承氣湯主之。太陽病，過經十餘日，心中溫溫欲吐，而胸中痛，大便反溏，腹微滿，鬱鬱微煩。先此時自極吐下者，與調胃承氣湯。若不爾者，不可與。傷寒吐後腹脹滿者，與調胃承氣湯。趺陽脈浮而澀，浮則胃氣強，澀則小便數，浮澀相搏，大便則難，其脾為約，痲仁丸主之。

按以上諸證，或實邪在上，而用吐法。或實邪在下，而用攻法。或為痰，或為血，或為水，或為食，均屬實邪在裏也。故以裏實證統之。

梔子厚朴湯　梔子五六枚　厚朴四錢（薑炙）　枳實二錢　水煎服。按實邪在上，故用厚朴、枳實泄滿而降逆，梔子吐濁瘀而除煩也。

梔子乾薑湯　梔子五枚　乾薑二錢五分　水煎服，得吐止，後服。按下傷中氣，濁陰上逆，故用乾薑降逆而溫中，梔子止瘀而降煩也。

梔子豉湯　梔子五七枚　香豉四錢　先煮梔子，後入香豉，煮服，得吐，止後服。按汗下敗其中氣，胃土上逆，胸中窒塞，故用香豉調中氣而開窒塞，梔子吐濁瘀而除煩熱也。

梔子甘草豉湯　梔子五七枚　香豉四錢　甘草二錢（炙）　煎法同上。按此方加甘草以益氣也。

梔子生薑豉湯　梔子五七枚　香豉四錢　生薑五錢　煎法同上。按此方加生薑以止逆也。

瓜蒂散　瓜蒂　赤小豆　右各等份為末，取二錢，以香豉一撮，用熱湯煮作稀糜、和藥散服之，不吐者，少少加，得快吐乃止。諸亡血家，不可與之。按胸有寒痰，阻塞肺竅，故用香豉行其滯，小豆泄其濕，瓜蒂湧其寒痰也。

桃核承氣湯　桃仁十六粒（去皮尖）　大黃四錢　甘草二錢　桂枝二錢　芒硝二錢　水煎去滓，入芒硝，煎微沸溫服。按瘀血內結小腹，故用枝桂、桃仁通經而破血，大黃、芒硝下瘀而泄濕，甘草保其中氣也。

抵當湯　虻蟲十二個　水蛭十二個（熬）　大黃三錢　桃仁七個　熬製照方，水一杯半，煎七分溫服，不下再服。活人云：水蛭必用石灰炒過再熬，方不害人。按熱結血分，故用水蛭、虻蟲、桃仁、大黃破瘀而泄熱也。

抵當丸　水蛭七個（熬）　虻蟲七個（去翅足）　大

黃三錢（酒洗） 桃仁十二枚（去皮尖） 研末為丸，水一杯，煮取七分服，晬時當下血，不下血，再服。按變湯為丸，是緩攻法也。

大陷胸湯 大黃二錢 芒硝 甘遂三分（末） 水一杯，先煮大黃至六分，去滓，入芒硝，煮一二沸，內甘遂末服，得快利，勿再服。按結胸證，乃肺金鬱遏，霧氣淫蒸，津液淤濁，化生痰涎，故用硝黃清其鬱熱，甘遂決其痰飲，胸中邪熱推蕩無餘矣。

大陷胸丸 大黃四錢 芒硝一錢五分 杏仁一錢五分 葶藶子一錢五分 搗為丸，如彈子大，每用一丸，入甘遂末三分，白蜜半匙，水一杯，煮半杯，溫服，一宿乃下。如不下，更服，以下為度。按胸膈痞塞，濕熱薰沖，故用硝黃蕩其結熱，杏仁破其滯氣，葶藶泄其水飲，變湯為丸，取其緩也。

小陷胸湯 黃連一錢 半夏二錢 瓜蔞實三錢 水二杯，先煮瓜蔞實至一杯餘，入二味再煮至七分服，微下黃涎，止後服。按小結胸證，亦屬內熱蓄飲，故用黃連泄熱，半夏降逆而滌飲，瓜蔞清金而去垢也。

大黃黃連瀉心湯 大黃二錢 黃連一錢 以痲沸湯漬之，須臾絞去滓，溫服。按內熱痞鬱，故用大黃、黃連瀉其痞鬱之上熱也。

附子瀉心湯 大黃二錢（酒浸） 黃芩一錢（炒） 黃連一錢（炒） 附子一錢（另煮取汁） 以痲沸湯漬三黃，須臾去滓，取汁，內附子汁合和、溫服。按痞證而動下寒，故用大黃，芩、連泄其上熱，而用附子溫其下寒也。

十棗湯　芫花（熬）　甘遂　大戟各等份　異篩稱末，合和之。水二杯，先煮大棗十枚，至七分去渣滓，內藥末，強人服八九分，羸人服五六分，平旦溫服。若下少，病不除，明日更服，加三分，利後糜粥自養。按內有水飲鬱格，故用大棗保其脾精，芫、遂、大戟泄其水飲也。

大承氣湯　芒硝二錢　大黃二錢（酒洗）　枳實三錢五分　厚朴四錢　水三杯，先煮枳實、厚朴至一杯半，去滓，內大黃，煎取一杯，去滓，內硝，更上微火一兩沸，溫服，得下勿再服。按大承氣證，胃府爍熱，閉塞不通，故用芒硝、大黃泄其燥熱，用枳、朴開其閉結也。

小承氣湯　大黃四錢　厚朴二錢　枳實二錢　水二杯，煎八分溫服。按小承氣去芒硝，取其緩攻也。

調胃承氣湯　大黃四錢（酒洗）　甘草三錢（炙）　芒硝三錢　水二杯，先煮大黃、甘草，取一杯，去滓，內芒硝，更上微火煮令沸，少少溫服之。按調胃承氣用大黃、芒硝蕩熱而去瘀，用甘草補中而生津也。

麻仁丸　麻仁二兩　芍藥五錢　枳實五錢　大黃一兩　厚朴一兩　杏仁一兩　煉蜜丸如桐子大，飲服十丸，漸加，以知為度。按脈浮澀相合，乃土燥水枯，大便則難，其脾氣約滯，而糞粒堅小。故用麻仁、杏仁潤燥而滑腸，芍藥、大黃清風而泄熱，厚朴、枳實行滯而開結者也。

表寒裏熱證

太陽病，發熱惡寒，熱多寒少，脈微弱者，此無陽也，不可更汗[78]。宜桂枝二越婢一湯。太陽中風，脈浮緊，發熱惡寒，身疼痛，不汗出而煩躁者，大青龍湯主之。若脈微弱，汗出惡風者，不可服也。服之則厥逆，筋惕肉瞤，此為逆也。傷寒脈浮緩，身不疼，但重，乍有輕時。無少陰證者，大青龍湯主之。發汗後，不可更行桂枝湯。若汗出而喘，無大熱者，可與麻黃杏仁甘草石膏湯主之。下後，不可更行桂枝湯。若汗出而喘，無大熱者，可與麻黃杏仁甘草石膏湯主之。

按以上諸證，或表寒少而裏熱多，或無汗而煩躁，或有汗而喘促，均屬表寒未解，裏熱已作，故以表寒裏熱證統之。

桂枝二越婢一湯　桂枝一錢七分　芍藥一錢七分　麻黃一錢七分　甘草一錢七分　大棗二枚　生薑一錢七分　石膏二錢　先煮麻黃去沫，內諸藥同煎，溫服。按表有寒，裏有熱，故用麻桂生薑以達表鬱，用石膏以清裏熱，用芍藥以清營熱，用甘草大棗以補脾精也。

大青龍湯　麻黃六錢　桂枝二錢　甘草二錢（炙）　杏仁十三枚　石膏四錢　生薑三錢　大棗四枚　先煮麻黃去沫，後入諸藥煎，溫服，取微似汗。汗多者，以溫粉撲之。溫粉即白朮、藁本、川芎、白芷為末，米粉和撲之。按衛氣遏閉營鬱而生內熱，故用甘草、大棗補其脾精，生薑、杏仁降其肺氣，麻、桂泄營衛之鬱閉，石膏清內熱之煩躁也。

麻黃杏仁甘草石膏湯　麻黃四錢　杏仁十六枚　甘草

二錢　石膏八錢　先煮麻黃去沫，後入諸藥煎，溫服。按汗後表寒未解，鬱其肺氣，熱蒸皮毛，故用麻黃發表，杏仁降逆，石膏清金，甘草培土，則表裏俱解矣。

表熱裏寒證

少陰病，下利清穀，裏寒外熱，手足厥逆，脈微欲絕，身反不惡寒，其人面色赤，或腹痛，或乾嘔，或咽痛，或利止脈不出者，通脈四逆湯主之。其脈即出者癒。下利清穀，裏寒外熱，汗出而厥者，通脈四逆湯主之。

按此證乃寒積於中，熱越於外，寒為真寒，熱乃假熱，故以表熱裏寒證屬之。

通脈四逆湯　甘草二錢　乾薑三錢　附子一錢（生用）　水煎服。面赤者加連鬚蔥三莖，腹痛者去蔥加芍藥二錢，嘔者加生薑三錢，咽痛去芍藥、加桔梗二錢，利止脈不出者，去桔梗、加人參二錢。按寒凝於內，熱鬱於外，此乃陰盛格陽，溫裏即所以達表。故用薑甘溫中而培土，附子暖下而回陽也。

表虛裏實證

發汗後，腹脹滿者，厚朴生薑甘草半夏人參湯主之。傷寒汗出解之後，胃中不和，心下痞鞕，乾噫食臭，脅下有水氣，腹中雷鳴下利者，生薑瀉心湯主之。傷寒中風，醫反下之，其人下利日數十行，穀不化，腹中雷鳴，心下痞鞕而滿，乾嘔心煩不得安。醫見其心下痞，謂病不盡，復下之，其痞益甚。此非結熱，但以胃中虛，客氣上逆，故使鞕也。甘草瀉心湯主之。傷寒五六日，嘔而發熱者，柴胡證具[79]，而以他藥下之，柴胡證仍在者，復與柴胡湯。此雖已下之，不為逆。必蒸蒸而振，卻發熱汗出而解。若心下滿而鞕痛者，此為結胸也。大陷胸湯主之。但滿而不痛者，此為痞，柴胡湯不中與也，宜半夏瀉心湯。傷寒發，汗若吐若下，解後心下痞鞕，噫氣不除者，旋覆花代赭石湯主之。太陽與少陽合病，若嘔者，黃芩加半夏生薑湯[80]。傷寒胸中有熱，胃中有邪氣，腹中痛，欲嘔吐者，黃連湯主之。傷寒本自寒下，醫復吐下[81]之，寒格更逆吐下，若食入口即吐[82]，乾薑黃連黃芩人參湯主之。

按以上諸證，均係汗吐下後，表氣已虛，而內證或痞鞕，或滿痛，或下利，或噫氣，或嘔吐，仍屬實邪在裏，故以表虛裏實證統之。

厚朴生薑甘草半夏人參湯　厚朴四錢　生薑四錢　半夏一錢五分　甘草二錢　人參五分　水煎服。按汗泄中氣，陽虛濕旺，樞軸不運，脾陷胃逆，則生脹滿，故用人參、甘草補中而扶陽，朴夏生薑降濁而行鬱也。

生薑瀉心湯　生薑二錢　甘草一錢五分　人參一錢五分　乾薑五分　黃芩一錢五分　半夏一錢　大棗二枚　黃連五分　水煎服。按汗出解後，中氣已虛，而胸中復有實邪填塞，但其邪有寒有熱，故用生薑、半夏降其濁陰，黃芩、黃連清其心膽之熱，薑甘參棗溫補中氣以轉樞軸也。

甘草瀉心湯　甘草二錢　黃芩一錢五分　乾薑一錢五分　半夏一錢　黃連五分　大棗二枚　水煎服。按當解表而反下之，敗其中氣，水穀不化，土木皆鬱，升降倒行，故用甘草薑棗補中而溫下寒，半夏芩連降逆而清上熱也。

半夏瀉心湯　半夏三錢　黃芩一錢五分　乾薑一錢五分　甘草一錢五分　人參一錢五分　黃連五分　大棗二枚　水煎服。按下後中氣已虛，裏陰上逆而為痞，故用參甘薑棗溫補中脘之虛寒，黃芩黃連清泄上焦之鬱熱，半夏降濁陰而消痞滿也。

旋覆代赭石湯　旋覆花一錢五分　代赭石五分　人參一錢　甘草一錢　半夏一錢　生薑二錢五分　大棗二枚　水煎服。按汗吐下後，中氣已敗，肺氣鬱蒸而化痰飲，胃土壅遏而生噦噫，故用參甘大棗補其中脘，薑赭降其逆氣，旋覆花行痰飲而開鬱濁也。

黃芩加半夏生薑湯　黃芩三錢　甘草二錢　芍藥二錢　半夏二錢　生薑三錢　大棗三枚　水煎服。按太少合病，少陽經氣鬱而剋戊土，土敗而自下利，故用甘草大棗補其脾精，黃芩芍藥泄其相火，半夏生薑降胃逆而止嘔吐也。

黃連湯　黃連一錢五分　甘草一錢五分　乾薑一錢五分　人參五分　桂枝一錢五分　半夏一錢　大棗二枚　水煎服。按肝邪克脾，腹中疼痛，膽邪克胃，欲作嘔吐，故用黃連、半夏清上熱而止嘔吐，參甘薑棗溫中寒而止疼痛，桂枝疏木而通經也。

乾薑黃連黃芩人參湯　乾薑一錢五分　黃芩一錢五分　黃連一錢五分　人參一錢五分　水煎服。按中脘虛寒，而上焦有熱，故用乾薑、人參溫補中脘之虛寒，黃連、黃芩清泄下焦之虛熱也。

表實裏虛證

發汗後，身疼痛，脈沉遲者，桂枝加芍藥生薑人參新加湯主之。太陽病，外證未解[83]，而數下之，遂協熱而利，利不止[84]，心下痞鞕，表裏不解者，桂枝人參湯主之。本太陽病，醫反下之，因而腹滿時痛者，屬太陰也，桂枝芍藥湯主之。

手足厥寒，脈細欲絕者，當歸四逆湯主之。若其人內有久寒者，當歸四逆加吳茱萸生薑湯主之[85]。下利脈大者虛也，以其強下之故也。設脈浮革，因而腸鳴者，屬當歸四逆湯。

按以上諸證，或身疼痛，脈沉遲，或下利有痞，或腹滿時痛，或脈細欲絕，均係表邪未解，而裏氣已虛，故以表實裏虛證統之。

桂枝加芍藥生薑人參新加湯　桂枝二錢　芍藥四錢　甘草二錢（炙）　人參三錢　大棗三枚　生薑四錢　水二杯半，煎八分，溫服，餘同桂枝湯法。按汗泄血中溫氣，陽虛肝陷，經脈凝澀。風木鬱遏，故用甘草補其脾精，桂枝達其肝氣，芍藥清風木之燥，生薑行經絡之瘀，人參補中氣以充經脈也。

桂枝人參湯　桂枝二錢　人參一錢五分　白朮一錢五分　乾薑一錢五分　甘草二錢　水二杯半，先煮四味，取一杯半，去滓，入桂枝煮八分服。按表證不解而中氣虛敗，故用桂枝通經而解表熱，參朮薑甘溫補中氣以轉升降之機也。

桂枝加芍藥湯 桂枝三錢 芍藥六錢 甘草二錢 生薑三錢 大棗四枚 水煎服。按表證不解，而反下之，脾敗肝鬱，因而腹滿時痛，故用桂枝解太陽之表邪，芍藥清乙木之風燥也。

當歸四逆湯 當歸一錢五分 桂枝一錢五分 芍藥一錢五分 細辛一錢五分 大棗四枚 木通一錢 甘草一錢（炙） 水煎溫服。按厥陰溫氣虧敗，營血寒澀，不能暖肢節而充經絡，以致手足厥寒，脈細欲絕。故用甘草、大棗補脾精以榮肝，當歸、芍藥養營血而復脈，桂枝、細辛、通草溫行經絡之寒澀也。

當歸四逆加吳茱萸生薑湯 當歸一錢五分 桂枝一錢五分 芍藥一錢五分 細辛一錢五分 大棗四枚 甘草一錢 木通一錢 生薑四錢 吳茱萸二錢 酒水各一杯，煎溫服。按此方加吳茱萸、生薑者，溫寒凝而行陰滯也。

表裏俱寒證

太陽病下之後，脈促胸滿者，桂枝去芍藥湯主之。若微惡寒者，去芍藥方中加附子湯主之。少陰病始得之，反發熱，脈沉者，麻黃附子細辛湯主之。少陰病得之二三日，麻黃附子甘草湯，微發汗以二三日無裏證，故微發汗也。少陰病脈細沉數，病為在裏，不可發汗。

按以上諸證，或太陽表寒未解而裏寒將作，或少陰裏寒內起而表寒外束，故以表裏俱寒證統之。

桂枝去芍藥湯　桂枝三錢　甘草二錢　生薑三錢　大棗四枚　水煎服。按下後脈促，表邪未解，而益以胸滿，則陽衰胃逆，濁氣衝塞，故用桂枝、生薑以驅表裏之寒，用大棗、甘草以補脾精也。

桂枝去芍藥加附子湯　桂枝三錢　甘草二錢　生薑三錢　大棗四枚　附子一錢　水煎服。按微惡寒者，不止脾陽之虛，而腎陽以敗，故加附子之辛溫以驅裏寒也。

麻黃附子細辛湯　麻黃二錢　細辛二錢　附子一錢（炮）　水煎麻黃去沫，入諸藥同煎，溫服。按寒邪已傳腎藏，而猶帶表寒，內有少陰，則宜溫裏；外有太陽，則宜發表；故用麻黃散太陽之外寒，附子溫少陰之內寒，細辛降陰邪之衝逆也。

麻黃附子甘草湯　麻黃二錢　附子一錢　甘草二錢（炙）　水煎麻黃去沫，內諸藥同煎，溫服。按此方用麻黃發太陽之表，用附子甘草溫癸水而培己土也。

表裏俱熱證

太陽病，桂枝證，醫反下之，利遂不止，脈促者，表未解也，喘而汗出者，葛根黃連黃芩湯主之[86]。

按此證脈促，外有表熱；喘汗，內有裏熱；故以表裏俱熱證屬之。

葛根黃連黃芩湯　葛根四錢　甘草一錢（炙）　黃連一錢　黃芩一錢五分　先煮葛根去沫，後入諸藥同煎服。按脈促表邪未解，內而喘汗，是胸膈有熱，故用葛根之辛涼以達陽明之鬱，用芩連之苦寒，以清君相之火也。

表裏俱虛證

傷寒脈結代、心動悸者，炙甘草湯主之。少陰病，身體疼[87]，手足寒，骨節痛，脈沉[88]者，附子湯主之。少陰病得之一二日，口中和，其背惡寒者，當灸之，附子湯主之。

按以上諸證，或脈結代而氣血兩虛，或脈沉惡寒而真陽已敗，故以表裏俱虛證統之。

炙甘草湯　甘草二錢　桂枝一錢五分　生薑一錢五分　人參一錢　阿膠二錢　大棗二枚　麻仁一錢五分　麥冬一錢五分　生地六錢　水二杯，清酒一杯，煎八分，入膠烊，溫服。按此證相火上燔，辛金受刑，甲木上鬱，戊土被剋，土金俱敗，則病傳陽明，而中氣傷矣。故用參甘大棗益胃氣而補脾精，膠地麻仁滋經脈而澤枯槁，薑桂行營血之瘀澀，麥冬清肺金之燥熱也。

附子湯　附子二錢　茯苓三錢　人參二錢　白朮四錢　芍藥三錢　水二杯，煎八分，溫服。按水寒木陷，生氣欲絕，故用附子溫癸水之寒，芍藥清乙木之風，參朮茯苓培土而泄水也。

表裏俱實證

中風發熱，六七日不解而煩，有表裏證，渴欲飲水，水入則吐者，名曰水逆。五苓散主之。太陽病，發汗後，大汗出，胃中乾，躁煩不得眠[89]，欲得飲水者，少少與之[90]，令胃氣和則癒。若脈浮，小便不利，熱微消渴者，五苓湯主之。發汗已，脈浮數，煩渴者，五苓散主之。本以下之，故心下痞，與瀉心湯，痞不解。其人渴而口煩躁[91]，小便不利者，五苓湯主之。太陽病，寸緩關浮尺弱，其人發熱汗出，復惡寒，不嘔，但心下痞者，此以醫下之也。如其不下者，病人不惡寒而渴者，此轉屬陽明也。小便數者，大便必鞕，不更衣十日，無所苦也，渴欲飲水，少少與之，但以法救之。渴者，宜五苓散。傷寒汗出而渴者，五苓散主之。不渴者，茯苓甘草湯主之。傷寒厥而心下悸者，宜先治水，當與茯苓甘草湯。太陽病下之微喘者，表未解故也，桂枝加厚朴杏仁湯主之。喘家作桂枝湯，加厚朴杏子佳。本太陽病，醫反下之，因而腹滿大實痛者，桂枝加大黃湯主之。傷寒表不解，心下有水氣，乾嘔發熱而咳，或渴，或利，或噎，或小便不利，少腹滿，或喘者，小青龍湯主之。傷寒心下有水氣，咳而微喘，發熱不渴，小青龍湯主之。服湯已，渴者，此寒去欲解也。傷寒瘀熱在裏，身必發黃，麻黃連翹赤小豆湯主之。太陽與陽明合病，不下利但嘔者，葛根加半夏湯主之。傷寒發熱，汗出不解，心下痞鞕，嘔吐而下利者，大柴胡湯主之。太陽病過經[92]十餘日，反二三下之，後四五日，柴胡證仍在者，先與小柴胡湯[93]，嘔不止，心下急，鬱鬱微煩者，為未解也，大柴胡湯下之則癒[94]。傷寒十餘日，熱結在裏，復往來寒熱者，與大柴胡湯。傷寒後，脈沉沉者，內實也，下解之，宜大柴胡湯。傷寒十三日不解，胸脅滿而嘔，日晡所發潮熱，已而微利，此本柴胡證，下之而不利，今反利者，知醫以丸藥下之，非其治也。潮熱者，實也，先宜大柴胡湯以解外[95]，後以柴胡加芒硝主之。

按以上諸證，均係表證未解，而裏證或有積水，或有停痰，或有宿食，或有蓄熱，表實而裏亦實，故以表裏俱實證統之。

五苓散 豬苓十八銖 澤瀉一兩六錢 白朮十八銖 桂枝半兩 茯苓十八銖（注：一兩二十四銖，十八銖即七錢五分） 共為末，以白飲和服，三錢，日三服，多飲暖水，汗出癒。按表邪未解，而裏有水氣停瘀，故用桂枝行經而發表，白朮燥土而生津，茯苓、豬苓、澤瀉行水而泄濕也。

茯苓甘草湯 茯苓二錢 桂枝二錢 甘草二錢 生薑三錢 水煎服。按不渴者，濕邪較輕，故用苓桂薑甘泄水而疏木，和中而培土，防其濕動而生水瘀也。

桂枝加厚朴杏仁湯 桂枝三錢 甘草二錢 芍藥三錢 大棗四枚 杏仁十四枚 厚朴一錢五分 生薑三錢 水煎服，取微似汗。按表邪未解，而裏氣鬱阻，故用桂枝解表，加朴杏降逆而破壅也。

桂枝加大黃湯　桂枝三錢　芍藥六錢　甘草二錢　生薑三錢　大棗四枚　大黃七分　水煎服。按表證不解，而反下之，因而腹滿大實痛，故用桂枝解表，倍芍藥以漬（清）木燥，加大黃以泄土鬱也。

小青龍湯　麻黃二錢　芍藥二錢　細辛一錢　乾薑二錢　桂枝二錢　甘草二錢　五味一錢　半夏一錢五分　先煮麻黃去沫，後入諸藥，煎服。若微利者，去麻黃，加蕘花，今以茯苓代之更穩。若渴，去半夏，加瓜蔞根二錢。若噎者，去麻黃加炮附子一錢。若小便不利，小腹滿，加茯苓三錢。喘者，去麻黃，加杏仁十三枚。按表證未解，而水氣瘀格，故用甘草培其中氣，麻桂發其營衛，芍藥清其風木，半夏降逆而止嘔，五味、細辛、乾薑降逆而止咳也。

麻黃連翹赤小豆湯　麻黃二錢　連翹二錢　甘草二錢　赤小豆三錢　生梓白皮二錢　杏仁三錢　大棗三枚　生薑二錢　以潦水二杯半，先煮麻黃至二杯，去滓，入諸藥，煎八分，溫服。按傷寒表病，濕瘀而生裏熱，不得汗尿疏泄，身必發黃。故用麻黃泄皮毛之鬱，杏仁降肺氣之逆，生梓白皮清相火而疏木，連翹、赤小豆泄濕熱而利水，生薑、甘草、大棗和中氣而補脾精也。發汗利水，而黃自消矣。

葛根加半夏湯　葛根四錢　麻黃三錢　芍藥二錢　生薑二錢　甘草二錢　桂枝二錢　大棗四枚　半夏二錢　先煮麻黃、葛根去沫，入諸藥，煎服。按二陽合病，經迫府鬱，不能容納水穀未化之食，必當湧吐而上。故用葛根、麻黃泄二陽之衛鬱，加半夏降胃逆而止嘔吐也。

大柴胡湯　柴胡四錢　半夏一錢五分　芍藥一錢五分　黃芩一錢五分　生薑二錢五分　枳實一錢五分　大黃二錢　大棗二枚　水二杯，煎一杯半，去滓，再煎八分，溫服。按表證未解，而裏熱內發，故用柴胡、黃芩、芍藥清少陽之火，枳實、大黃泄陽明之熱，生薑、半夏降胃逆而止嘔吐也。

柴胡加芒硝湯　柴胡一錢二分　半夏七分　黃芩一錢　甘草一錢　生薑一錢　人參一錢　大棗一枚　芒硝一錢　水煎，後入芒硝。一二沸，服。按經邪束迫，府熱日增，故用柴胡解外而清其表，加芒硝者專清府熱也。

雜　治　方

服桂枝湯，或下之，仍頭項強痛，翕翕發熱，無汗，心下滿，微痛，小便不利者，桂枝去桂加茯苓白朮湯主之。

桂枝去桂加茯苓白朮湯　芍藥三錢　甘草二錢　生薑三錢　茯苓三錢　白朮三錢　大棗三枚　水煎服，小便利則癒。按此證非風邪之外束，實濕邪之內動，故去桂枝之解表，加茯苓、白朮泄濕而燥土也。

傷寒，若吐若下後，心下逆滿，氣上衝胸，起則頭眩，脈沉緊，發汗則動經，身為振振搖者，茯苓桂枝白朮甘草湯主之。

茯苓桂枝白朮甘草湯　茯苓四錢　桂枝二錢　白朮二錢　甘草二錢　水煎服。按此證緣於水旺土濕，而風木鬱動，故用茯苓、白朮泄水，桂枝疏木，而甘草補中也。

發汗過多，其人叉手自冒心，心下悸，欲得按者，桂枝甘草湯主之。

桂枝甘草湯　桂枝四錢　甘草二錢（炙）　水煎服。按此證乃土敗木鬱，神宇不寧，故用桂枝疏木而安動搖，甘草補土以培根本也。

發汗後，其人臍下悸者，欲作奔豚，茯苓桂枝甘草大棗湯主之。

茯苓桂枝甘草大棗湯　茯苓八錢　桂枝四錢　甘草二錢　大棗二枚　取水揚三五百遍，名甘瀾水，三杯，先煮茯苓至二杯，入諸藥，煎七分，溫服。

按此證純是肝氣，木氣奔衝，原於陽亡而水寒，故用茯苓、桂枝泄癸水而疏乙木，甘草、大棗補脾精以滋肝血也。

燒針令其汗，針處被寒，核起而赤者，必發奔豚，氣從少腹上衝心者，灸其核上，各一壯，與桂枝加桂湯。

桂枝加桂湯　桂枝六錢　芍藥三錢　甘草二錢（炙）生薑三錢　大棗四枚　水煎服。按汗後陽虛脾陷，木氣不舒，奔豚發作，故加桂枝以疏風木，而降奔豚也。

傷寒脈浮，醫以火迫劫之亡陽，必驚狂起臥不安者，桂枝湯去芍藥加蜀漆龍骨牡蠣救逆湯主之。

桂枝去芍藥加蜀漆龍骨牡蠣湯　桂枝三錢　甘草二錢　大棗四枚　生薑三錢　牡蠣四錢　龍骨三錢　蜀漆二錢　先煮蜀漆，後入諸藥，煎溫服。按汗多亡陽，君火飛騰，神魂失歸，是以驚生；濁氣上逆，化生敗濁，迷塞心宮，是以狂作。故用桂枝、甘草疏木而培中，生薑、大棗補脾而降逆，蜀漆吐腐瘀而療狂，龍骨、牡蠣斂神魂而止驚也。

水逆下之，因燒針煩躁者，桂枝甘草龍骨牡蠣湯主之。

桂枝甘草龍骨牡蠣湯　桂枝一錢　甘草二錢　龍骨三錢　牡蠣三錢　水煎服。按火逆下之，亡其裏陽，又復燒針發汗，亡其表陽，神氣離根，因而煩躁不安。故用桂枝、甘草疏乙木而培中脘，龍骨、牡蠣斂神氣而除煩躁也。

傷寒八九日，下之，胸滿煩驚，小便不利，讝語，一身盡腫，不可轉側者，柴胡加龍骨牡蠣湯主之。

柴胡加龍骨牡蠣湯　柴胡　龍骨　黃芩　生薑　人參　茯苓　鉛丹　牡蠣　桂枝　半夏各一錢五分　大棗二枚　大黃二錢　水煎，入大黃二三沸，溫服。按下傷中氣，土濕木鬱，膽火上逆，故用大棗、人參、茯苓補土而泄濕，大黃、柴胡泄火而疏木，生薑、半夏下沖而降濁，龍骨、牡蠣、鉛丹斂魂而鎮逆也。

病在陽，應以汗解之，反以冷水噀之，灌之，其熱被刦不得去，彌更益煩，肉上粟起，意欲飲水，反不渴者，服文蛤散。若不差者，與五苓散。寒實結胸，無熱證者，與三物小陷胸湯，白散亦可服。

文蛤散　文蛤一錢　為散，以沸湯和服。按煩熱作渴，因內有停水，故用文蛤利水而解渴也。

白散　桔梗四錢二分　貝母四錢二分　巴豆一錢二分

（去心熬黑） 餘各為末，以白飲和服八分，羸者減之。病在膈上必吐，病在膈下必利，不利進熱粥一杯，利不止，進冷粥一杯。按寒邪上逆，實結胸膈，肺鬱生熱，故用桔梗、貝母清降其虛熱，巴豆溫破其實寒也。

陽明病，自汗出，若發汗，小便自利者，以為津液內竭，雖鞕不可攻之，當須自欲大便，宜蜜煎導之，通之。若土瓜根及與大豬膽汁，皆可為導。

蜜煎導方 蜜一杯 入銅器中，微火煎之，稍凝似飴狀，攪之勿令焦著，欲可丸，並手撚作挺，令頭銳，大如指，長二寸許，當熱時急作，冷則鞕，以內穀道中，以手急抱，欲大便時去之。

豬膽汁方 豬膽一枚 瀉汁和醋少許，以灌穀道中，如一食頃，當大便出。

傷寒服湯藥，下利不止，心下痞鞕，服瀉心湯已，復以他藥下之，利不止。醫以理中與之，利益甚。理中者，理中焦，此利在下焦。赤石脂禹餘糧湯主之。復利不止者，當利其小便。

赤石脂禹餘糧湯 赤石脂 禹餘糧各二兩六錢 水三杯半，煎一杯服，日三服。按下利由於下焦滑脫，故用赤石脂、禹餘糧固下焦之滑脫，利乃可止也。

少陰病二三日，咽痛者，可與甘草湯。不瘥，與桔梗湯。

甘草湯 甘草六錢 水三杯，煎一杯，分兩次服。按少陰水旺，君相皆騰，二火逆衝，故用甘草泄熱而緩急迫也。

桔梗湯　桔梗三錢　甘草六錢　水三杯，煎一杯，分兩次服。按加桔梗者，降逆而開結滯也。

少陰病，咽中痛，半夏散及湯主之。

半夏散及湯　半夏　桂枝　甘草各等份　為末，白飲和服三錢，日三服。不能服散者，水煮七沸，入散三錢，更煎三沸，少冷，少少咽之。按濁陰上逆，衝擊咽喉，因而作痛。故用桂枝、半夏降其衝氣，甘草緩其迫急也。

少陰病，咽中傷生瘡，不能語言，聲不出者，苦酒湯主之。

苦酒湯　半夏　雞子一枚（去黃）　半夏洗，棗核大七枚，切作十四片，著苦酒中，以雞子殼置刀環中，安火上，令三沸，去滓，少少含咽之，不差再服（苦酒即醋也）。按寒水下旺，火盛咽傷，故生瘡不能語言，金被火刑，故聲不出。故用苦酒敗結而消腫，半夏降逆而驅濁，雞子白清肺而發聲也。

少陰病下利，咽痛，胸滿心煩者，豬膚湯主之。

豬膚湯　豬膚四兩　水七杯，煎三杯，入白蜜七錢，米粉四錢，熬香，分二三服（豬膚即豬皮）。按寒水侮土，肝脾鬱陷，膽胃俱逆，相火炎升。故用豬膚、白蜜清金而止痛，潤燥而除煩，白粉收泄利而澀滑溏也。

少陰病，四逆，其人或咳或悸，或小便不利，或腹中痛，或泄利下重者，四逆散主之。

四逆散　甘草一兩　枳實一兩　柴胡一兩　芍藥一兩　為末，白飲和服，日二三服。咳者加五味子、乾薑各五錢，並主下利。悸者，加桂枝五錢。小便不利者，加茯苓五錢。腹中痛者，加炮附子一枚。泄利下重者，先以水煮薤白，去滓，以散內湯中，再煮，溫服。按此證，總緣土鬱而木賊，故用甘草、枳實培土而泄滯，柴胡、芍藥疏木而清風也。

傷寒脈微而厥，至七八日膚冷，其人躁無暫安時者，此為藏厥，非為蛔厥也。蛔厥者，其人當吐蛔，令病者靜而復時煩，此為藏寒，蛔上入其膈，故煩，須臾複止，得食而嘔，又煩者，蛔聞食臭出，其人當自吐蛔。蛔厥者，烏梅丸主之。

烏梅丸（又主久利方）　烏梅九十三枚　細辛六錢　乾薑一兩　黃連一兩六錢　蜀椒四錢（炒）　當歸四錢　桂枝六錢　附子六錢　人參六錢　黃蘗六錢　各研末，以苦酒浸烏梅一宿，去核，飯上蒸之，搗成泥，和藥令相得，入煉蜜，共搗千下，丸如桐子大，先飲食，白飲和服十丸，日三服，漸加至二十丸。按蛔厥，因藏寒不能安蛔，故用薑辛殺蛔止嘔而降氣衝，人參桂歸補中疏木而潤風燥，椒附暖水而溫下寒，連柏泄火而清上熱也。

大病瘥後，喜睡，久不了了者，胃上有寒，當以丸藥溫之，宜理中丸。

理中丸（方見霍亂）

傷寒解後，虛羸少氣，氣逆欲吐者，竹葉石膏湯主之。

竹葉石膏湯　石膏八錢　半夏二錢　人參一錢三分　甘草一錢（炙）　麥冬三錢　粳米四錢　竹葉十片　水三杯，煎一杯半，去滓，內米，煮半熟，湯成去米，溫服，日三服。按火金不降，肺熱鬱生，故用石膏清金而潤燥，參甘粳米半夏補中而降逆也。

大病瘥後，勞復者，枳實梔子湯主之。若有宿食者，加大黃如博碁子五六枚。

枳實梔子豉湯 枳實二錢 梔子五枚 豆豉一撮 先以清漿水三杯，空煮至二杯，內枳實、梔子，煎至一杯，內豉煮五六沸，服。覆有微汗。若有宿食，內大黃一錢五分。漿水，即淘米之泔水。按勞復證，濁陰凝聚，清氣堙鬱，裏熱重生，壅悶又作，緣其中氣新虛，易於感傷，故用枳實泄其壅滿，梔子清其鬱熱，香豉散其滯氣也。

傷寒陰陽易之為病，其人身體重，少氣，少腹裏急，或引陰中筋攣，熱上衝胸，頭重不欲舉，眼中生花，膝脛拘急者，燒褌襠散主之。

燒褌襠散 褌襠 上取婦人褌，近前陰處，剪燒灰為末，水和服一二錢，小便利，陰頭微腫則癒。婦人病，取男子褌。按傷寒新差，男女交感，陰邪傳染，是謂陰陽易。故用燒褌襠散，同氣感召，陰寒下泄，則復其和平之舊矣。

校 記

[1] 趙本無「者」字。

[2] 趙本、成本俱作「宜桂枝湯主之」。

[3] 趙本「先」字下無「於」字。

[4] 趙本、成本「營」字均作「榮」。

[5] 趙本無「者」字。

[6] 趙本作「若酒客病」。

[7] 趙本作「不可與之也」。

[8] 趙本作「已解」。

[9]「與承氣湯」句上，《玉函經》有「未可」二字。

[10]「又」字，《玉函經》作「復」字。

[11]「宜下之」，「宜發汗」句，《玉函經》作「當下之」，「當發汗」。「與」字作「宜」字。

[12] 趙本作「一身及目」，無「面」字。

[13] 趙本「有潮熱」之下，有「時時噦」三字。

[14] 趙本作「與小柴胡湯」。

[15] 趙本作「此為半在裏半在外也」。

[16] 趙本多一「也」字。

[17] 成本作「瀉之」，《玉函經》、《脈經》均作「隨其虛實而取之」。

[18] 趙本作「以其不能得小汗出」。

[19] 趙本作「若形似瘧，一日再發者」。

[20]「几几」（音殊ㄕㄨ），鳥之短羽叫几，不能飛，動則先伸其頭。項背強者，動作亦如是，形容惡風之狀。與几字不同。「反汗出惡風者」據成本。趙本作「無汗惡風」。《玉函經》、《外台》「惡風」下均有「者」字，且作「葛根湯主之」。表實證不應有汗，所以作「反汗出惡風，桂枝加葛根湯主之」。

[21] 趙本作「或下利」。

[22]「心中溫溫」，《玉函經》作「心下溫溫」。《千金》作「慍慍」。

[23] 趙本作「逆冷」。

[24]《玉函經》、成本、《仲景全書》，「熱」字下均有「也」字。

[25] 趙本、成本均為「此以表有熱，裏有寒」。《玉函經》此條曰：「傷寒脈浮滑，而表熱裏寒者，白通湯主之。舊云：白通湯，一云白虎者恐非」注曰：「舊云以下出叔和」。點校者云：表有熱，裏有寒，應用白通湯。裏有熱，表有寒，應用白虎湯。表裏差之一字，謬以千里，對《傷寒》原文，頗應認真考證。

[26] 趙本無「而」字。

[27]《玉函經》、《金鑒》，緊接上條「白虎加人參湯主之」句下，合為一條。

[28]《玉函經》、《千金翼》，「劑」均作「齊」。

[29]《千金》在「傷寒七八日」句下有「內實瘀熱結」五字。

[30]《玉函經》「腹」字上有「少」字。

[31] 趙本無「者」字。

[32]《玉函經》、《千金翼》，「以有熱故也」句，均作「為有熱也」。

[33] 趙本「反與桂枝」無湯字。

[34]「躁煩吐逆者」，趙本作「煩躁吐逆者」。

[35]「陽旦湯」即桂枝湯的別名。《金匱·產後門》，陽旦湯原注云：「即桂枝湯」。

[36]「師言」趙本作「師曰」。

[37]「浮則為風，大則為虛」，趙本作「浮為風，大為虛」。

[38]「法當腹中急痛者」，趙本無「者」字。「小建中湯」下有「不瘥者，小柴胡湯主之」。

[39]「不可與」，趙本作「不可用」。

[40]《外台》作「傷寒一、二日」。

[41]「發汗吐下後」句以下至「梔子豉湯主之」句止，成本另為一條。

[42]《玉函經》「湯」字下有「證」字，「病人」下無「舊」字，「病」字作「其」字。「不可與之」，趙本作「不可與服之」。

[43] 趙本作「溫針」。

[44]「寸脈微浮」，《病源》作「其脈微」。

[45] 趙本作「氣上衝咽喉」。

[46]「乍緊」辨可吐篇、《千金翼》均作「乍結」。

[47]「但小腹急結者」句，趙本、成本均作「少腹」。

[48]「六七日」《玉函經》作「七八日」。「表證猶存」，趙本作「表證仍在」。

[49]「鞕滿」，《玉函經》作「堅而滿」。

[50]「瘀熱在腹裏故也」，趙本無「腹」字。

[51]「喜忘」，《外台》作「善忘」。「其色必黑」，趙本有「者」字。

[52]「抵當湯下之」，《外台》作「主之」。

[53]「善饑」，趙本作「喜饑」。

[54] 趙本「病人無表裏證」至「宜抵當湯」，為二五七條。「若脈不解，至便膿血也」為二五八條。

[55]「膈內劇痛」句，《玉函經》、《脈經》、《千金

翼》均作「頭痛即眩」。

[56]「短氣煩躁」，趙本作「短氣躁煩」。

[57]「脈沉而緊」句，《玉函經》、《千金翼》均作「其脈浮緊」。

[58]「太陽症」，趙本作「太陽病」。

[59]「日晡時小有潮熱」，趙本作「日晡所小有潮熱」。

[60]「此謂」，趙本作「此為」。

[61]「如柔痙狀」，趙本作「如柔痓狀」。

[62]「小結胸病」句，《玉函經》、《千金翼》均作「小結胸者」。

[63]「脈浮滑者」句，《千金翼》、《玉函經》均無「者」字。

[64]「表解，方可攻痞」句下，趙本有「解表宜桂枝湯」一句。

[65]「而復下之」，《玉函經》作「而反下之」。

[66]「而復惡寒」，趙本作「而後惡寒」。

[67] 趙本「脈浮而緊」至「但氣痞耳」為一五一條。「心下痞」至「大黄黄連瀉心湯主之」為一五四條。「心下痞」至「附子瀉心湯主之」為一五五條。

[68]「乾嘔短氣」，《玉函經》作「嘔即短氣」，無「汗出不惡寒者」句。

[69]「雖不能食」趙本作「雖不受食」。

[70]「日晡所」，《玉函經》作「日晡時」。

[71]「摸床」，《玉函經》作「撮空」。「惕而」作「怵惕」。

[72]「直觀」，趙本作「直視」。

[73]「須下之」，據成本。趙本作「須下者」。

[74]「下之則癒」，趙本作「下之癒」。

[75]「名為負也」，《玉函經》作「名為負」。「脈滑尚數者」作「若滑而數者」。

[76]「急下之」，趙本作「可下之」。

[77]「腹脹」，《脈經》、《千金》、《千金翼》均作「腹滿」。

[78]「不可更汗」，趙本作「不可發汗」。

[79]「柴胡證具」，趙本作「柴胡湯證具」。

[80] 此條趙本、成本均作「太陽與少陽合病，自下利者，與黃芩湯。若嘔者，黃芩加半夏生薑湯主之」。

[81]《玉函經》、《全書》，成本均作「醫復吐之」，並無「下」字。

[82]《玉函經》「即吐」下有「者」字。

[83]「外證未解」，趙本作「外證未除」。

[84]「利不止」，趙本作「利下不止」。

[85]「手足厥寒」至「當歸四逆湯主之」，趙本為三五一條。「若其人」至「當歸四逆加吳茱萸生薑湯主之」，為三五二條。

[86] 趙本作「葛根黃芩黃連湯主之」。

[87]「身體疼」，趙本作「身體痛」。

[88]「脈沉」一作「脈微」，見《玉函經》。

[89]「躁煩不得眠」，趙本作「煩躁不得眠」。

[90]「少少與之」，趙本作「少少與飲之」。

[91] 趙本作「其人渴而口躁煩」。注曰：「《脈經》無此煩字」。

[92]「太陽病過經」，趙本作「經過」。

[93]「先與小柴胡湯」，趙本無「湯」字。

[94] 趙本在「大柴胡湯下之則癒」句，「大」字上多一「與」字。

[95] 趙本作「先宜服小柴胡湯以解外」。

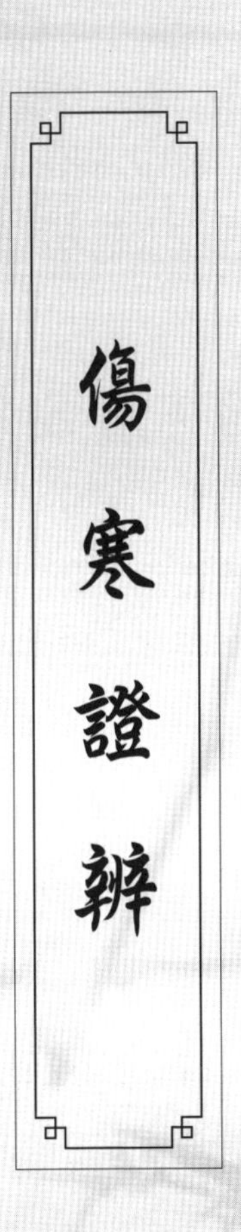
傷寒證辨

表熱裏熱陰熱陽熱

發熱翕翕無停止時，外覆之表熱也。發熱蒸蒸如炊籠，內越之裏熱也。表熱尿白，裏熱尿赤。表熱無汗，宜麻黃湯，有汗宜桂枝湯。裏熱輕者，宜涼膈散，重者宜三承氣湯。發熱兼口燥舌乾煩渴者，為陽經之熱，真熱也，宜白虎等湯。發熱兼厥冷下利清穀者，為陰經之熱，假熱也，宜四逆等湯。

惡寒背惡寒

發熱惡寒，發於陽表也。有汗宜桂枝湯，無汗宜麻黃湯。無熱惡寒，發於陰裏也。有汗宜桂枝加附子湯，無汗宜麻黃附子細辛湯。背惡寒，口中不燥而和，屬少陰，宜附子湯。背惡寒，口中燥而渴，屬陽明，宜白虎加人參湯。

惡　風

風寒二者，大率多相因，而少相離。有寒時不皆無風，有風時不皆無寒，故三陽俱有惡寒惡風同見也。惡風與惡寒，均屬表病，法當從表。然風屬陽，寒屬陰，故三陰經證，有惡寒而無惡風也。

頭　痛

三陽經頭痛，身皆發熱，法當從三陽治。若不大便，小便赤，為裏熱已實，宜承氣湯下之。若小便清白，即不大便，為裏熱未實，表尚未清，法當先從表治也。厥陰頭痛，多厥而無熱，嘔吐涎沫，是厥陰挾寒邪上逆也，宜吳茱萸湯，溫而降之。

三陰經，無頭痛，惟厥陰經有頭痛，以其脈與督脈上會於巔也。三陰經，無發熱，厥陰，少陰亦有發熱，謂之反發熱，以其藏有相火，陰盛格陽於外也。

項　強

項強太陽病也，項背強，太陽陽明病也。脈浮無汗，是從傷寒傳來，宜葛根湯。脈浮有汗，是從中風傳來，宜桂枝加葛根湯。脈沉，邪已入裏，宜瓜蔞桂枝湯。

結胸項強，背反張，有汗如柔痓之狀，宜大陷胸丸。但見太陽少陽並病之項強，不可汗下，宜柴胡去半夏加瓜蔞主之。

身　痛

未汗身痛屬表實，宜麻黃湯。汗後身痛屬表虛，宜桂枝新加湯。身痛尺脈遲，是血少營氣不足，雖未經汗，亦不可發汗，宜建中湯加黃耆治之。身痛見少陰沉脈，四肢厥冷，宜附子湯。身痛見厥陰厥逆，汗出不止，下利清穀，宜四逆湯。一身盡痛，不能轉側，掣引煩痛，是風濕病，宜桂枝附子湯。

煩躁不眠懊憹

身為熱動而不安，謂之躁。心為熱擾而不寧，謂之煩。煩則擾於內屬陽，躁則動於外屬陰。若懊憹心中，反覆顛倒，煩不得眠。不與躁同見者，皆無冷病，惟躁則不然，當分表裏陰陽取治。故太陽有不汗出之煩躁，謂之在表，大青龍證也。

陽明有心下鞕之煩躁，謂之在陽，白虎湯證也。三陰有吐利手足厥之煩躁，謂之在陰，四逆輩證也。

諸煩無論汗吐下之前後，但大便不鞕者，以竹葉石膏、溫膽、梔子豉等湯主治。便鞕者，量其熱之淺深，以白虎、三承氣湯主治。躁同三陰證見者，便屬陰寒，宜四逆、理中、吳茱萸湯主治。

自汗頭汗

自汗在太陽，謂之風邪，桂枝湯證也。在陽明，謂之熱越，白虎湯證也。若大熱蒸蒸，汗出過多，宜用調胃承氣湯急下其熱，以救其津也。若更兼發熱，下利不休，內外兩脫屬凶。如頭汗出，劑頸而還，則為熱不得外越，是以上蒸於首也。或因黃鬱未發，或因濕家誤下，或因水結胸蒸，或因火劫熱迫，或因陽明蓄血，或因熱入血室，當分門施治。

手　足　汗

胃主四肢，為津液之主。如熱聚於胃，蒸其津液，旁達於四肢，故手足濈濈然汗出，且小便自利，胃中津液必乾，大便必鞕，本當攻也。

若中寒胃陽土虛，脾不約束，津液橫溢四肢，故汗出而冷；陽虛失運，中寒不化，故小便不利；今雖便鞕，而手足汗，非為熱越者比，慎不可攻，攻之必變生固瘕，泄瀉澄清不止也。

潮熱時熱

潮熱陽明府證也，陽明旺於申酉，故潮熱發於午後，是可下之證也。

發熱汗蒸蒸無休止時，亦屬陽明內實，可下之證。時熱謂發熱時輕時重，而有自汗，必不兼裏實可下之證，知風邪留連在表，可用桂枝湯主治。

譫語鄭聲

言語心之主也，心氣實熱而神有餘，則發為譫語，譫語為實，故聲長而壯，亂言無次，數數更端也。心氣虛熱，而神不足，則發為鄭聲，鄭聲為虛，故音短而細，只將一言重複呢喃也。

凡譫語鄭聲，與陽經同見者，均屬熱證，可以攻之。與陰經同見者，總為寒證，可以溫之。然雖與陽經同見，而無可攻之證，不可攻之，當清解也。雖與陰經同見，而無可溫之證，不可溫之，當清補也。

渴　證

渴病多因汗吐下傷其津液，致令胃中乾燥，故引飲也。陽邪往乘三陰，太陰則嗌乾，少陰則口燥，厥陰則消渴，亦屬熱傷津液也。三陰之渴，治法詳於三陰經內。

凡渴欲飲水者，當少少與之，以滋胃乾，胃和則癒。若恣意欲飲之，不但渴不能癒，致水停留，為病太陽之渴，用五苓散者，以水停下焦，小便不利故也。陽明之渴，用白虎者，以胃熱飲水，連連不已也。少陽寒熱往來等證已具，心煩渴者，用小柴胡湯以和解，去半夏以避燥，加天花粉以生津液也。

舌　苔

舌者心之外候也，色應紅澤為無病。若初感內外紅深，則為有熱。外紅內紫，則為熱甚。舌苔滑白，則為表寒。其苔潮厚，則為傳少陽經也。熱者宜辛涼汗之，寒者宜辛溫汗之。

在少陽者，謂胸中有寒，丹田有熱也。胸中指表也，淺也，丹田指裏也，深也。謂半裏之熱未成，半表之寒猶在，故舌白一證，有寒有熱也。

若其苔滑厚，與陰證脈同見，乃藏虛寒結，以理中加枳實溫而開之。若其苔乾薄，與陽證脈同見，乃氣虛液竭，以白虎加人參清而補之。若白苔漸變黃色，此為去表入裏，其熱尚淺。

如焦乾黑色，或芒刺裂紋，此為裏熱已深，宜梔子金花湯。兼滿痛者，宜大承氣湯。

紅火色也，黑水色也。與三陽證見，為熱極反兼勝己之化，清之下之，尚可治也。若與三陰證見，則為水來剋火，百無一生，治者以生薑擦之，其黑色稍退，急用附子理中、四逆輩救之，可生。

胸脅滿痛

邪氣傳裏，必先自胸入。若脈浮，惟胸滿而不及脅者，仍屬太陽表分也，宜麻黃湯。因胸及脅而皆滿者，屬少陽經也，宜小柴胡湯。若十餘日不解，而胸脅滿，兼乾嘔潮熱者，是少陽兼有陽明也，宜大柴胡湯加芒硝兩解之。若表已解，心下及腹引脅滿硬而痛，乾嘔小便不利者，是停飲內實也，宜十棗湯攻之。

嘔　證

嘔病，諸經皆有，因何屬少陽也。因表邪入來，裏氣拒格，上逆作嘔，故屬少陽也，宜小柴胡湯。心下鞕而煩，或不大便，宜大柴胡湯。

如表不解之嘔，屬太陽也，宜柴桂湯。食穀欲嘔，屬陽明也，主中寒，宜吳茱萸湯。得湯更嘔，主表熱，宜葛根加半夏湯。嘔吐涎沫，或嘔吐蚘，屬厥陰也。吐涎沫者，宜吳萊萸湯。吐蚘者，宜烏梅丸。嘔而下利，是有水氣，屬少陰也，宜真武湯。飲而嘔，嘔而飲，飲嘔相因不已，是停水也，宜五苓散。

往來寒熱如瘧寒熱

寒而熱，熱而寒，寒熱相因不已，故名往來寒熱，為少陽主證，宜小柴胡湯。

寒熱而有作止之常，一日一次，或隔日一次，謂之瘧，屬雜病也。寒熱而無作止之常，日三五發，謂之如瘧，屬太陽經未盡之表邪也，宜麻桂各半湯。若熱多寒少，宜桂枝二越婢一湯。若有汗，宜桂枝二麻黃一湯。若無汗，亦宜麻桂各半湯。此皆治太陽未盡之微邪法也。

目眩耳聾

目眩者，目黑不明也，耳聾者，耳無所聞也，皆少陽經主證，非死候也。若因汗吐下失宜，致諸變逆壞證，目眩而神昏，言亂乃神散，氣脫之候，故不能生也。若因誤發濕溫家汗，而不能言語，耳聾無聞，身青面色變者，名曰重暍，亦死證也。

腹　滿　痛

腹滿時痛為不足，宜桂枝加芍藥湯，不癒用理中湯。腹滿大痛為有餘，宜桂枝加大黃湯。

此為誤下，邪陷太陰之裏證也。若潮熱自汗，大便難，則為太陰之邪，轉屬陽明也，宜大承氣湯。

吐　證

凡不渴而厥吐，是寒虛吐也，宜理中、吳茱萸輩。凡渴而得食即吐，是火吐也，實熱宜大黃甘草湯，虛熱宜乾薑黃連黃芩湯，或竹葉石膏湯。渴而飲，飲而吐，吐而復渴，水逆病也，宜五苓散。

熱利寒利

自利不渴者，屬太陰寒也。下利欲飲水者，以有熱故也。此以渴不渴，辨寒熱也。小便黃赤，大便穢氣稠黏者，皆熱利也。小便清白，大便澄澈清穀者，皆寒利也。

熱利有表證，輕者宜升麻葛根湯，重者宜葛根湯汗之。有裏證者，量以三承氣湯下之。無表裏證，輕者宜黃芩湯，重者宜葛根黃連黃芩湯清之。

寒利宜理中湯，溫而補之。若服理中湯不應者，此屬下焦滑脫，宜赤石脂禹餘糧湯固澀。仍然不應，此為清濁不分，水走大腸，宜五苓散，或豬苓湯利之，可瘥也。

但欲寐

行陰欲寐，嗜臥，少陰證也。若欲寐嗜臥，無表裏證，身和脈小，知已解也。

然解後之睡，呼之則醒，醒而又睡，是陰氣來復，非陰盛困陽，不須驚也。風溫亦欲寐多眠，則有脈浮發熱，汗出身重，鼻息鼾鳴之別。

陰陽咽痛

咽痛之證，寒熱皆有，咽乾腫痛，為三陽熱證，宜甘橘、半夏、苦酒、豬膚等湯調治。不乾不腫而痛，為三陰寒證，宜四逆湯加桔梗主治。

氣上衝

氣撞吐蚘，是厥陰本證也。若氣撞不吐蚘，乃邪猶在陽，屬表也，宜桂枝湯。氣上衝，且少腹引陰急痛，乃陰陽易病也，宜燒褌襠散。氣上衝喉，胸滿難以布息，乃寒實在胸也，宜瓜蒂散。

饑不欲食

饑不欲食，吐蚘厥逆，乃厥陰本證也。下後饑不能食，屬陽明也。

陽明病，則懊憹心下煩甚，頭上汗出，是熱在胃中，宜梔子豉湯湧之。厥陰病，脈微或不微而緊，更心煩者，非寒虛邪，是寒實邪而在胸中，宜瓜蒂散吐之。

手足厥逆

太陰經無厥逆，而有手足自溫。少陰經有寒厥，而無熱厥。厥陰經，有寒熱二厥，寒厥者只寒而不熱也，熱厥者由熱而厥，由厥而熱，熱厥相因，無休歇也。當辨陰陽淺深，以當歸四逆、承氣等湯施治可也。

少腹滿痛

少腹滿，按之痛。若四肢厥冷，小便清白者，是冷結膀胱，宜當歸四逆加吳茱萸生薑湯。不厥冷，小便自利者，是血蓄膀胱，宜桃仁承氣湯。小便不利，是水蓄膀胱，宜五苓散。若大小便不利者，是水熱蓄，宜八正散。

神昏狂亂蓄血發狂

神昏是胃經熱極乘心也，熱入於陽，是以狂亂神昏。狂亂表實無汗者，宜三黃石膏湯。裏實不便者，宜三承氣湯。無表裏證，而裏極者，宜白虎湯。太陽蓄血發狂，則少腹鞕痛，小便自利，若小便不利，是水熱蓄也，非血蓄也。陽明血蓄如狂，則喜忘，大便黑，若大便不黑，是熱極也，非血蓄也。

蓄血證輕者，桃仁承氣湯，重者抵當湯，擇而用之可也。然發狂證，亦有陽盛陰虛之人，於作汗將解之時，奄然發狂，濈然汗出而解者，當須識之，不可以藥也。

循衣摸床

循衣摸床，危惡之極也。一因太陽火劫取汗，致陽盛傷陰，陰若未竭，則小便利多生。陰若已竭，則小便難多死。一因陽明熱極，汗吐下三法失宜，致成壞證，其熱彌深。

脈實者堪下，則可治。脈弱者不堪下，則難治。此已成危惡壞證，往往陰陽虛實，醫莫能辨，無下手處。當以大劑獨參、六味乾地黃湯，時時與之，每獲生也。

太陽陽邪停飲

太陽中風，有渴欲飲水，水入即吐者，名曰水逆。飲水多而小便少者，名曰消渴。

如發熱汗出心煩，小便不利，水入則吐，脈浮而數者，均宜五苓散，多服暖水，令微汗出，外解太陽，內利停水，其病自癒。

若不能飲暖水，欲飲冷水者，是熱盛也，以五苓散加寒水石、石膏、滑石可也。

太陽陰邪停飲

太陽傷寒，表不解，發熱無汗，兼有乾嘔而咳，微喘，飲病之主證，宜以小青龍湯外發寒邪、內散寒飲，則病可癒矣。或小便不利，少腹滿，或下利，或噎，或喘，或渴，此飲病或有之證，亦以青龍湯主之。

少腹滿，小便不利，是水停下焦；大便下利，是水走大腸，俱去麻黃入茯苓，專滲利也。噎為內寒益甚，以麻黃易附子，散內寒也；喘氣上逆，加杏仁以降逆也；渴如花粉去半夏，以避燥生津也。

少陰陽邪停飲

少陰病，當欲寐，至六七日，反心煩不得眠，是少陰熱也。下利而渴、咳嘔，小便不利，是水飲停也，宜以豬苓湯去熱而利水可也。

少陰陰邪停飲

少陰病，腹痛，四肢沉重疼痛，大便自利，小便不利，是陰寒兼有水氣，宜真武湯溫中利水。

飲病或有之證，或咳，或小便利，或嘔，或下利。咳加細辛、生薑、五味子，小便若利，去茯苓，嘔去附子、倍加生薑，利去芍藥入乾薑。

喘急短氣

息氣急喝喝，而數張口、抬肩、欠肚者喘也。短氣則似喘非喘，而不張口、抬肩、欠肚。二證皆胸中氣病，屬肺也。無論喘急、短氣，若氣促壅塞，不能布息，為有餘之實證。若氣短空乏，不能續息，為不足之虛證。內因飲冷傷肺，或因痰熱，外因形寒傷表，皮毛受邪，其次及膚，及肌，及胸，及腹入胃，皆令病喘。當審陰陽表裏，從化主治。喘急、短氣，兼直視神昏，汗出潤發，脈微，四肢厥冷，皆死候也。

與三陰寒證同見，是為陰喘，宜四逆湯加杏仁、五味子，虛者倍加人參。與三陽熱證同見，是為陽喘，宜白虎葛根黃芩黃連湯。與太陽表證同見，是為表喘。無汗者，麻黃湯，兼煩躁者大青龍湯，有汗者桂枝加厚朴杏仁湯。與陽明裏證同見者，是為裏喘，宜大承氣湯，兼結胸者宜大陷胸丸。若兼水氣表實者，宜小青龍湯，表虛及小便不利者，均宜五苓散加葶藶子。裏實者，宜葶藶大棗湯，兼腹脅鞕痛者，宜十棗湯。裏寒者，宜真武湯。若脈微細，口鼻氣短喘乏，而無陰陽表裏證，此氣虛喘也，宜保元湯加五味子、杏仁。若喘而唾痰稠黏，喉間轆轆有聲，此痰喘也，重者宜瓜蒂散，輕者宜二陳湯加苦葶子、蘇子（注：苦葶子即苦葶藶，性峻）。

心下悸

心下築築惕惕，怔怔忡忡，悸病之狀也。飲水多而小便少，水停心下，宜茯苓甘草湯，或五苓散。厥冷為寒，宜真武湯。汗後為虛，宜小建中湯。或不因汗後，是虛之甚也，宜炙甘草湯。

戰 振 慄

戰謂身抖聳動也，慄謂心內發憷也，振亦聳動，比之於戰則無力也。所以論中曰振振者，皆責其虛也。慄邪氣為之也，戰正氣為之也，邪正相交故爭也。

此證若生於汗吐下之後，是虛其中外而致逆也，若不致逆邪，因以衰正，因以和而作解，則為正勝邪卻，戰慄汗出而平也。

呃逆噦噫

今之名曰呃逆，即古之名曰餶也。餶者氣噎結有聲也，世有以噦為呃逆者，蓋不知噦之聲，聲從胃裏出口，不似餶之格格連聲，氣從臍下來自衝脈，出口作聲也。呃逆頗類噯氣、噫氣、噯氣者因飽食太急，此時作噯轉食氣也；噫氣者，因過食、傷食越食作噫食臭氣也，均屬氣逆為病。呃逆之病，胃氣虛竭也。

兼熱者，以橘皮竹茹湯加柿蒂主之。兼大便不利者，以三承氣湯主之。兼小便不利者，以五苓散湯主之。兼腎虛不能攝衝脈之氣歸原者，以都氣湯加牛膝主之。兼寒虛者，在太陰手足溫，以吳茱萸、理中湯主之。在少陰手足厥，更加附子。兼痞鞕下利者，以生薑瀉心湯主之。兼痞鞕噫氣者，以旋覆代赭石湯主之。

結 胸

傷寒下之太早，則成痞鞕。中風下之太早，則成結胸，均為表邪乘之，入裏鞕滿，按之而痛，為結胸實邪也。鞕滿按之不痛，為痞鞕虛邪也。大結胸從心下至少腹鞕滿而痛，手不可近者，宜大陷胸湯攻之。小結胸微結心下，按之方痛，不按不痛者，宜小陷胸湯開之。

身有微熱，頭自汗出，兼有是證者，為水結胸，宜大陷胸丸攻之。嗽水不欲咽，兼有是證者，為血結胸，血瘀不成衄解，或衄未盡，或婦人經來適斷，皆能成之，宜抵當丸，或桃仁承氣湯攻之。

凡結胸內實證，實可攻也，沉大脈，實可攻也。審其的當，則用抵當、桃仁承氣、大陷胸湯、丸以攻之。審其不內實，脈浮滑，或脈浮大，是未的也，乃小陷胸湯證，不可攻也。誤攻之，定主凶。再藏結，症狀如結胸，舌苔白滑，脈浮而細，通腹兩脅皆鞕滿痛，此證加之煩躁，凶死可知矣。

痞　鞕

傷寒下早，則成痞鞕。中風下早，則成結胸，此其常也。然論中，中風下早，未嘗無痞鞕，傷寒下早，亦有結胸。大抵從虛化者，多為痞鞕，從實化者，多為結胸也。

陽證心下痞鞕者為熱痞，宜大黃黃連瀉心湯。陽證汗出惡寒者，為寒熱痞。宜附子瀉心湯。誤下少陽，發熱而嘔，心下痞滿者，為嘔逆痞，宜半夏瀉心湯。陽證誤下，心下痞鞕，下利，心煩乾嘔，腹中雷鳴，脅下有水氣，致小便不利者，為虛熱水氣之痞，宜生薑瀉心湯。若有是證，脅下無水氣，其痞急益甚者，為虛熱欬氣上逆之痞，宜甘草瀉心湯。

凡有痞者，有無汗惡寒之表證，宜用桂枝湯。表解已，乃可以大黃黃連瀉心湯攻痞也。若有痞者，與瀉心湯。痞不解，其人煩渴，小便不利者，先以五苓散，大便利後，乃可與諸瀉心湯治痞也。

發　黃

陽明病，應遍身有汗，謂之熱越。今頭汗出，身無汗，是熱不得外越，且渴而引飲，小便不利，必致停水，熱與濕瘀從土而化，外薄肌肉，謂之濕熱發黃也。或其人素有寒濕，為衰邪遏鬱，或已成黃，又經發汗，傳入太陰，從陰而化，謂之濕寒發黃也。陽明屬陽，故其色明亮；太陰屬陰，故其色晦暗。太陽蓄血，亦有發黃證，多與狂病並生，當從蓄血治也。

陽證表實無汗發黃者，宜麻黃連翹赤小豆湯汗之。裏實不便者，宜茵陳蒿湯下之。無表裏證熱盛者，宜梔子蘗皮湯清之。陰證發黃者，宜茵陳四逆湯溫之。若大便溏，小便秘發黃者，宜茵陳五苓散利之。環口黧黑出冷汗者，陰黃死證也。身體枯燥如煙薰者，陽黃死證也。

斑　疹

傷寒發斑疹痧，皆因汗下失宜，外邪覆鬱，內熱泛出而成。惟時氣傳染，感而即出，亦由疫之為病烈而速也。發於衛分則為痧，衛主氣，故色白。發於營分則為斑疹，營主血，故色紅。膚淺者為疹，深重者為斑。斑形如豆，甚者連屬成片。

斑疹之色紅者輕，赤者重，黑者死。若其色淡紅而稀暗者，皆因邪在三陽，已成斑疹，及入裏，邪從陰化，或過服冷藥所致，是為陰斑、陰疹、陰痧當從陰寒主治也。如溫斑出未透，宜發表者，宜防風松肌敗毒湯主之。斑已透，裏熱重者，宜加味清毒化斑湯主之。如痧疹初起表熱輕者，宜荊防透疹湯主之。重者，宜防風松肌敗毒湯主之。裏熱太重者，宜清營解毒湯主之。

衄　血

陽明衄血，熱在裏也。太陽衄血，熱瘀經也。太陽失汗，則有頭痛目瞑之兆，陽明失下，則有漱水不欲咽之徵。衄血之後，身涼脈靜，知作解也。若仍不解，知衄未盡，熱留於營分也。

無汗表熱者，宜葛根合犀角地黃湯清解之。欲作衄未衄，表實者，宜麻黃湯汗之，裏熱者宜犀角地黃湯加芩連清之。若表實裏熱者，則又當合二方兩解之。

吐　血

傷寒吐血，皆因失汗失下，火逆以致邪熱熾盛，沸騰經血故也。若血從口鼻耳目而出，小便難，此為強發少陰汗，名曰下厥上竭，為難治。

如三陽熱盛，吐血者，宜葛根合犀角地黃湯，熱甚加芩連清解。若血瘀則胸滿或痛，當以桃仁承氣合犀角地黃湯攻之。若暴吐腐臭之血，名曰內潰，內潰者死。若吐血過多，面唇無紅色，名曰血脫無救，脫輕者宜聖愈湯，重者宜人參養榮湯。

大小便膿血

陽經之熱，下注膀胱，傷其營分，熱少血多，瘀成血蓄；熱多血少，熱迫血行，血不得蓄，而走下竅，故尿血也，以導赤散利而清之。陰經之熱，轉迫陽明，傷其營分，瘀則血蓄，喜忘如狂。不蓄則便血，熱腐則便膿，便膿熱鬱，裏急下重所必然也。輕者宜黃連阿膠湯，重者宜白頭翁湯，滑脫者宜桃花湯澀之。

頤　毒

傷寒頤毒，皆因汗下失宜，毒熱挾少陽相火上攻而成此證也。若其人陽氣素盛，則高腫焮紅疼痛，易於成膿，故為順也。宜連翹敗毒散散之。或其人陽氣素虛，或服冷藥過多，遏鬱毒熱，伏藏在裏，內攻神昏，外毒漫腫，肉色不變，不疼木硬，則命必危也。

毒伏未發之前，往往似三陰亡陽之證，脈隱不見，冷汗淋漓，肢冷如冰，但身輕目睛了了，煩渴，不大便，指甲紅紫為異，此毒發始，臨治不可忽也。

狐　惑

狐惑即牙疳、下疳之古名也。近時惟以「疳」呼之。下疳即狐也，蝕爛肛陰。牙疳即惑也，蝕咽腐齦，脫牙、穿腮、破唇。因傷寒病後，餘毒與濕䘌之為害也。或生斑疹之後，或生癖疾下利之後，其為患亦同。其證則面色目眥，或赤或白，或黑，時時不一，喜睡，目不能閉，潮熱聲啞，腐爛之處，穢氣薰人。若胃壯能食，堪受攻藥，或病勢緩，治多全也。

百　合

百合病者，謂傷寒過期，流連不解，不分經絡，百脈悉合為一病也。如寒似熱，諸藥無靈，欲飲不能飲，欲食不能食，欲臥不能臥，欲行不能行，精神忽忽，如神若鬼，附其形體，而莫知所適從也。如脈數，溺尿時輒頭痛者，六十日乃癒。若溺時快然，但頭眩者，二十日乃癒。

熱入血室

婦人傷寒，與男子治法同，惟產後經來，邪熱乘虛而入血室，另有治法。熱入血室之證，晝日明瞭，夜則譫語，妄見神鬼，宜小柴胡湯加生地丹皮。

若無汗則為表實，加麻黃汗之。有汗則為表虛，加桂枝解之。若有發熱惡寒之表證。已經發汗，雖無汗不加麻黃，再加桂枝以解之。若有如瘧之寒熱，加麻黃、桂枝兩解之。若厥而下利，則為中寒，去黃芩加薑附不須疑也。若發汗煩渴，則為裏熱，去半夏合白虎，或加花粉、葛根。若胸脅少腹，或滿硬，或作痛，則為瘀血，宜合桃仁承氣湯攻之。

產後胎前，雖有多證，不能盡述，總不外陰陽表裏之治，在臨證者以意消息之耳。

食復勞復

新瘉之後，藏府氣血皆不足，營衛未通，腸胃未和，惟以白粥靜養。若過食胃弱難消，因復煩熱，名曰食復。若過勞役，復生煩熱，名曰勞復。勞復者，宜枳實梔子豉湯汗之。食復者，宜枳實梔子豉湯加大黃下之。

凡復作之證，脈浮有表者，宜枳實梔子豉湯以汗解之。脈沉有裏者，宜枳實梔子豉湯加大黃以下解之。若無表裏證者，宜小柴胡湯以和解之。

若口燥煩渴喜嘔者，宜竹葉石膏湯主之。若內傷氣虛勞復者，宜補中益氣湯主之。若犯內事陰虧者，宜六味乾地黃湯，氣少者，倍加人參湯主之。

房勞復陰陽易

男女新瘉，交接因而復病，名曰房勞復。男女新瘉交接，病男傳不病之女，病女傳不病之男，名曰陰陽易，即交易之義也。

犯是病者，男以女之褌襠，女以男之褌襠，燒灰，白湯或酒日三服之則瘉。少腹急痛，牽引陰中，身重少氣，頭目眩暈，四肢拘攣，熱氣衝胸，是其證也。

易愈生證

易愈之病，取於神，則神清；取於色，則色澤；取於聲，則聲長；取於身，則身輕；取於膚，則膚潤；取於脈，則脈和；皆一派不死之生證也。

若有是生證，忽然口噤不語，煩躁益甚，六脈停伏，宜謹察之，非變凶也，乃邪正交爭，生戰汗之候，為將癒之兆也。凡傷寒渴者，多陽證易愈。若忽然飲倍尋常，消散無停，知釀汗而作解也。傷寒多不能食，若忽然能食，且脈浮，知胃和，邪還於表而作解也。若不即解者，陰陽未得其時。子時得之，午時必解，陽濟陰生而解也。午時得之，子時必解，陰從陽化而解也。

難治死證

病有生死，治有難易，生病不藥可癒，死病雖藥莫救。何則？以陰陽邪正，有盛衰也。正盛邪衰則生，陰盛陽衰則死。傷寒陽證，見浮、大、數、動、滑之陽脈則易癒而生；見沉、微、澀、弱、弦之陰脈，則難治而死。

如大熱不止，邪盛脈失神為正虛，正虛邪盛，定主死也。如陰毒陽毒，亢極不能生化也。如色枯聲敗內外兩奪也。如形若煙薰，神昏直視搖頭者，此陽邪獨留攻心而絕也。

環口黧黑，腹滿下利不止，柔汗陽黃者，此為脾絕也。脈但浮，無胃氣，汗出如油，喘息不休者，此為肺絕也。唇吻反青，四肢冷汗，舌捲囊縮，此為肝絕也。面黑枯垢，齒長，溲便遺失者，此為腎絕也。

或水漿不入，生無所賴也。或脈見代散，真氣衰散也。或呃逆無休，元氣不藏也。或誤發風溫之汗，因而成痙。或誤發濕溫之汗，名曰重暍。或強發少陰汗，動其經血，從口鼻目出，名曰下厥上竭。或汗後狂言不食，仍復發熱，不為汗衰，脈躁疾者，名曰陰陽交。以上各證，均主死候。如厥逆不回，至七八日即通身膚冷而躁，無暫寧時者，名曰藏厥，為陰邪盛極真陽飛越也。

凡厥逆而甚者，多無脈，服四逆白通等湯。脈微續者，真陽漸復也。脈暴出者，迴光返照也。

凡厥逆多下利，當不能食，今反能食，名曰除中，中者胃也，除者去也，謂胃氣已去，即反能食，亦無補於胃也。故仲景曰：「除中者死」。凡諸病久不能食，忽然大能食而即死者，亦此類也。

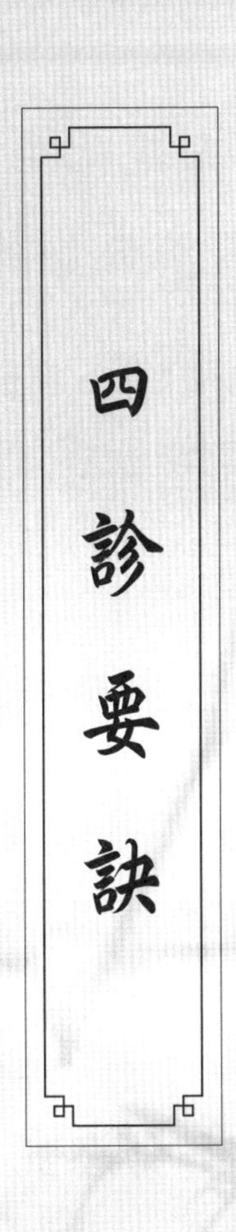

四診要訣

望色

五行五藏化生五色

木青，火赤，土黃，金白，水黑是五行所化之正色。肝青，心赤，脾黃，肺白，腎黑是五藏所化之正色。如青而兼赤，赤而兼黃，黃而兼白，白而兼黑，黑而兼青，是五行五藏合化相生之變色，不病之色也。如青而兼白，白而兼赤，赤而兼黑，黑而兼黃，黃而兼青，是五行五藏合化相剋之變色，為病之色也。

五色宜應四時

春氣通肝，其色青。夏氣通心，其色赤。秋氣通肺，其色白。冬氣通腎，其色黑。長夏四季之氣通脾，其色黃。如春當青反白，夏當亦反黑，秋當白反亦，冬當黑反黃，長夏四季當黃反青，是即主勝客之惡色也。主指人氣言，客指歲氣言。

五色宜合五脈

凡病人面青脈弦，面亦脈洪，面黃脈緩，面白脈浮，面黑脈沉，此為色脈相合。若見是色，而不得是脈，此為色脈相反主病。若見是色，而得相生之脈主生，見是色而得相剋之脈主死。

五色宜合五氣

青、黃、赤、白、黑顯然彰於皮膚之外者，五色也。隱然含於皮膚之中者，五氣也。

內光灼灼若動，直從紋路中映出，外澤如玉，並不浮光油亮者，則為氣色並至，無病之容狀也。若外見五色，內無含映，則為無色無氣。

《內經》曰：色至氣不至者死。若外色淺淡不澤，而內含光氣映出，則為有氣無色。

《內經》曰：氣至色不至者生。蓋青欲如蒼璧之澤，不欲如藍。赤欲如帛裹朱，不欲如赭。黃欲如羅裹雄黃。不欲如黃土。白欲如鵝羽，不欲如鹽。黑欲如重漆色，不欲如　。

五色宜合五官

舌者心之官也，舌赤心之病也。色深赤焦捲者，邪實也。色淺紅滋短者，正虛也。

鼻者肺之官也，鼻白肺之病也。色深白喘而胸滿者，邪實也。色淺白喘而不滿者，正虛也。

目者肝之官也，目眥青肝之病也。色深青者，邪實也。色淺青者，正虛也。

口唇者脾之官也，唇黃脾之病也。色深黃者，邪實也。色淺黃者，正虛也。

耳者腎之官也，耳黑腎之病也。色深黑者，邪實也。色淺黑者，正虛也。

五色宜合五部

左頰肝之部也，右頰肺之部也，額上心之部也，頦下腎之部也，鼻者脾之部也。本部見五色，或淺淡不及，或深濃太過，皆病色也。

假如鼻者脾之部位，見黃本色，則為本經自病在邪也。苦見白色，則為子盜母氣虛邪也。若見赤色，則為母助子氣實邪也。若見青色，則為彼能克我賊邪也。若見黑色，則為我能克彼微邪也。餘仿此類推。

五色主病

黃、赤為陽色，主風主熱。青、白、黑為陰色，主寒主痛。若黑甚在脈則痲痹，在筋則拘攣。微黑色，主腎病水寒。若淺淡白色，主大吐衄下血脫血，若不吐衄下血，則為心不生血，血不榮於色也。痿黃色，主諸虛病。兩顴深紅赤色，主陰火上乘，虛損勞疾也。

五色合五藏之病

肝化青色，其病善怒，臍左動氣，轉筋脅疼，諸風掉眩，疝氣耳聾，此皆肝實之病也。若肝虛則目視䀮䀮而無所見，膽小驚恐，如有人將捕之狀也。心化赤色，其病善喜，臍上動氣，心胸煩痛，舌紅口乾，健忘驚悸，怔忡不安。如熱乘心實，則發狂昏冒。如神怯心虛，則淒然好悲也。脾化黃色，其病善憂，當臍動氣，善思食少，倦怠乏力，腹滿腸鳴，痛而下利，此皆脾虛之病也。

若脾實，則身重、腹脹滿、便閉也。肺化白色，其病善悲，臍右動氣，灑淅寒熱，咳唾噴嚏，喘呼氣促，膚痛胸痹。

若肺虛，則喘咳氣短，不能續息也。腎化黑色，其病善恐，臍下動氣，腹脹水蓄，腫滿或喘，溲便不利，腰背骨痛，哈欠不已，心懸如饑，足寒厥逆。

五色合五藏之病宜分順逆

假如肝病見青色，是正病正色主順。若反見他色交錯主逆。若見黑色，為母乘子，相生之，順也。若見赤色，為子乘母，相剋之，逆也。若見黃色，為病剋色，其病不加，凶中順也。若見白色，為色剋病，其病必甚，凶中逆也。餘四藏仿此。

五色以內外上下左右分順逆

凡病相傳相乘，當視其色之銳處，所向何官、何部，則知起自何官、何部，傳乘何官、何部，生剋順逆，自然明矣。銳處向外，是內部走外部，則為藏傳府，府傳表，易治之病也。銳處向內，是外部走內部，則為表傳府，府傳藏，難治之病也。

凡病色從下沖明堂而上額，則為水剋火之賊邪，主逆也。從上壓明堂而下頞，則為火侮水之微邪，主順也。男子以左為主，女子以右為主。男子之色，自左沖右為從，自右沖左為逆。女子之色，自右沖左為從，自左沖右為逆[1]。

五色以淺深晦明聚散分順逆

凡病色深為沉，主病在內。若更濁滯晦暗，主久病與重病也。色淺為浮，主病在外，若得光澤明顯，主新病與輕病也。若其色雖不枯晦，亦不明澤，主不甚之病也。

凡諸病之色，如雲徹散，主病將癒，易治也。如霧摶聚，主病漸進，難治也。

辨　目　色

目睛清瑩，為神足不病之候也。目光晦暗，為神短將危之候也。或神或色，如單失為久病，如雙失即死矣。再面與目，各有相當之色。如面黃目青，面黃目赤，面黃目白，面黃目黑者，皆不死。惟面青目赤，面赤目白，面青目黑，面黑目白，面赤目青皆死。蓋以黃為中土之色，病人面目顯黃色，而不受他色所侵則吉。面目無黃色，而惟受他色所侵則凶。若傷寒，兩目眥紅，則為發疹瘍之兆；兩目眥黃，則為病將癒之徵；若兩睛通黃，主發黃疸之候也。凡病者，閉目病在陰也，開目病在陽也，朦朧昏不了了者，為熱盛傷神也，視而時瞑者，為衄血之常候也。

戴眼為陽絕之候也，目盲為陰脫之候也，目眶忽陷為氣脫之候也，睛定不轉為神亡之候也[2]。

辨　舌　色

舌本赤色，若津津如常，邪尚在表。若見白苔而滑，邪在半表半裏。見黃苔而乾燥，熱已入於裏。見黑苔有二：如黑而焦裂硬刺者，為火極似炭之熱；苔如黑而有水，軟潤而滑者，為水來剋火之寒苔。又藍色為白色之變，主寒。紫色為紅色之變，主熱。此傷寒證辨法也。凡舌腫脹，舌焦乾，舌生芒刺，舌苔黃燥，皆主熱。舌白潤，舌黑滑，皆主寒。舌硬，舌強，舌捲，舌短縮，皆主危候。又舌出數寸者死，沿邊缺陷如鋸齒者不治[3]。

辨口唇色

唇色黃主脾病，唇色青黑主病危篤，如環口黧黑，死證也。

辨　鼻　色

鼻頭色青，主腹中痛。鼻頭色微黑，主有水氣。鼻頭色黃，主胸上有寒。鼻頭色白，主亡血。如色見微赤，而非其應見之時者，則死[4]。

辨　耳　色

耳黑主腎病，耳焦乾死證也。

五色危候

黑色出如拇指，見於天庭；赤色出如拇指，見於兩顴；此皆水火相射之候，病雖小癒，亦必卒死。

如唇面青黑，及五官忽起黑色，白色如擦殘汗粉之狀，雖不病亦必卒死也。

聞　聲

五聲通五藏

角屬木，通乎肝。徵[5]屬火，通乎心。宮屬土，通乎脾。商屬金，通乎肺。羽屬水，通乎腎。

聲發於形

凡物中空有竅皆能鳴，故肺象之以出聲也。喉為聲之出路，會厭為聲之門戶，舌為聲之機關，牙齒唇口為聲之扇助。但喉有寬隘，寬者聲大，隘者聲小。舌有銳鈍，銳者聲辨，鈍者不真。會厭有厚薄，厚者聲濁，薄者聲清。唇亦有厚薄，厚者聲遲，薄者聲急。牙齒有疏密，疏者聲散，密者聲聚。此皆無病之聲也。

聲感於情

喜心所感，忻[6]散之聲。怒心所感，憤厲之聲。哀心所感，悲嘶之聲。樂心所感，舒緩之聲。敬心所感，正肅之聲。愛心所感，溫和之聲。此亦無病之聲也。

五聲主病

肝呼而聲急，知病生於肝也。心笑而聲雄，知病生於心也。脾歌而聲漫，知病生於脾也。肺哭而聲促，知病生於肺也。腎呻而聲微，知病生於腎也。假如肝病呼急，得相剋之白色主凶。餘藏仿此。

辨聲於息

喘息肩搖者，心中堅滿，氣無降路，故逆衝而肩搖也。息引胸中上氣者，氣逆必生咳嗽也。息張口而短氣者，肺痿而胸滿，清氣壅塞，常生唾沫也。如吸氣微數，此中焦盛實，肺氣不降，下之府清，而氣降則癒矣。若中虛而吸數，此氣敗而根絕，法為不治。氣逆於上焦則吸促，氣逆於下焦其吸遠，此皆中氣之敗，升降失職，最難治也。如呼吸動搖振振者不治。

辨聲於言

好言者，熱病也。懶言者，寒病也。發言壯厲者，實也。發言輕微者，虛也。欲言不能復言者，氣已奪也。譫言妄語、不別親疏者，神明已失也。如失音聲重，內火外寒之病也。瘡痛流連，勞啞之病也。如小兒抽風不語，大人中風不語，皆極危之候也。

問證

問視五入以察病情

肝主五色，肺主五聲，前已詳言之矣。如心主五臭，凡病者喜臭惡臭，皆主於心，此統而言之也。若分而言之，則自入[7]喜焦，病生心也。入脾喜香，病主脾也。入腎喜腐，病生腎也。入肺喜腥，病生肺也。入肝喜臊，病生肝也。

脾主五味，凡病者喜味惡味，皆主於脾，此統而言之也。若分而言之，則自入喜甘，病生脾也。入肝喜酸，病生肝也。入心喜苦，病生心也。入肺喜辛，病生肺也。入腎喜鹹，病生腎也。腎主五液，凡病者多液少液，皆主於腎，此統而言之也。

若分而言之，則自入出而為唾，病生腎也。入心出而為汗，病生心也。入肝出而為淚，病生肝也。入脾出而為涎，病生脾也。入肺出而為涕，病生肺也。其色之順逆、聲之微壯，法同推也。

問精神以察盛衰虛實

凡病朝慧者，以朝則人氣始生，衛氣始行，故慧也。晝安者，以日中則人氣長，長則勝邪，故安也。夕加者，以夕則人氣始衰，邪氣始生，故加也。夜甚者，以夜半人氣入藏，邪氣獨居於身，故甚也。此百病消長，邪正進退之常也。凡病來潮，發作之時，精神為貴。病至精神不衰，則為邪氣不能勝正，正氣實也。病至精神困弱，則為正氣不能勝邪，正氣虛也。

問晝夜起居以辨陰陽氣血

凡病晝則增劇煩熱，而夜安靜者，是陽自旺於陽分，氣病而血不病也。凡病夜則增劇寒厥，而晝安靜者，是陰自旺於陰分，血病而氣不病也。凡病晝則增劇寒厥，而夜安靜者，是陰上乘於陽分之病也。凡病夜則增劇煩熱，而晝安靜者，是陽下陷於陰分之病也。凡病晝夜俱寒厥者，是重陰無陽之病也。凡病晝夜俱煩熱者，是重陽無陰之病也。凡病晝則寒厥，夜則煩熱，名曰陰陽交錯者，飲食不入，其人之死，終難卻也。

問飲食以辨寒熱虛實

凡食多氣盛，此其常也。若食多氣少，非胃病火化，即新癒之後，貪食而穀氣未足也。凡食少氣少，此其常也。若食少氣多，則必是胃病不食，肺病氣逆，兩經之愆也。喜冷者，中必有熱；喜熱者，中必有寒；虛熱則飲冷少，實熱則飲冷多，虛寒則飲熱少，實寒則飲熱多，是寒熱虛實，辨在多少之間也。如傷食不思食。若雜證思食，為有胃氣則生，絕食為無胃氣則死。

問大小便以辨寒熱虛實

大便之利不利，關乎裏之虛實也。閉者為實，若內外並無熱證，則為陰結便閉也。通者為虛，若內外並無寒證，則為陽實熱利也。

小便之紅與白，主乎裏之寒熱也。紅者為熱，若平素淺紅淡黃，則為陰虛也。白者為寒，若平素白渾如米泔，則為濕熱所化也。

附：十問歌

一問寒熱二問汗，

問其寒熱多寡，以審陰陽，以辨真假。問其汗之有無，以辨風寒，以別虛實。

三問頭身四問便，

問其頭痛為邪甚，不痛為正虛。暴眩為風火與痰，漸眩為土虛氣陷。問其身之部位，以審經絡。亦以一身重痛為邪甚，軟弱為正虛。問其小便紅白、多少，大便秘溏，清穀、清水以辨寒熱虛實。

五問飲食六問胸，

問飲食以察其胃氣之強弱。問胸者，該胃口而言也。濁氣上乾，則胸滿痛為結，胸不痛而脹連心下為痞氣。

七聾八渴俱當辨，

問聾者，傷寒以辨其在少陽與厥陰，雜病以聾為重，不聾為輕也。問渴者，以寒熱虛實俱有渴，大抵以口中和，索水不欲飲者為寒；口中熱，引飲不休者為熱；大渴譫語，不大便者為實；時欲飲水，飲亦不多，二便通利者為虛。

九問舊病十問因，

問舊病以知其有素病與否，問其致病之因，以為用藥之準。

再將服藥參機變。

表裏寒熱補瀉之中，自有神機變化之妙。

婦人尤必問經期，遲速閉崩皆可見。

婦人以經為主，問其有無遲速，以探病情，兼察有孕與否。

再添片語告兒科，天花痲疹全占驗。

小兒欲作痘疹，與外感同，宜辨其手中指、足脛、耳後筋色為據。

切脈

寸關尺部位

對掌後高骨，即是關脈。關前為寸，關後為尺。從高骨上至魚際長一寸，因名曰寸。從高骨下至尺澤長一尺，因名曰尺。界乎寸尺之間者，因名為關。寸為陽，尺為陰，關者陰陽之中氣也[8]。

六脈候藏府

左寸候心、膻，右寸候肺、胸，左關候肝、膽，右關候脾、胃，左尺候左腎與小腸、膀胱，右尺候右腎與大腸。三部候三焦，兩腎之中，即命門也。

男女異脈

男左脈大，女右脈大。男寸脈實，尺脈虛。女寸脈虛，尺脈實。

脈有反關

反關脈者，脈不行於寸口，出列缺絡入臂後，手陽明大腸之經也。以其不順行於關上，故曰反關。有一手反關者，有兩手反關者，此得於有生之初，非病脈也。令病人側立其手診之，方可見也。

脈合呼吸

一呼一吸，合為一息。脈應一息四至或五至，為平和無病之脈。若一息三至為不及，一息六至為太過，即病脈也。

脈占動止

寸口動脈，五十一止，合於經常、不病之脈也。若四十動一止，一藏無氣，主四歲死。三十動一止，二藏無氣，主三歲死。二十動一止，三藏無氣，主二歲死。十動一止，四藏無氣，主一歲死。不滿十動一止，五藏無氣。若更乍數乍疏，止而不能即還，歲內必死也。

五藏平脈

心脈浮大而散，肺脈浮澀而短，肝脈沉弦而長，腎脈沉滑而軟，脾脈和平而緩。

四時平脈

春脈弦，夏脈洪，秋脈浮，冬脈沉。

脈象主病

浮脈（輕按乃得，重按不見）為陽，為表，主六氣風邪外因之病。浮而有力表實也，浮而無力表虛也，浮遲表冷也，浮緩風濕也，浮濡傷暑也，浮散虛極也，浮洪陽盛也，浮大陽實也，浮細氣少也，浮澀血虛也，浮數風熱也，浮緊風寒也，浮弦風飲也，浮滑風痰也。

沉脈（輕按不見，重按乃得）為陰，為裏，主七情氣食，內因之病。沉大裏實也，沉小裏虛也，沉遲裏冷也，沉緩裏濕也，沉緊冷痛也，沉數熱極也，沉澀痹氣也，沉滑痰食也，沉伏閉鬱也，沉弦飲疾也。

遲脈（一息三至或二至）為陰，為藏，主寒痛。有力為實寒，無力為虛寒。

數脈（一息五至或六至）為陽，為府，主熱病。有力為實熱，無力為虛熱，如數而兼細為傷陰。

滑脈（往來流利）主痰疾。見於左關為風痰，見於右關為痰食，見於寸為吐逆，見於尺為便膿血。

澀脈（往來艱澀）主濕痹。兩尺見之，主傷精傷血。

兩寸見之，主汗多津傷。兩關見之，主噎膈反胃，液亡結腸。

緩脈（從容不迫）和緩主正復，怠緩主中濕。

緊脈（牽轉甚急）主寒痛。

長脈（迢迢而來）主氣治。（按：正氣之治，主於素強）

短脈（縮縮而去）主氣傷。

虛脈（無力）主諸虛病。

實脈（有力）主諸實病。

大脈（粗大）主邪氣進。

小脈（減小）主正氣衰。

洪脈（闊大）主熱實。

細脈（纖小）主寒虛。

弦脈（狀類弓弦，細長而勁）主停飲。寸弦為陰乘陽，主頭痛。尺弦為陰乘陰，主腹痛。

芤脈（狀如蔥管，浮大中空）主失血。

濡脈（浮而無力）主諸陽虛之病。

弱脈（沉而無力）主諸陰虛之病。

革脈（浮而極有力）主男子亡血傷精，婦人半產崩帶。

牢脈（沉而極有力）主諸疝癥瘕，心腹寒冷疼痛。

促脈（數而有止）主陽盛而鬱。

結脈（緩而有止）主陰盛而凝。

散脈（浮大不收）主氣泄而虛。

伏脈（沉閉不見）主氣鬱而閉。

動脈（動而不移）陰陽相搏，故主諸痛。陽動主發熱驚狂，陰動主汗出血崩。

代脈（止而有定）主真氣絕而不續，若不因跌打氣悶，暴病氣奪，痛瘡氣傷，女胎氣阻，而無故見之，則必死矣。

脈有宜忌

傷寒熱病，脈喜浮洪，若見沉微澀小，證與脈反，必凶。汗後邪解，便當脈靜身涼，若燥熱，邪不為汗衰必難治矣。若陽證見陰脈，命必危殆。陰證見陽脈，病雖困亦無害也。瘧證脈應得弦象，弦遲多寒，弦數多熱，理本自然。若得代、散二脈，邪尚未解，正氣已衰，命恐難保矣。中風脈宜浮遲，若堅大急疾為逆。勞倦傷脾，脈當虛弱為順。若自汗出，而脈反躁疾則逆矣。瀉痢裏虛，見沉小滑弱之脈為順。若反見實大浮數之脈，則身必發熱而成惡候也。嘔吐反胃，脾虛有痰，見浮滑脈為順。若沉數細澀，則為氣少液枯，遂致結腸而死矣。霍亂見陽脈為佳。若見代脈，因一時清濁混亂，脈不接續而致，非死候也。如脈伏不見，四肢厥逆，舌捲囊縮，為陰寒甚，危候也。嗽乃肺疾，脈浮為宜。如兼見濡者，病將退也。若沉伏與緊，則相反而病深矣。陽喘多實，屬風與痰，脈以浮滑為順。若脈見沉澀，四肢寒者，為陰喘屬寒與虛也，為不治逆證。火熱之證，洪數為宜。若見微弱，證脈相反，根本脫離，藥不可施矣。骨蒸發熱，脈數而虛。若澀小不可救矣。虛勞證，宜見虛脈。若兩關脈弦，乃肝木乘脾。若見細數，乃陰虛火盛，上刑肺金，便不可治。失血諸證，脈必見芤。若緩小尚順，而數大堪憂矣。蓄血為有形之實證，見牢大實脈，與證相宜。倘沉澀而微，是挾虛矣。既不能自行其血，又難施峻猛之劑，安望速癒哉。

三消之證，燥熱太過，惟脈見數大為吉。若細微短澀，死不可救也。小便淋閉，鼻色必黃，脈實大者，可用攻藥。若逢澀小，為精氣不化，死亡將及矣。癲狂證以浮洪為吉，若沉而急，病莫能救矣。癇證宜見浮緩之脈，若沉小急實，是病深也。或但弦，無胃肝之真藏脈見矣，安望其更生耶。心腹痛，脈宜遲細。如浮而大，是中虛邪盛，不能收捷功也。疝屬肝病，脈必弦急。但牢急者生，而弱急者必死矣。黃疸濕熱，洪數浮大為宜。一見微澀，虛衰已甚，無藥可療矣。腫脹脈，浮大洪實為宜，若沉細而微，證實脈虛，難言生矣。積聚見實強脈可生，若沉細為虛，真氣敗絕，不可為矣。中惡腹脹，緊細乃生，浮大則凶矣。鬼祟[9]脈，左右不齊，乍大乍小，乍數乍遲。癰疽未潰，洪大脈宜。及其已潰，洪大脈反忌矣。肺癰已成，寸數而實。肺痿之證，數而無力。癰痿色白，脈宜短澀，若逢數大，氣損血失。腸癰實熱，滑數相宜，若沉細無根，其死可知矣。

婦人脈象

婦人有子，其脈陰搏陽別。寸為陽，尺為陰，尺陰之脈搏指而動，寸陽之脈則不搏指，迥然分別，此為有子之診。或手少陰心脈獨動而甚者主有子。蓋心主血，血主胎，故胎結而動甚。滑而且數，按之而散，三月之胎也。按之不散，五月之胎也。五六月後，孕婦之乳房有核，吮之有乳者，則主有子。

左為陽，左疾為男胎；右為陰，右疾為女胎。男胎腹形狀如釜，女胎腹形狀如箕。如欲產，必見離經之脈。

離經者，離乎經常之則也。蓋胎動於中，脈亂於外，勢所必然。如產後氣血兩虛，見小緩之虛脈為吉，若實大弦牢定主凶矣。

脈象危候

心絕之脈，前曲後居，如摻帶鉤。前曲者，謂輕取則堅強而不柔，後居者謂重取則牢實而不動，如持革帶之鉤，全失中和之氣。鉤即洪脈也，但鉤無胃，故曰心死。又如轉豆，即經所謂如循薏苡仁，累累然，狀其短實堅強，真藏脈也，主一日死。

肝絕之脈，急如循刃，又勁如新張弓弦，主八日死。

脾絕之脈，如雀啄，又如屋漏。舊訣曰：雀啄連來四五啄，屋漏少刻一點落。又若杯覆，又若水流，主四日死。

肺絕之脈，如風吹毛，又如以毛羽中人膚，皆言其但浮而無胃氣也，主三日死。

腎絕之脈，來如奪索，辟辟如彈石，石即沉脈也。舊訣云：彈石硬來尋即散，搭指散亂如解索。主四日死。

命絕之脈，如魚翔蝦游。舊訣云：魚翔似有又似無，蝦游靜中忽一躍。又如湧泉，莫可挽留，皆死脈也。

雜　診　法

色合問診法

黑色當主痛，詢之無痛，或為腎傷，女勞疸也。察之又非女勞疸，其為血蓄於中，顏變於外可知。然血蓄之黑，則必或吐衄，或下血，而後即轉黃色，以瘀去故也。面微黑黃，視其壽帶紋[10]短，若纏繞口角，亦非蓄血，即相家所謂：螣蛇入口，主人餓死。更視其人有饑餓消瘦之容，詢問必是噎膈病。

色合情診法

白色主脫血，察之並無脫血之脈，但脈如亂絲，問之始知因恐怖而得也。恐則血隨氣下，故色白怖，則神隨氣失，故脈如亂絲。

乍白乍赤者，氣血不定之色也。脈浮氣怯者，神氣不安之象也。問之知中心羞愧，始有此氣色。羞則氣收，故氣怯，愧則神蕩，故脈浮。

色合脈診法

新病脈奪而色不奪，久病色奪而脈不奪，如新病色脈俱不奪，則正不衰而邪不盛，其病易治。

如久病色脈俱奪，則正已衰而邪方盛，其病難治也。

色合形診法

凡眉間起五色，主病在皮者，以肺主皮毛也。營變五色，蠕蠕然動。主病在脈者，以營行血脈也。眥目起五色，主病在筋者，以肝主筋也。唇口起五色，主病在肌者，以脾主肉也。

耳起五色，主病在骨者，以腎主骨也。焦枯垢泥者，乃枯骨不澤，不能外榮也。

辨　毛　髮

毛髮皆血液所生，故喜光潤。若髮直如麻，鬚毛焦枯，皆死候也。

辨　皮　膚

皮膚者，即從關至尺澤之皮膚也。《內經》曰：脈急，尺之皮膚亦急。脈緩，尺之皮膚亦緩。脈小，尺之皮膚亦減而少氣。脈大，尺之皮膚亦賁而起。脈滑，尺之皮膚亦滑。脈澀，尺之皮膚亦澀。故曰：脈尺相應也。

若診尺之皮膚寒，則主虛瀉。診尺之皮膚熱，則主病溫。如非病溫，則主陰虛寒熱勞疾也。凡風病，則尺之膚滑，痹病則尺之膚澀，氣血盛則尺之肉豐腴，氣血虛則尺之肉虧竭。

辨　絡　色

絡有陰陽，陰絡在內，深而難見。陽絡在外，滑而易見。其色隨四時推遷而變，遂即所變之色，以診寒熱。寒多則脈凝泣，凝泣則色青黑。熱多則脈淖澤，淖澤則色黃赤。

辨　宗　氣

胃之大絡，名曰虛裏，貫膈絡肺，出於左乳之下，其動應衣，以候宗氣。

若動之微而不見，則為不及，主宗氣內虛。若動之應衣而甚，則為太過，主宗氣外泄。若三四至一止，或五六至一止，主有積聚。若絕不至，則死矣。

辨臍上下

臍之上，主候胃。臍之下，主候腸。其捫上下之腹皮寒熱，則知胃腸有寒熱之病。胃中有熱，每喜冷飲。腸中有寒，多喜熱湯。

然與之飲熱，不可過熱，與之飲寒，不可過寒，惟當適其寒溫之宜而已。

辨　胃　腸

胃中有熱，上發口糜，心空善饑。腸中有熱，下瀉熱物，色黃如粥。胃中有寒，面清冷而厥，腹脹而疼。腸中有寒，小便尿白，飧瀉腸鳴。

辨　形　肉

形分強弱，強者外邪難犯，弱者外邪易乾。食多而肥者，強也。若食少而肥者，非強也，乃痰也。

肥人最怕脈如棉絮，謂之無氣，則主死矣。食少而瘦者，弱也，若食多而瘦者，非弱也，乃火也。瘦人最怕肉乾著骨，謂之消瘦，亦主死矣。

辨 形 脈

《內經》曰：形氣已脫。九候雖調，獲死者，謂形脫無以貯氣也。形氣俱虛，寸口脈調，可醫者，謂形氣未相失也。形盛而肥，脈小少氣者，謂氣不能勝形，形衰而瘦，脈大多氣者，謂形不能勝氣，均主死也。

辨 形 腫

目窠上下腫者，主有水氣之病。從面腫起者，名曰風水，陽水也。從足脛腫起者，名曰石水，陰水也。若手腫至腕，足腫至踝，面腫至項，非水也，乃陽氣虛結不還之死證也。

辨 形 憊

《內經》曰：夫五藏者，身之強也。頭者，精明之府。頭傾視深，精神將奪矣。背者，胸中之府，背曲肩隨，府將壞矣。腰者，腎之府，轉搖不能，腎將憊矣。膝者，筋之府，屈伸不能，行則僂俯，筋將憊矣。骨者，髓之府，不能久立，行則振掉，骨將憊矣。凡此形神將奪，筋骨尪頹之形狀，皆主死候也。

附：寒熱真假辨

一、假熱者，水極似火也。

凡病傷寒，或患雜證，有其素稟虛寒，偶感邪氣而然者。有過於勞倦而致者。有過於酒色而致者。有過於七情而致者。有原非火證，以誤服寒涼而致者。凡真熱，本發熱，而假熱亦發熱，其證則亦為面赤躁煩，亦為大便不通，小便赤澀，或為氣促、咽喉腫痛，或為發熱脈見緊數等證：昧者見之，便認為熱，妄投寒涼，下咽必斃。不知身雖有熱，而裏寒格陽，或虛陽不斂者，多有此證。但其內證則口雖乾渴，必不喜冷，即喜冷者，飲亦不多，或大便不實，或先鞕後溏，或小水清頻，或陰枯黃赤，或氣短懶言，或色黯神倦，或起倒如狂，而禁之則止，自與登高罵詈者不同，此虛狂也。或斑如蚊跡，而淺紅細碎，自與紫赤熱極者不同，此假斑也。凡假熱之脈，必沉細遲弱，或雖浮大緊數，而無力無神，此乃熱在皮膚，寒在藏府，所謂惡熱非熱，實陰證也。凡見此內頹內困等證，而但知攻邪，則無有不死。急當以四逆之類，倍加附子，填補真陽，以引火歸源。但使元氣漸復，則熱必退藏，而病自癒。所謂火就燥者，即此義也。故凡見身熱脈數，按之不鼓擊者，此皆陰盛格陽，即非熱也。

二、假寒者，火極似水也。

凡傷寒熱甚，失於汗下，以致陽邪亢極，鬱伏於內，則邪自陽經傳入陰分，故為身熱發厥，神氣昏沉，或時畏寒，狀若陰證。凡真寒本畏寒，而假寒亦畏寒，此熱深厥亦深，熱極反兼寒化也。大抵此證，必聲壯氣粗，形強有力，或唇焦舌黑，口渴飲冷，小便赤澀，大便秘結。或因多飲藥水，以致下利純清水，而其中仍有燥糞，及失氣極臭者。察其六脈，必皆沉滑有力，此陽證也。凡內實者，宜三承氣湯，擇而用之。潮熱者，以大柴胡湯，解而下之。內不實者，以白虎湯之類清之。若雜證之假寒者，亦或為畏寒，或為戰慄，此以熱極於內，而寒侵於外，則寒熱之氣，兩不相投，因而寒慄，此皆寒在皮膚，熱在骨髓，所謂惡寒非寒，明是熱證。但察其內證，則或為喜冷，或為便結，或小水之熱澀，或口臭而躁煩。察其脈必滑實有力。凡見此證，即當以涼膈芩連之屬，助其陰而清其火，使內熱即除，則外寒自伏，所謂水流濕者，亦此義也。故凡身寒厥冷，其脈滑數，按之鼓擊於指下者，此陽極似陰，即非寒也。

校記

[1] 關於「男子以左為主，女子以右為主」的提法，應該加以研究，批判地接受。《素問‧陰陽應象大論》：「左右者陰陽之道路也」，張景岳注：「陽左而升，陰右而降」。是指周身氣化而言，不分男女。研究中國醫學不應拘泥古說，刻舟求劍，處處都分男左女右。在針灸學中，此說更為明顯。

[2] 辨目色以面色為主，提綱挈領，易於領會《內經》的望診方法。

[3] 辨舌色而包括舌質，要言不煩，易讀易記，便於臨症應用而不離《內經》旨。

[4] 明堂望色，面部分為20個區，各主一部分。鼻端主脾，鼻翼主胃，望鼻色而知有無胃氣。有胃氣則生，無胃氣則死。

[5]「徵」同「征」。破音字，在五音則讀（音止）。

[6]「忻」與「欣」同。忻是古字，今都作欣。

[7]「自入喜焦」句，「自入」指入心而言。凡五藏「自入」，皆可類推。

[8]《內經》骨度法，從腕橫紋至肘橫紋，折量為一尺二寸。故從高骨下至尺澤穴長一尺。

[9]「鬼祟」即由外因引起的一種精神病。發病倉猝，古謂之「鬼祟」。

[10]「壽帶紋」即鼻唇溝之古名，又名「螣蛇紋」。

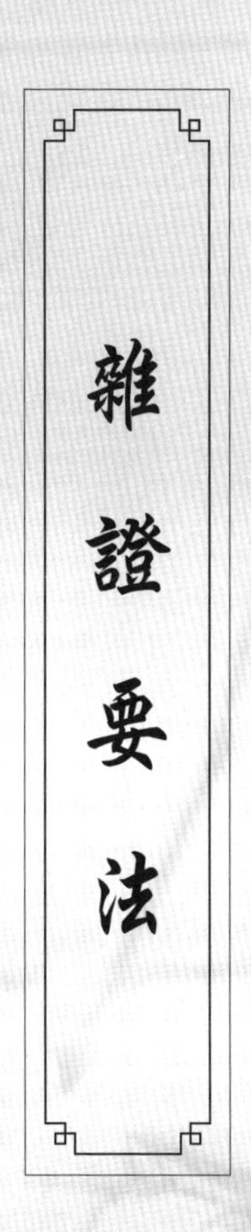

雜證要法

自　敘

醫之為道，精矣微矣。藏府生成之象，經絡起止之原，六氣循環之理，五行生剋之機，必須一一講求明白，始可以論證出方。學問有體，而後有用，豈可區區專重夫末節哉。然藏府、經絡、六氣、五行之說，《內經》、《難經》、《傷寒》、《金匱》諸書言之詳矣。而後世名醫，闡發《內經》旨，亦不留餘蘊，一經披覽，即可識其指歸。惟論證出方，自金元以來，諸醫議論紛歧，各逞臆見，致令後之業醫者，分門別戶，莫得真傳，有心人所為感慨系之也！

余留心醫學，三十餘年。檢閱方書，數十餘部。除《傷寒》、《金匱》而外，求其與《內經》之旨相合者，頗少。惟我朝名醫輩出，如喻嘉言、徐靈胎、高士宗、張隱菴、陳修園、黃元御諸公，皆遠宗歧黃，近法仲景，其著作洵遠邁前賢矣。

六子所論藏府、經絡、六氣、五行之理，均足發揮《內經》諸書。惟徐靈胎之《醫學源流論》，尤爽快警闢。黃元御之《天人解》、《六氣解》，尤顯亮透徹，更有發前人所未發處。至論證出方，喻、徐二公，立論雖極力尊古，而所取時方，仍有駁雜不純之處。高、張二公，有論無方。惟陳、黃兩家，其論證出方，俱精簡可取，其大旨悉本於聖經，真醫學入門之正路也。

余公餘之暇，採二子之精純者，合纂為一編。其有二子所未備者，僅採各名醫之說以補之。倘業醫者，執是編而熟讀玩味，庶免歧路亡羊之歎也夫！

光緒二十一年歲在乙未二月朔日雲閣氏自敘

表證類

感寒

感寒者，觸受風寒也。四時俱有感寒之證，脈浮或緊，頭痛發熱無汗，或惡寒，或咳嗽不禁，即傷寒之淺者。以桑防湯主之。此時俗通治之法也，重者仍以傷寒法治之。

桑防湯　桑葉三錢　防風三錢　甘草二錢　白芍三錢　杏仁三錢　生薑三錢（片）　桔梗二錢　水煎大半杯，溫服，覆衣取微汗。

傷風

傷風者，中虛而受外感也。其人肺經素有濕氣，一旦風寒閉其皮毛，肺氣壅遏，鼻流清涕，時出嚏噴，或三五日，或七日，咳出青黃涕，其狀如膿，從口鼻出，肺尚無傷，若不出即肺傷而死矣。勿以病淺而忽之也。以紫蘇薑苓湯主之。

紫蘇薑苓湯　蘇葉三錢　生薑三錢　甘草二錢　茯苓三錢　橘皮三錢　砂仁二錢　半夏三錢　杏仁三錢　水煎大半杯，熱服，覆衣取微汗。

溫　證

《內經》曰：冬傷於寒，春必病溫。又曰：冬不藏精，春必病溫。蓋人於冬時，宜順寒水之令，以藏陽氣。倘陰精失藏，相火洩露，陽根不密，火旺水虧，津液被傷，及至春夏受感，而溫熱之病作矣。其證與傷寒不同，傷寒初病，外雖受邪，而內本無熱。溫病初起，即內外俱熱，其頭痛發熱自汗，頗類傷寒，但傷寒必傳陽明而始作渴，溫病初起而即發熱作渴，口燥心煩，且脈動數，不惡寒，反惡熱，午後熱益甚，與傷寒頗異。如邪在六經之表，並未入府入藏者，法宜清解以防風解溫湯，隨證加減主之。但咳身不甚熱者，以桑杏甘桔湯主之。如方入陽明之經，肺熱津枯，法宜清熱生津者，以人參白虎湯主之。如已入陽明之府，腸胃燥結，法宜泄熱滋陰者，以大承氣湯加味主之。

防風解溫湯　防風三錢　桔梗三錢　桑葉三錢　連翹三錢　杏仁三錢　芍藥三錢　丹皮三錢　甘草二錢　流水三杯，煎八分，溫服，覆衣飲熱粥，取微汗。

治太陽經頭項痛，腰脊強，發熱作渴者。如入陽明經，身熱、目痛、鼻乾、不臥、胸燥、口渴者，去防風、桑葉、桔梗、杏仁，加葛根，熱加元參，再熱加石膏，嘔加半夏。如入少陽經，胸脅疼痛，耳聾，口苦咽乾作渴者，去防風、桑葉、桔梗、杏仁，加柴胡、黃芩、半夏，熱加元參。如入太陰經，腹滿嗌乾，發熱作渴者，去連翹、桔梗、杏仁，加生地。如入少陰經，口燥舌乾，發熱作渴者，去連翹、桔梗、杏仁、芍藥，加生地、天冬、元參。如入厥陰經，煩滿囊縮，發熱作渴者，去連翹、桔梗、杏仁，加生地、當歸。

桑杏甘桔湯 桑葉三錢 杏仁三錢 麥冬三錢 桔梗二錢 紫菀三錢 甘草二錢 半夏三錢（製） 茯苓三錢 水煎服。治溫病初感，但咳嗽者。

人參白虎湯 石膏四錢 知母三錢 人參三錢 甘草二錢 生薑三錢 粳米半杯 流水煎大半杯，熱服，但取微汗。治溫病二日，方傳陽明之經，府熱未作，法宜清熱而發表者。

大承氣加味湯 大黃五錢（生） 芒硝三錢 枳實二錢（炒） 厚朴二錢（炒） 芍藥三錢 生地三錢 流水煎大半杯，熱服。治溫病已入陽明之府，腸胃燥結者。如腸胃未至燥結，第用滋陰法，不用承氣。即燥結未甚，亦當俟之六日經盡之後，府熱內實，用泄熱滋陰之法，一下而清矣。若燥結已甚，即三五日內，亦可急下。

暑證

暑氣之中人也，每乘虛而入。人當盛暑之時，往往熱鬱於內，元氣先傷。及偶被外邪束閉，而內熱不宣，氣愈耗而津愈傷，則熱病作矣。

其證發熱惡寒，口渴心煩，面赤齒燥，小水赤，脈洪而虛，純屬表裏俱熱之證。如舌白口渴無汗，邪在氣分，而表實者，以防翹桑杏湯主之。如舌赤口渴無汗，邪在血分而表實者，以防翹桑杏湯，去銀花、杏仁、滑石、豆豉，加生地、丹皮、白芍主之。如大汗大渴，脈虛大而芤，熱在氣分而表虛者，以人參白虎湯主之。如舌赤口渴汗多，熱在血分而表虛者，以加減生脈散主之。如入陽明，脈洪滑，面赤身熱，頭暈不惡寒，但惡熱，舌苔黃滑，渴欲飲水，得水反嘔，按之胸下痛，小便短，大便閉，水結在胸者，以小陷胸湯加枳實主之。如入陽明，脈滑數，不食不饑不便，濁痰凝聚，心下痞者，以半夏瀉心湯，去人參、乾薑、大棗、甘草，加枳實、杏仁主之。

如入陽明，濕氣已化，熱結獨存，口燥咽乾，渴欲飲水，面目俱赤，舌燥黃、脈沉實者，以小承氣湯，各等份下之。此專治暑熱之法。如伏暑停食，以致吐瀉者，仍屬寒證，應以霍亂之法治之。如暑月傷寒，而內本無熱者，仍以傷寒法治之。

防翘桑杏湯　連翹三錢　銀花三錢　桔梗二錢　桑葉二錢　竹葉一錢　甘草二錢　防風三錢　豆豉一錢五分　杏仁三錢　滑石三錢　以鮮蘆根湯煎服，香氣大出，即取服，勿過煮。病不解，再作服。嘔而痰多者，加半夏、茯苓。小便短，加薏苡仁。

防翘桑杏湯去銀花杏仁滑石豆豉加生地丹皮白芍方　連翹三錢　桔梗二錢　桑葉二錢　竹葉一錢　甘草二錢　防風三錢　生地二錢　丹皮一錢　白芍二錢　服法如前。

人參白虎湯　石膏五錢（研）　知母三錢　甘草二錢　粳米半杯　人參三錢　水煎大半杯，溫服。

加減生脈散方　沙參三錢　麥冬三錢　五味子一錢　丹皮一錢　生地三錢　水煎大半杯，溫服。

小陷胸加枳實湯 黃連二錢 瓜蔞三錢 枳實二錢 半夏五錢 急流水煎大半杯，溫服。

半夏瀉心湯加減方 半夏五錢 黃連一錢 黃芩二錢 枳實二錢 杏仁三錢 水煎大半杯，溫服。虛者，復納人參二錢，大棗三枚。

小承氣湯 大黃三錢 厚朴三錢 枳實三錢 水煎大半杯，溫服。

濕　證

濕病者，太陰濕旺，而感風寒也，濕氣浸淫，彌漫於周身，一遇風寒感冒，閉其皮毛，通身經絡之氣，壅滯不行，則疼痛熱煩之病作矣。

濕淩上焦，則痛在頭目。濕淫下部，則痛在膝踝。濕浸肝腎，則痛在腰腹。濕遍一身，上下表裏，無處不疼，而關竅骨節尤甚。其水盛者，淫泆而為濕寒。其火盛者，鬱蒸而為濕熱。法當內通其膀胱，外開其汗孔，俾表裏雙泄，其病自除矣。

如濕寒日晡煩疼者，以茵陳五苓散主之。如風濕相搏，身體煩痛不能自轉側，不嘔不渴，脈浮虛而澀者，以桂枝附子湯主之。若其人大便鞕，小便自利者，去桂枝加白朮湯主之。如風濕相搏，骨節煩疼掣痛，不得屈伸，近之則痛劇，汗出短氣，小便不利，惡風不欲去衣，或身微腫者，以甘草附子湯主之。如病者一身盡疼，發熱日晡所劇者，此名風濕，以麻黃杏仁薏苡甘草湯主之。如濕溫頭痛惡寒，身重疼痛，舌白或渴，午後身熱，脈浮虛者，以三仁湯主之。如濕旺脾鬱肺壅，而生上熱，法宜清金利水以泄熱者，以元滑苓甘散主之。如腹滿尿澀，木鬱而生下熱，法宜利水以泄濕熱者，以苓甘梔子茵陳湯主之。

茵陳五苓散 白朮 桂枝 茯苓 豬苓 澤瀉 等份為散，每用五錢，調茵陳蒿末一兩，和勻，空腹米飲調服一湯匙，日三服。多飲熱湯取汗。如發熱惡寒，是表邪閉固，再加紫蘇，以發其汗。

桂枝附子湯 桂枝四錢 甘草二錢（炙） 生薑三錢 附子三錢（炮） 大棗三枚 水煎大半杯，溫服。

去桂枝加白朮湯 甘草一錢 大棗三枚 生薑三錢 附子三錢（炮） 白朮四錢 水煎大半杯，溫服。

甘草附子湯 甘草二錢（炙） 附子二錢（炮） 白朮二錢 桂枝四錢 水煎大半杯，溫服。

麻黃杏仁薏苡甘草湯 麻黃二錢 杏仁三錢 薏仁三錢 甘草一錢 水煎大半杯，溫服。

三仁湯 杏仁三錢 白蔻仁二錢 生薏仁三錢 滑石三錢 竹葉一錢 桑葉三錢 白通草二錢 半夏二錢 甘瀾水煎大半杯，溫服。方中仍有溫藥者，以濕屬陰邪，非溫行則濕不去也。

元滑苓甘散 元明粉 滑石 茯苓 甘草等份為末，大麥粥汁和服一湯匙，日三服，濕從大小便去，尿黃糞黑，是其候也。如濕邪在腹，肺氣壅滯，以致頭痛鼻塞，聲音重濁，神氣鬱煩，當於發汗利水之中，加橘皮、杏仁以泄肺氣。

苓甘梔子茵陳湯 茵陳三錢 梔子二錢 甘草二錢

（生） 茯苓三錢 水煎大半杯，熱服。服後小便當利，尿如皂角汁狀，其色正赤，一宿腹減，濕從小便去矣。若濕熱在脾，當加大黃、芒硝。如濕熱但在肝家，而脾腎寒濕，當加乾薑、附子。若膀胱無熱，但用豬苓湯利其小便可也。

燥 證

燥病者，感秋氣而得之也。其證或發熱，或咳嗽，或清竅不利，或諸氣膹鬱，諸痿喘嘔，因燥而得者。如初起右脈數大，燥傷手太陰氣分者，以桑杏湯主之。如感燥而咳者，以桑菊飲主之。如燥傷肺胃陰分，或熱或咳者，以沙參、麥冬湯主之。如燥氣化火，清竅不利者，以翹荷湯主之。如諸氣膹鬱，諸痿喘嘔，因燥而得者，以清燥救肺湯主之。

桑杏湯 桑葉二錢 杏仁三錢 沙參三錢 貝母二錢 香豉二錢 梔皮一錢 梨皮二錢 水煎大半杯，頓服之。重者，再作服。

桑菊飲 杏仁三錢 連翹二錢 薄荷一錢 桑葉三錢 菊花二錢 桔梗二錢 甘草一錢 葦根二錢 水煎大半杯，溫服。日服二次。熱甚加元參，熱在血分，去薄荷、葦根，加麥冬、生地、丹皮。肺熱甚，加黃芩。渴加天花粉。

沙參麥冬湯 沙參三錢 玉竹二錢 甘草一錢 桑葉二錢 麥冬三錢 扁豆二錢（生） 天花粉二錢 水煎大半杯，溫服。久熱久嗽者，加地骨皮三錢。

翹荷湯　薄荷二錢　連翹二錢　甘草二錢　黑梔皮二錢　桔梗二錢　綠豆皮二錢　水煎大半杯，溫服。日服二劑。

清燥救肺湯　石膏三錢　甘草一錢　桑葉三錢　人參一錢　杏仁二錢　胡麻仁二錢（炒研）　阿膠二錢　麥冬三錢（不去心）　枇杷葉二錢（炙去毛）　水煎大半杯，溫服。

瘟　疫

疫病者，感受天地之癘氣也。其證頭痛發熱，或有汗，或無汗，胸滿或渴，鄉里傳染，人人相同。蓋人與天地相通，天地之六氣不正，而人氣感之則病生焉。然六氣均能致病，惟寒溫之氣居多。溫疫之證，發熱出汗，得之於風。寒疫之證，寒熱無汗，得之於寒。風為陽邪，寒為陰邪，風傷衛而病在營，寒傷營而病在衛，陽盛必傳陽明而為熱，陰盛必傳太陰而為寒。溫疫多病於春夏，寒疫多病於秋冬，其氣使之然也。

如溫疫在太陽經，發熱頭痛項強者，以防風湯主之。如太陽經罷，煩熱燥渴者，以白虎加元麥湯主之。氣虛煩渴者，以人參白虎加元麥湯主之。如入陽明經，目痛鼻乾，嘔吐泄利者，以葛根湯，葛根芍藥湯，葛根半夏湯主之。如入陽明府，潮熱汗出，譫語腹痛便秘者，以三承氣湯加味主之。如入少陽經，目眩耳聾，口苦咽乾，胸痛脅痞，嘔吐內實者，以大小柴胡湯加味主之。如入太陰經，腹滿嗌乾者，以防風地黃湯主之。如入少陰經，口燥舌乾者，以防風天冬湯主之。如入厥陰經，煩滿發斑者，以防風當歸湯主之。

如溫疫煩渴，飲冷而水積胃府不消，以致腹脅脹滿，小便不利者，以豬苓湯主之。如溫疫咽痛喉腫，耳前後腫，頰腫面赤耳聾，俗名大頭瘟者，以普濟消毒飲，去柴胡、升麻、芩、連主之。如寒疫在太陽經，頭痛發熱惡寒者，以紫蘇湯主之。如血升鼻衄未作以前，脈浮發熱，口乾鼻燥者，以紫蘇地黃湯主之。如外寒未解，而水氣內停者，以蘇桂薑辛湯主之。

如太陽經罷，煩躁發渴者，以白虎加元麥湯主之。氣虛煩渴者，以人參白虎加元麥湯主之。如入陽明經，嘔吐泄利者，以蘇葉、葛根、升麻湯，蘇葉葛根半夏湯主之。如入陽明府，潮熱汗出，譫語腹滿便秘者，以三承氣湯加味主之。如入少陽經，口苦咽乾，目眩耳聾，胸痛脅痞，寒熱往來者，以小柴胡湯主之。如胸脅痞滿泄利者，以黃芩湯主之。胸脅痞滿嘔吐者，以黃芩半夏生薑湯主之。如少陽經傳陽明府，胸脅痞滿，內實宜下者，以大柴胡湯主之。如少陽經傳太陰藏，胸脅痞滿泄利者，以柴胡桂枝乾薑湯主之。如少陽經，傳太陰藏，胸脅痞滿，嘔吐者，以柴胡桂薑半夏湯主之。如傳入太陰腹滿者，以苓參厚朴湯主之。腹痛者，以苓參椒附湯主之。嘔吐者，以參苓半夏湯主之。泄利者，以茯苓四逆加石脂湯主之。如傳入少陰，厥逆吐泄者，以茯苓四逆加半夏湯主之。如傳入厥陰，厥逆泄利者，以茯苓參甘薑附歸脂湯主之。發熱消渴者，以參甘歸芍麥冬瓜蔞湯主之。

防風湯　防風三錢　丹皮三錢　芍藥三錢　甘草二錢　桑葉三錢　杏仁三錢　桔梗二錢　連翹三錢　流水煎大半杯，熱服，覆衣取汗。治溫疫太陽經證，發熱頭痛者。

白虎加元麥湯　石膏五錢　知母三錢　甘草二錢　粳米一杯　元參三錢　麥冬三錢　流水煎至米熟，取大半杯，熱服。治溫疫太陽經證，煩熱燥渴者。

人參白虎加元麥湯　石膏五錢　知母三錢　甘草二錢　人參三錢　元參三錢　麥冬三錢　粳米一杯　流水煎至米熟，取大半杯，熱服。治溫疫太陽經證，氣虛煩渴者。

葛根湯　葛根三錢　石膏三錢　元參三錢　甘草二錢　生薑三錢　流水煎大半杯，熱服。治溫疫陽明經證，目痛鼻乾，煩熱不臥者。

葛根芍藥湯　葛根三錢　石膏三錢　元參三錢　甘草二錢　芍藥三錢　流水煎大半杯，熱服。治溫疫陽明經證泄利者。

葛根半夏湯　葛根三錢　石膏三錢　元參三錢　甘草二錢　芍藥三錢　半夏三錢　生薑三錢　流水煎大半杯，熱服。治溫疫陽明經證嘔吐者。

調胃承氣加芍藥地黃湯　大黃三錢（生）　甘草二錢　芒硝三錢　芍藥三錢　生地五錢　流水煎一杯，去渣，入芒硝，火化溫服。

小承氣加芍藥地黃湯　大黃五錢（生）　厚朴三錢（生）　枳實三錢（炒）　芍藥三錢　生地五錢　流水煎一杯，溫服。不便，再服。

大承氣加芍藥地黃湯　大黃八錢（生）　芒硝三錢

厚朴四錢　枳實四錢　芍藥三錢　生地八錢　流水煎一杯，去渣，入芒硝，火化溫服，不下再服。以上三方，治溫疫陽明府證，潮熱汗出，譫語腹痛便秘者。

小柴胡去人參加芍藥瓜蔞根湯　柴胡三錢　黃芩二錢　半夏三錢　甘草二錢（生）　生薑三錢　大棗三枚　芍藥三錢　瓜蔞根三錢　流水煎大半杯，熱服，覆衣飲熱粥，取微汗。治溫疫少陽經證，目眩耳聾，口苦咽乾，胸痛脅痞者。

大柴胡加元參地黃湯　柴胡三錢　黃芩二錢　半夏三錢　芍藥三錢　枳實三錢　大黃三錢　生薑三錢　大棗三枚　元參三錢　地黃三錢　流水煎大半杯，溫服。治溫疫少陽經證，傳陽明府，嘔吐內實可下者。

防風地黃湯　防風三錢　生地三錢　丹皮三錢　芍藥三錢　甘草二錢　生薑三錢　大棗三枚　流水煎大半杯，熱服。治溫疫太陰經證，腹滿嗌乾者。

防風天冬湯　防風三錢　天冬三錢　生地三錢　丹皮三錢　元參三錢　生薑三錢　瓜蔞根　甘草二錢　流水煎大半杯，溫服。治溫疫少陰經證，口燥舌乾者。

防風當歸湯　防風三錢　當歸三錢　生地三錢　丹皮三錢　芍藥三錢　甘草二錢　生薑三錢　流水煎大半杯，熱服。治溫疫厥陰經證，煩滿發斑者。

豬苓湯　豬苓三錢　茯苓三錢　澤瀉三錢　滑石三錢（研）　阿膠三錢（炒研）　流水煎大半杯，入阿膠烊化，溫服。治溫疫煩渴飲冷，而水積胃府不消，以致腹脅脹滿，小便不利者。

普濟消毒飲去升麻柴胡芩連方　連翹一兩　薄荷三錢　馬勃四錢　牛蒡子六錢　芥穗三錢　僵蠶五錢　元參一兩　銀花一兩　板藍根五錢　桔梗一兩　甘草五錢　上共為粗末，每服六錢，重者八錢，鮮蘆根湯煎，去渣服。約二時許一服，重者一時許一服。治溫疫咽痛喉腫，耳前後腫，頰腫面赤耳聾，俗名大頭瘟者。

紫蘇湯　蘇葉三錢　防風三錢　杏仁三錢　甘草二錢　白芍三錢　生薑三錢　流水煎大半杯，熱服，覆衣取汗。治太陽寒疫，頭痛發熱惡寒者。

紫蘇地黃湯　蘇葉二錢　防風三錢　杏仁三錢　甘草二錢　生地三錢　白芍三錢　丹皮三錢　生薑三錢　大棗三枚　流水煎大半杯，熱服，覆衣取汗。治寒疫在太陽經，血升鼻衄未作以前，脈浮發熱，口乾鼻燥者。

蘇桂薑辛湯　蘇葉二錢　桂枝三錢　甘草二錢　半夏三錢　白芍三錢　細辛一錢　乾薑二錢　五味子二錢　流水煎大半杯，熱服覆衣。若下利，加赤石脂一錢。若渴者，去半夏，加瓜蔞根三錢。若小便不利，加茯苓三錢。若喘者，加杏仁三錢。若噫者，加附子三錢。治寒疫在太陽經，外寒未解，而水氣內停者。

紫蘇葛根升麻湯　蘇葉二錢　葛根三錢　白芍三錢　甘草二錢　升麻二錢　流水煎大半杯，溫服。治寒疫陽明經證泄利者。

蘇葉葛根半夏湯　蘇葉二錢　葛根三錢　白芍三錢　半夏三錢　生薑三錢　甘草二錢　流水煎大半杯，熱服。治寒疫陽明經證，嘔吐者。

調胃承氣加麥冬元參湯 大黃三錢 芒硝三錢 甘草二錢 麥冬三錢 元參三錢 白蜜一杯 流水煎大半杯，入白蜜熱服。

小承氣加麥冬元參湯 大黃四錢 厚朴三錢 枳實三錢（炒） 麥冬三錢 元參三錢 白蜜一杯 流水煎大半杯，入白蜜熱服。

大承氣加麥冬元參湯 大黃三錢 芒硝三錢 枳實三錢 厚朴三錢 麥冬五錢 元參三錢 白蜜一杯 流水煎大半杯，入白蜜熱服。以上三方，治寒疫陽明府證，潮熱汗出，譫語腹滿便秘者。

小柴胡湯 柴胡四錢 黃芩二錢 半夏三錢 人參二錢 甘草二錢 生薑三錢 大棗三枚 流水煎大半杯，熱服覆衣。治寒疫少陽經證，口苦咽乾，目眩耳聾、胸痛脅痞，寒熱往來者。

黃芩湯 黃芩三錢 白芍三錢 甘草二錢 大棗三枚 流水煎大半杯，熱服。治寒疫少陽經證，胸脅痞滿泄利者。

黃芩半夏生薑湯 黃芩三錢 白芍三錢 甘草二錢 大棗三枚 半夏三錢 生薑三錢 流水煎大半杯，熱服。治寒疫少陽經證，胸脅痞滿嘔吐者。

大柴胡湯 柴胡三錢 黃芩二錢 半夏三錢 生薑三錢 大棗三枚 芍藥三錢 枳實三錢 大黃三錢 流水煎大半杯，熱服。治寒疫少陽經證，傳陽明府，胸脅痞滿嘔吐內實可下者。

柴胡桂枝乾薑湯 柴胡三錢 黃芩二錢 甘草二錢

桂枝三錢　乾薑三錢　牡蠣二錢　瓜蔞三錢　流水煎大半杯，熱服。治寒疫，少陽經傳太陰藏，胸脅痞滿泄利者。

柴胡桂薑半夏湯　柴胡三錢　黃芩二錢　乾薑三錢　桂枝二錢　甘草二錢　牡蠣二錢　瓜蔞三錢　半夏三錢　生薑三錢　流水煎大半杯，溫服。

治寒疫少陽經，傳太陰藏，胸脅痞滿嘔吐者。寒疫之少陽，與傷寒之少陽病同，而法亦不殊。

凡見少陽諸證，非內傳於府，即內傳於藏，內連藏府，而後少陽經證，日久不罷，方宜小柴胡湯加減治之。若不連藏府，而但經絡外病，則是三日少陽之證，總以太陽為主，第宜紫蘇湯發表，無事大、小柴胡湯也。

苓參厚朴湯　人參三錢　甘草二錢　生薑三錢　茯苓三錢　半夏三錢　厚朴三錢　流水煎大半杯，溫服。治寒疫太陰腹滿者。

苓參椒附湯　人參三錢　甘草二錢　茯苓三錢　蜀椒三錢（去目）　附子三錢（炮）　芍藥三錢　粳米半杯　流水煎大半杯，溫服。治寒疫太陰腹痛者。

苓參半夏湯　人參三錢　甘草二錢　茯苓三錢　半夏三錢　生薑三錢　流水煎大半杯，溫服。治寒疫太陰嘔吐者。

茯苓四逆加石脂湯　人參三錢　甘草二錢　乾薑三錢　茯苓三錢　附子三錢　石脂三錢（生研）　流水煎大半杯，溫服。治寒疫太陰泄利者。

茯苓四逆加半夏湯　人參三錢　茯苓五錢　甘草二錢　乾薑三錢　附子三錢　半夏三錢　流水煎大半杯，溫服。

治寒疫少陰厥逆吐泄者。如嘔吐與泄利並見，加石脂。但見泄利，用茯苓四逆，加石脂湯。如四肢厥冷，蜷臥惡寒而不吐泄，但用茯苓四逆湯主之。

茯苓參甘薑附歸脂湯 人參三錢 甘草二錢 茯苓三錢 桂枝三錢 乾薑三錢 附子三錢 當歸三錢 石脂三錢 流水煎大半杯，溫服。治寒疫厥陰，厥逆泄利者。

參甘歸芍麥冬瓜蔞湯 人參三錢 甘草二錢（生） 當歸三錢 芍藥三錢 麥冬三錢 瓜蔞根三錢 流水煎大半杯，熱服。治寒疫厥陰，發熱消渴者。

斑 疹

斑疹者，即時行之溫疫也。斑由脖項中發，漸至周身，四肢光潤成片，色如丹砂，細看點點稠密，其斑上皆出白痧，惟頭面不出者，毒火尤盛。疹由頭面上發，紅點高起，顆粒有尖。斑疹初起，身中壯熱，二三日周身出紅點，紅者輕，紫者重，黑者不救。其證神昏譫語，煩滿狂亂，若不及早投以辛涼，佐以鹹寒之品，則危在旦夕矣。

如溫斑發重，色紫神氣不清，毒火太盛者，以加味清毒化斑湯主之。如壯熱漸退，大傷真陰者，以養陰復液湯主之。如溫疹初出，以防風松肌敗毒湯主之。應溫散者，宜用荊防透疹湯主之。如斑疹出後，兩腮脖項作腫而疼，此乃餘毒未盡，以消毒散主之。如或溫病出疹，忽然周身湧出，紅紫成片，鼻扇氣促，壯熱思涼，狂言亂語，乃毒火太重，以清營解毒湯主之。此專治溫斑溫疹之方，若寒斑寒疹宜另擇方治之。

加味清毒化斑湯　犀角三錢（研細末沖）　薄荷二錢　石膏四錢（生）　知母三錢　大青葉三錢　甘草二錢（生）　生地三錢　丹皮三錢　金銀花三錢　連翹三錢　粳米三錢　水煎大半杯，溫服。小兒減半服。

養陰復液湯　生地五錢　元參三錢　麥冬三錢　甘草一錢（生）　貝母二錢　沙參三錢　白芍二錢　水煎大半杯，溫服。

防風松肌敗毒湯　防風三錢　薄荷二錢　蟬蛻二錢（去頭足）　杏仁三錢　白芍三錢　丹皮三錢　連翹二錢　桔梗二錢　甘草一錢（生）　加鮮蘆根一兩，水煎大半杯，溫服。如身熱漸退，疹毒漸回，即去防風、薄荷、蟬蛻、杏仁，加生地三錢。服三四劑，疹回盡，自身涼而安矣。瘟疫六經方，均可用。

荊防透疹湯　芥穗三錢　防風三錢　當歸三錢　白芍三錢　川芎三錢　杏仁三錢　甘草二錢　應溫散者，宜用此方。

消毒散　薄荷一錢　白芷一錢　桔梗二錢　甘草一錢（生）　天花粉三錢　連翹二錢　僵蠶二錢　貝母三錢（搗碎）　金銀花三錢　加竹葉十五片，水煎大半杯，溫服。數劑全消。

清營解毒湯　羚羊角三錢　生地五錢　冬桑葉三錢　薄荷二錢　丹皮三錢　白芍三錢　桔梗二錢　連翹三錢　金銀花三錢　元參三錢　竹葉一錢　防風三錢　水煎大半杯，溫服。

服此壯熱不減，仍神急狂叫，再加犀角末一錢沖入，再用金汁三四兩，代茶飲。如壯熱退，神清，疹漸回，去犀角、羚羊、薄荷，加麥冬，服數劑可癒矣。

喉　風（後咽喉門宜與此參看）

喉風一證，內有鬱熱，而外受風寒也。此證傷寒有之，溫病亦有之。如傷寒證咽喉腫痛，發熱微惡寒，或微嘔者，以柴胡桂枝湯去人參主之。如傷寒少陰咽痛，以甘桔湯主之。如溫證咽喉腫痛，口燥心煩，內陰虧而火熾者，以防風湯主之。如無外證，僅喉內生瘡腫疼者，以甘草桔梗射干湯主之。如脖項或頤下紅腫作痛者，以辛烏散洗之，敷之。

柴胡桂枝湯　柴胡三錢　黃芩一錢　半夏三錢　甘草二錢（生）　桂枝三錢　芍藥三錢　生薑三錢　大棗二枚　水煎大半杯，溫服。

甘桔湯　甘草四錢（生）　桔梗二錢　水二杯，煎一杯，溫服。

防風湯　冬桑葉三錢　連翹二錢　防風二錢　竹葉一錢　杏仁三錢　芍藥二錢　丹皮二錢　桔梗二錢　甘草二錢　水煎大半杯，溫服。

甘草、桔梗、射干湯　方見咽喉。

養陰清肺湯　生地四錢　麥冬三錢　白芍三錢　薄荷二錢　元參三錢　丹皮三錢　貝母二錢　甘草二錢　火盛者，宜用此方。

辛烏散　赤芍梢五錢　草烏五錢　桔梗二錢半　芥穗三錢半　甘草二錢半　柴胡一錢半　赤小豆三錢　連翹二

錢半　細辛二錢半　紫荊皮五錢　皂角二錢　生地二錢半　右共研為細末，凡頸項及口外紅腫，即以此藥合水敷之。並可以此藥加荊芥一兩作為湯劑，用沙鍋煎水，頻頻洗之。或用手巾蘸水燙之，洗後再敷面藥。

痙　證

痙病者，汗亡津血而感風寒也。其證身熱足寒，頸項強急，惡寒時頭熱，面目俱赤，頭搖口噤，背反張，總由風寒乘虛入太陽經而成此證也。

太陽兼統營衛，風寒傷人，營衛攸分。其發熱汗出，不惡寒者，名曰柔痙，風傷衛也。其發熱無汗，反惡寒者，名曰剛痙，寒傷營也。

如太陽病，其證備、身體強，几几然，脈反沉遲，此為柔痙，瓜蔞桂枝湯主之。如太陽病無汗，而小便反少，氣上衝胸，口噤不得語，欲作剛痙，葛根湯主之。如胸滿口噤，臥不著席，腳攣急，必齘齒，可與大承氣湯。如婦人產後，或男子患金瘡，傷血過多而成痙證者，以當歸補血湯，合桂枝湯主之。

瓜蔞桂枝湯　瓜蔞根四錢　桂枝三錢　芍藥三錢　甘草三錢　生薑三錢　大棗四枚　水煎大半杯，熱服，覆衣，飲熱稀粥，取微汗。

葛根湯　葛根四錢　麻黃三錢（先煎去沫）　桂枝二錢　芍藥二錢　甘草二錢　生薑三錢　大棗四枚　水煎大半杯，熱服，覆衣取微汗。

大承氣湯　大黃五錢（生）　芒硝三錢　枳實三錢

厚朴三錢　水煎大半杯，溫服。此湯所治之證，乃陽明燥熱，筋脈焦枯之故，宜用清涼滋潤之味。甚者乃用此湯，泄其胃熱乃癒。

當歸補血湯合桂枝湯方　黃耆一兩　當歸三錢　桂枝三錢　芍藥三錢　甘草二錢　生薑三錢　大棗四枚　水煎大半杯，溫服。

瘧　疾

瘧病者，陰邪閉束，鬱其少陽之衛氣也。以暑蒸汗泄，寒入汗孔，舍於腸胃之外，經藏之間，秋傷於風，而瘧作矣。

其證陰陽交爭，陰勝於陽則發寒，陽勝於陰則發熱。陽旺而發之速，則寒少而熱多。陽虛而發之遲，則寒多而熱少。陽氣日盛，則其作日早。陽氣日衰，則其作日晏。陽氣退敗，不能日與邪爭，則間日乃作。

如先寒後熱，而為寒瘧，以柴胡瓜蔞乾薑湯主之。如寒多熱少，或但寒不熱，而為牡瘧，以柴胡桂枝乾薑湯主之。先熱後寒，而為溫瘧，及熱多寒少，或但熱不寒，而為癉瘧，統以白虎桂枝柴胡湯主之。如瘧證脾濕有寒屬虛者，以六君子湯主之。如久瘧不癒，結為癥瘕，名曰瘧母者，以減味鱉甲煎、丸主之。

柴胡瓜蔞乾薑湯　柴胡三錢　黃芩二錢　甘草二錢　人參一錢　生薑三錢　大棗三枚　乾薑三錢　瓜蔞三錢　水煎大半杯，熱服覆衣。嘔，加半夏。

柴胡桂枝乾薑湯　柴胡三錢　甘草二錢　人參一錢

茯苓三錢　桂枝三錢　乾薑三錢　水煎大半杯，熱服覆衣。

白虎桂枝柴胡湯　石膏三錢　知母三錢　甘草二錢　粳米半杯　桂枝三錢　柴胡三錢　水煎大半杯，熱服覆衣。

六君子湯　人參三錢　白朮三錢　茯苓三錢　半夏三錢　甘草二錢　陳皮三錢　倍加柴胡，並加生薑三片，棗二枚，水煎大半杯，溫服。

減味鱉甲煎丸　鱉甲二兩四錢　柴胡一兩二錢　黃芩六錢　人參二錢　半夏二錢　甘草二錢　桂枝六錢　芍藥一兩　丹皮一兩　桃仁四錢　阿膠六錢　大黃六錢　乾薑六錢　葶藶二錢　右為末，用清酒一罈，入灶下灰一升，著鱉甲於中，煮令消化，絞汁去渣，入諸藥煎濃，留藥末，調和為丸，如梧子大，空腹服七丸，日三服。

痧　證

病起於驟然，或氣逆面青，肢冷目暗，俗稱迷痧是也。或腹中絞痛，俗稱絞腸痧是也。身上有斑點，如痧，或用痲刮之，累累如硃砂，故名曰痧。此乃風寒濕邪，或山嵐瘴氣，襲於肌表之間，而成此證。淺者刮之，深者刺之，宜急救。遲者邪乾於藏，而氣機不轉，即不能救矣。

刺法　以針刺手腕中（內關穴），足委中（委中穴），及十指出血。

刮法　用手掌著熱湯，重打手腕、足委中，至紅紫有大斑如痘大（按：此刮法，實為拍打法也）。

中　風

中風之家，其人素有土濕木鬱之病，土濕則脾弱，而氣不能達四肢，手足或有時頑麻。木鬱則肝虛，而血不能榮諸筋，支節或有時枯鞕。一旦猝受風邪，外而皮毛竅閉，內而經藏氣鬱，其藏府濕盛者，必至痰壅心肺，故神迷言拙，則癡瘖之病作矣。其經絡燥盛者，必至火鑠血脈，故筋攣支拳，則癱瘓之病成矣。

人必本氣先傷，而後風邪得以中之。故邪中於絡，口眼喎斜。邪中於經，手足不遂。邪中於府，語言錯亂，即不識人。邪中於藏，舌即難言，口吐涎。

如中風之淺者，只口眼喎斜，以驅風活血湯主之，此散微邪法也。如血分虛，而左半偏枯者，以桂枝歸苓湯主之。如氣分虛而右半偏枯者，以黃耆薑苓湯主之。如中風身體緩急，口目不正，舌強不言，小續命湯主之。如風邪初中，手足不遂者，以祛風湯主之。如痰涎膠塞，迷惑不清者，以葶藶散主之。

此證明明是風，即可以風治之，不可與脫證相提並論。凡一切補益之藥，萬勿輕施，庶可以治風病矣。

驅風活血湯　竹瀝五錢　獨活三錢　生地汁五錢　水煎大半杯，溫服取微汗。

桂枝歸苓湯　桂枝三錢　芍藥三錢　甘草二錢　當歸三錢　茯苓三錢　川芎二錢　生薑三錢　水煎大半杯，溫服。中下寒，加乾薑、附子。

黃耆薑苓湯　黃耆三錢　人參三錢　甘草二錢　茯苓

三錢　半夏三錢　生薑三錢　杏仁三錢　麻黃三錢　水煎大半杯，溫服。中下寒，加乾薑、附子。病重者，黃耆、生薑可用一二兩。

如中風血枯筋燥，阿膠、首烏之類，亦可暫用，要當適可而止。如大便燥結者，宜用阿膠、蓯蓉以滑大腸。如風家，肢節蜷縮，宜用熨法。右半用黃耆、茯苓、生薑、附子，左半用首烏、茯苓、桂枝、附子，研末用布包，外以布巾縛住，以火釧溫之，汗出即舒矣。

小續命湯　麻黃二錢　防己二錢　防風三錢　芍藥二錢　黃芩二錢　甘草二錢　生薑五錢　人參二錢　杏仁二錢　附子二錢　川芎二錢　桂枝二錢　水煎大半杯，溫服。如痰火太盛，附子可去。

祛風湯　防風三錢　桑葉三錢　秦艽三錢　天麻三錢　甘草二錢　茯苓三錢　半夏三錢　杏仁三錢　白芍三錢　生薑三錢　水煎大半杯，溫服。

葶藶散　葶藶三錢　白芥子三錢　甘遂一錢　共研末，每服五分，宿痰即從便下。

曆　節　風

曆節風者，風寒濕之邪，傷於筋骨者也。其證肢節疼痛，足腫頭眩，短氣欲吐，身羸發熱，黃汗沾衣，色如檗汁。此緣飲酒，汗出當風取涼，酒氣在經，為風所閉，濕邪淫泆，傷於筋骨。

其經絡之中，則是濕熱。其骨髓之中，則是濕寒。以桂枝芍藥知母湯主之。

桂枝芍藥知母湯　桂枝四錢　芍藥三錢　甘草二錢　白朮二錢　附子二錢　知母四錢　防風四錢　麻黃二錢　生薑五錢　水煎大半杯，溫服。如病劇不能捷效，加黃耆以行經絡，烏頭以驅寒濕，無有不癒。

痹　證

痹證者，風寒濕三氣合而為病也。其病有定處，或痛中帶麻，仍以桂枝芍藥知母湯主之。如血痹，並一切痹證之屬虛者，以黃耆五物湯主之。

桂枝芍藥知母湯（見上）

黃耆五物湯　黃耆三錢　桂枝三錢　白芍三錢　大棗四枚　生薑四錢　水煎大半杯，溫服。

鶴　膝　風

鶴膝風者，脛細而膝腫是也。為風、寒、濕三氣合痹於膝，而成此證，仍以桂枝芍藥知母湯主之。如氣血兩虛者，以十全大補湯加味主之。如初起用白芥子研末，以薑蔥汁調塗之，敷時患處起泡，泡乾脫皮自癒。

桂枝芍藥知母湯（見上）

十全大補湯　人參　白朮　茯苓　甘草（炙）　熟地　當歸　黃耆　肉桂　白芍各二錢　川芎一錢　加薑棗，水煎大半杯，溫服。防風、附子、牛膝、杜仲、獨活可隨便加之。

白芥子敷法　以白芥子研細末，照法敷之。

腳　氣

腳氣者，足履地而受寒暑風濕之氣，致成此證也。其初從足起，漸入小腹，甚乃上攻心胸，若不急治，遂至殺人。然其證有乾濕之不同，濕腳氣者，兩腳腫大，或下注生瘡，浸淫滋水，以雞鳴散主之。

乾腳氣者，兩脛不腫，或頑麻，或攣急，或縱緩，為血虛而兼濕氣，以四物湯加味主之。

如腳氣疼痛，不可屈伸者，以烏頭湯主之。若上氣喘急，及小腹不仁，恐攻心不救者，以腎氣丸主之。如腳氣沖心者，以礬石湯浸之。

雞鳴散　檳榔七粒　吳茱萸三錢（泡）　蘇葉三錢　桔梗五錢　橘紅一兩　木瓜三兩　生薑五錢　水三大碗，煎至一小碗，取汁；再入水二碗，煎取一小碗，取汁；兩汁相和，次日五更，分三五次，冷服之。冬月略溫亦可，天明當下黑糞。

四物加味湯　熟地三錢　當歸三錢　川芎一錢半　白芍二錢（酒炒）　牛膝二錢　獨活二錢　蒼朮一錢　澤瀉三錢　水煎大半杯，溫服。熱者，加黃柏、知母、茵陳。寒者，加乾薑、附子、吳茱萸、肉桂之類。

烏頭湯　麻黃三錢　芍藥三錢　黃耆三錢　甘草二錢（炙）　烏頭三錢　右將烏頭㕮咀，用蜜一杯，煎取五分，即出烏頭。另四味，以水三杯，煎取一杯，去渣。內蜜，再煎八分，溫服。用茵陳五苓湯，亦效。

腎氣丸　熟地八兩　山茱萸四兩　山藥四兩　丹皮三

兩　茯苓三兩　澤瀉三兩　附子一兩　肉桂一兩　煉蜜為丸，如桐子大。每服三錢，淡鹽湯送下。

礬石湯　礬石三兩　水煎三五沸，浸腳良。

裏　證　類

心　腹　痛

心腹疼痛者，土濕而木賊之也。土濕而胃膽上逆，則痛在心胸，土濕而肝脾下陷，則痛在少腹。若中氣頹敗，木邪內侵，則不上不下，痛在當臍，更為劇也。

上痛者熱多而風少，下痛者風多而熱少，而究其根源，總屬濕寒所致。

如痛在心胸，熱多者以柴胡牡蠣湯主之。如痛在少腹，寒多者以薑苓桂枝湯主之。如因食積而疼，宜溫下者，以大黃附子湯主之，或以厚朴七物湯主之。如因水積而疼者，以五苓湯主之，或以十棗湯主之。如因血積而疼者，以桂枝茯苓丸主之，或以下瘀血湯主之。如因痰積而疼者，以薑苓半夏湯主之。如因蟲積而疼者，以烏梅丸主之。如無宿物，專屬寒濕者，以大建中湯附子粳米湯主之。

柴胡牡蠣湯　柴胡三錢　牡蠣一錢（粉）　甘草二錢　瓜蔞三錢　半夏三錢　芍藥三錢　生薑三錢　水煎大半杯，溫服。如胸痹疼，仍宜用金匱方治之。

薑苓桂枝湯　桂枝三錢　芍藥三錢　甘草二錢　茯苓三錢　當歸三錢　生薑三錢　半夏三錢　杏仁三錢　砂仁二錢　水煎大半杯，溫服。如寒甚，加附子。

大黃附子湯　大黃三錢　附子三錢　細辛二錢　水煎大半杯，溫服。

厚朴七物湯　厚朴四錢　大黃二錢　枳實一錢半　桂枝一錢半　甘草一錢半　生薑二錢半　大棗二枚　水煎大半杯，溫服。嘔者加半夏，寒者再加生薑。

五苓湯　十棗湯（方均見痰飲）

桂枝茯苓丸　桂枝　茯苓　丹皮　桃仁（去皮尖）芍藥各等份　陳皮三錢　上為細末，煉蜜為丸，如兔屎大，每日食前服一丸，不瘥，加至三丸。

下瘀血湯　大黃三兩　桃仁二十個　蟅蟲二十枚（去足翅）　上為細末，煉蜜和為四丸，以酒一杯，煮一丸，取八分，頓服之。

薑苓半夏湯（方見痰飲）

烏梅丸（方見蚘蟲）

大建中湯　蜀椒二錢（炒去汗）　乾薑四錢　人參二錢　水二杯，煎一杯，去滓，入膠飴四錢，煎取八分，溫服，如一炊頃，可食熱粥半碗。

附子粳米湯　附子二錢（製）　半夏四錢　甘草一錢（炙）　粳米五錢（布包）　大棗二枚　生薑三錢　水煎大半杯，溫服，日夜作三服。

腰　痛

腰痛者，水寒而木鬱也。腎居腰間，腎水寒則土濕，土濕則木鬱而陽陷，則痛在於腰。亦有色慾過度而腰痛者，陰精大泄，而陽根已損，此木枯土敗之原，而疼痛所由來也。

如因濕而得屬實者，以腎著湯主之。如因寒而得屬虛者，以桂枝薑苓阿膠湯主之。如因外感風寒而致者，應以傷寒法治之，不在此列。

腎著湯　茯苓三錢　白朮三錢（生）　乾薑二錢　甘草一錢（炙）　水煎大半杯，溫服。

桂枝薑苓阿膠湯　茯苓三錢　桂枝三錢　甘草二錢　生薑三錢　阿膠三錢（炒研）　白芍三錢　當歸三錢　川芎三錢　水煎大半杯，溫服。

頭　痛

頭痛者，風寒火三氣逆於上也。然亦有因陰血虛，陽熱盛而頭痛者。亦有因陽氣虛，陰寒盛而頭痛者。血虛頭痛尚微，陽虛頭痛獨劇耳。

如真頭痛，痛甚，腦盡痛，手足寒至節，不治。如因火盛而頭痛者，以元參飲主之。如因血虛而頭痛者，以當歸補血湯加鹿茸主之。如因腎陰虛而頭痛者，以左歸飲加味主之。如因陽虛而頭痛者，以吳茱萸湯主之。如因外感風寒而頭痛者，應以傷寒法治之，不在此列。

元參飲　元參一兩　水煎，當茶飲。有風者，用柴胡湯去人參，加元參、枳實治之。

當歸補血湯　黃耆一兩　當歸三錢　加鹿茸一兩，水煎大半杯，溫服。

左歸飲　熟地四錢　山藥三錢　山茱萸三錢　茯苓三錢　枸杞三錢　甘草二錢（炙）　加肉蓯蓉三四錢，川芎二錢，細辛一錢半，水煎服。

吳茱萸湯　人參二錢　吳茱萸二錢　生薑四錢　大棗三枚　水煎大半杯，溫服。

眩　暈

眩暈者，眩冒而旋轉不定也。如因肝風痰飲而致者，統以二陳湯加味主之。如因虛而致者，以一味鹿茸酒主之。如因火亢而致者，以一味大黃散主之。

二陳湯　半夏三錢　陳皮三錢　茯苓三錢　甘草二錢（炙）　水煎大半杯，溫服。如屬肝風者，加防風、玉竹、天麻、鉤藤。如屬痰飲者，倍半夏，倍加澤瀉。火盛者，加黃芩、元參。

一味鹿茸酒　鹿茸一兩　酒煎去渣，入麝香少許服。

一味大黃散　大黃（製）　為末茶調下，每服一錢至二三錢。清寧丸亦可代之。

痰　飲

痰飲者，肺腎之病也。其根由於土濕，蓋肺氣降而化水，腎水升而化氣，一自陽衰土濕，肺氣壅滯不能化水，腎水凝瘀不能化氣，氣不化水則鬱蒸於上而為痰，水不化氣則停積於下而為飲。痰飲伏留，清道堵塞，此壅嗽發喘，息短胸滿，眠食非舊，喜怒乖常，諸變證所由作也。

如痰飲伏留而脹滿者，以薑苓半夏湯主之，或以小半夏加茯苓湯主之。如痰飲停滯而喘嗽者，以小青龍湯主之，或以麻黃射干湯主之。如飲積於上，氣不化水，致飲留心下而化痰者，以桂苓甘朮湯主之。如飲積於下，水不化氣，致飲泛胸中而化痰者，以真武湯主之。如水飲停瘀藏府，上在胸膈，宜泄其氣分者，以十棗湯主之。

下在臍腹，宜泄於水道者，以豬苓湯主之。流溢經絡，宜泄於汗孔者，以五苓散主之。如一切痰飲可吐者，以瓜蒂散主之。

薑苓半夏湯　茯苓三錢　澤瀉三錢　甘草一錢　半夏三錢　杏仁三錢　生薑三錢　陳皮三錢　水煎大半杯，溫服。如上熱者，加黃芩、貝母。下寒者，佐乾薑、附子。宿痰膠固難行者，加枳實開之。

小半夏加茯苓湯（方見喘促）

小青龍湯（方見《傷寒》）

麻黃射干湯（方見《金匱》）

桂苓甘朮湯　茯苓四錢　白朮三錢　桂枝三錢　甘草一錢半（炙）　水煎大半杯，溫服。

真武湯　茯苓三錢　白芍三錢　生薑三錢　白朮二錢　附子二錢　水煎大半杯，溫服。

十棗湯　芫花（熬）　甘遂　大戟各等份　異篩，秤末，合和之。水二杯，先煮大棗十枚，至七分，去渣滓，內藥末。強人服八九分，羸人服五六分，平旦溫服，若下少病不除，明日更服，加三分，利後糜粥自養。

豬苓湯（方見瘟疫）

五苓散　豬苓十八銖　澤瀉一兩六銖　白朮十八銖　桂枝半兩　茯苓十八銖　共為末，以白飲和服三錢，日三服，多飲暖水，汗出癒（按：白飲即白開水）。

瓜蒂散　瓜蒂　赤小豆　右各等份為末，取二錢，以香豉一撮，用熱湯煮作稀糜，和藥散服之。不吐者，少少加，得快吐乃止。諸亡血家，不可與之。

咳　嗽

咳嗽一證，五藏六府皆有之，非獨肺也。然總不外於外感內傷所致。

外感者，風寒閉其皮毛，肺氣必致鬱遏，然必內挾水飲，而痰壅肺竅，一遇風寒閉塞，其嗽乃作也。

內傷者，七情色慾傷其血脈，夜則發熱，日則咳嗽，甚則日夜發熱，日夜咳嗽，此為虛勢咳嗽也。先傷其血，後傷其氣，陰陽並竭，氣血皆虧，其病劇矣。

如外感風寒，內挾水飲，宜溫散者，以小青龍湯主之。宜清解者，以小柴胡湯主之。如內傷咳嗽，血虛有寒者，以小建中湯主之。如內傷咳嗽，氣逆有火者，以麥冬湯主之。或外感，或內傷，如火熱乘肺，咳唾有血者，以《千金》麥門冬湯加減主之。

小青龍湯　麻黃二錢　芍藥二錢　細辛一錢　乾薑二錢　甘草二錢　桂枝二錢　五味一錢　半夏二錢　先煮麻黃去沫，後入諸藥，煎服。寒者可加附子，熱者可加石膏、大黃。濕者可加茯苓，燥者可加天冬、麥冬。射干麻黃湯亦妙。方見《金匱》。

小柴胡湯（方見瘟疫）

小建中湯　桂枝三錢　芍藥六錢　生薑三錢　甘草二錢　飴糖六錢　大棗二枚　水三杯，煮取一杯，去滓，內飴糖，更上微火消解，溫服，日三服。

麥門冬湯（方見喘證）

千金麥門冬湯　麥門冬二錢　桔梗二錢　半夏二錢　生地黃二錢　紫菀二錢　杏仁二錢　桑葉二錢　甘草一錢　柏葉二錢　生薑一片　水煎大半杯，空心服。如無血，去柏葉，外感內傷均可服。白茅湯亦可用（方見血證）。《金匱》治咳嗽方頗多，宜擇而用之。

喘促

喘促者，氣上衝而不得倚息也。其證有實有虛，有半實半虛者。實喘者，或外感風寒，皮毛頓閉，或內停水飲，肺氣不宣，均足致喘。虛喘者，水天之氣不相交接也。《內經》云：其本在腎，其末在肺，以明水天一氣。若天水違行，則肺腎不交而喘作矣。倘治不得宜，將有離脫之患。半實半虛者，肺金寒而脾土濕，脾氣不升，肺氣不降，痰涎在中，上下不交而為喘。夫脾肺不交，則為虛寒濕，內凝則為實。虛實相半，宜補瀉並施，寒涼之藥，在所當禁也。

如實喘屬外感風寒者，以小青龍湯主之。如實喘屬內停水飲者，以小半夏加茯苓湯主之。或薑苓半夏湯主之。

如虛喘而腎氣離根，水泛為痰者，以真武湯主之。如半實半虛，內有寒濕者，以六君子湯，加生薑主之。如半實半虛，內有火逆者，以麥門冬湯主之。

小青龍湯（方見咳嗽）

小半夏加茯苓湯　半夏四錢　茯苓四錢　生薑四錢　水煎大半杯，溫服。凡嘔吐吞酸，腹痛脹滿者，均可用。

治喘方　即加減小青龍湯也。　茯苓三錢　法夏三錢　陳皮三錢　甘草二錢　桂枝三錢　乾薑二錢　細辛一錢　砂仁二錢。

薑苓半夏湯（方見痰飲）

真武湯（方見痰飲）

六君子湯（方見瘧疾）　加生薑三錢，水煎大半杯，溫服。

麥門冬湯　麥冬三錢　人參二錢　粳米五錢　半夏三錢　甘草三錢　大棗二枚　水煎大半杯，溫服。

哮　證

哮證者，寒邪伏於肺俞，痰窠結於肺膜，內外相應，一遇風、寒、暑、濕、燥、火六氣之傷，即發。傷酒，傷食，動怒，動氣，役勞，房勞亦發。一發則肺俞之寒氣，與肺膜之濁痰，狼狽相依，窒塞關隘，不容呼吸。

若呼吸，則氣觸其痰，鼾齁有聲，非泛常之藥，所能治也。以聖濟射干丸主之。

聖濟射干丸　射干　半夏各一兩　陳皮　百部　款冬花　貝母　細辛　乾薑　茯苓　五味子膭鬱李仁　皂莢各

五錢（去皮、子） 共為末，煉蜜為丸，如桐子大，空心米飲下三四十丸，一日兩服。

肺癰

肺癰者，濕熱之鬱蒸也。緣陽衰土濕，肺胃不降，濕鬱成熱，而復外感風邪，皮毛固閉，營鬱不得外達，則肺熱愈熾矣。

其證胸內隱隱疼痛，痞悶喘促，痰嗽彌增，口乾咽燥，而不作渴，少飲湯水，則津液沸騰，多吐濁沫，熱邪內傷其津血，津血與痰涎鬱蒸，腐化膿穢，吐如米粥，久而肺藏潰爛，是以死也。

如肺癰初起，以蘇葉橘甘桔湯主之。如膿成，以二白散主之，或葶藶大棗瀉肺湯主之。

蘇葉橘甘桔湯 蘇葉三錢 甘草二錢 桔梗三錢 杏仁三錢 茯苓三錢 貝母三錢 橘皮三錢 生薑三錢 水煎大半杯，溫服。如胃逆胸滿重，加半夏。如痰盛，宜逐以甘遂、葶藶之屬驅之。如膿成，當泄以丹皮、桃仁之類排之。劇者用仲景二白散。

二白散 桔梗三分 貝母三分 巴豆一分（去皮炒研如脂） 為末，飲服半錢匕，虛者減之。膿在膈上則吐，在膈下則泄，下多，飲冷水一杯則止。

葶藶大棗瀉肺湯 葶藶彈子大（炒黃研） 大棗十二枚 水三杯，煮棗，取二杯，去棗，入葶藶，煮取一杯，頓服。膿未成，則痰下。膿已成，則膿下。

氣　鼓

氣生於肺，而根於腎，腎陽不升則氣不化水，而抑鬱於下，是為氣鼓。氣鼓者，臍以下腫是也。蓋腎不升，由於土濕，土濕則木鬱，木失發達之性，是以凝滯，而生脹滿。木失疏泄之權，是以淋澀，而小便不利。且土濕脾必陷，脾陷則肝木沉鬱，而生下熱。土濕胃必逆，胃逆則膽火浮升，而生上熱。

病本則屬濕寒，病標則屬濕熱，法宜泄濕行鬱，補脾精而達木氣，清利膀胱之鬱熱也。以桂枝薑砂湯主之。胃苓湯亦主之。如脾虛不運，而作鼓脹者，以六君子湯主之。如脾肺濕旺，化生鬱濁，腐敗膠黏，不得下行，宜用瓜蒂散去其鬱陳，然後調之。如病重人虛，不可服此，以葶藶散主之。

桂枝薑砂湯　茯苓三錢　澤瀉三錢　桂枝三錢　芍藥三錢　甘草二錢（炙）　砂仁一錢（炒研）　生薑三錢　杏仁三錢　水煎大半杯，入砂仁略煎，去渣，入西瓜漿一湯匙，溫服。如膀胱濕熱，小便紅澀者，加梔子清之。

胃苓湯　厚朴二錢　陳皮三錢　白朮二錢　茯苓三錢　豬苓三錢　澤瀉三錢　桂枝三錢　甘草二錢　加生薑三片，水煎服。如上熱加黃芩，下寒加乾薑。

六君子湯（方見瘧疾）

瓜蒂湯（方見痰飲）

葶藶散（方見中風）

水 脹

水統於腎，而根於肺，肺陰不降，則水不化氣，而氾濫於上，是為水脹。水脹者，臍以上腫是也。蓋肺不降，由於胃逆，胃逆由於土濕，土濕乃由水寒，水寒而腎失封蟄之性，則相火不得秘藏，土濕乃令木鬱，木鬱而肝失疏泄之權，則水道不能清利，是以膀胱癃閉，水不歸壑而逆行於胸腹，浸淫於經絡，則腫脹之病作矣。其本之在藏者，宜泄之於膀胱。其標之在經者，宜泄之於汗孔。汗溺之行，總以燥土疏木為主。

蓋水病雖在肺腎，而土濕木鬱乃其根本也。如初起宜發汗者，以苓桂麻黃湯主之。宜利水者，以苓桂阿膠湯主之。如水在太陽之經，宜發汗以驅水者，以小青龍湯主之。如水在少陰之經，宜化氣以導水者，以真武湯主之。如風水脈浮、身重汗出惡風者，以防己黃耆湯主之。如皮水四肢腫，水在皮中，聶聶動者，以防己茯苓湯主之。如治正水者，以桂枝去芍藥加麻黃細辛附子湯主之。如治石水者，以麻黃附子湯主之。

苓桂麻黃湯　茯苓三錢　澤瀉三錢　半夏三錢　杏仁三錢　甘草二錢　麻黃二錢　桂枝三錢　水煎大半杯，熱服，覆衣取汗。中氣虛加人參，寒加乾薑，肺熱加麥冬、貝母。用五苓散加茵陳亦妙。

苓桂阿膠湯　茯苓三錢　澤瀉三錢　甘草二錢　桂枝三錢　阿膠三錢　豬苓三錢　水煎大半杯，熱服。小便不清加西瓜漿，熱加梔子，中虛加人參，寒加乾薑。乙木遏陷，疏泄不行，陽敗土濕，不能制伏水邪，故病腫脹。泄濕燥土，疏木行水，是定法也。後世八味加減之方，地黃助脾之濕，附子益肝之熱，肝脾未至極敗，服之可效。肝脾病深，則不效，而反益其害，最誤人也。

小青龍湯（方見咳嗽）

桂枝去芍藥加麻黃細辛附子湯　麻黃附子湯（二方，均見《金匱》）。

真武湯（方見痰飲）

防己黃耆湯　防己三錢　甘草一錢半（炙）　白朮二錢　黃耆二錢　生薑一錢　大棗一枚　水煎大半杯，溫服。服後如蟲行皮中，從腰下如冰，後坐被上，又以一被繞腰下，溫令微汗瘥。喘者加麻黃。胃中不和者，加芍藥。氣上衝者，加桂枝。

防己茯苓湯　防己三錢　桂枝三錢　黃耆三錢　茯苓六錢　甘草一錢（炙）　水煎大半杯，溫服，日夜作三服。

桂枝苓澤湯　此方統治鼓脹　桂枝三錢　茯苓六錢　澤瀉三錢　杏仁三錢　法夏三錢　甘草二錢　防己三錢　桑葉三錢　生薑三錢　水煎大半杯，溫服。

噎　膈

噎膈者，陽衰土濕，上下之竅閉也。蓋脾主升清，胃主降濁，清氣升則下竅豁達而莫壅，濁氣降則上竅清空而無礙，一自中氣虛敗，濕土堙塞，脾陷則清氣不升，是以下竅澀結而不出，胃逆則濁氣不降，是以上竅鬱塞而不納。且脾陷則肝木無疏泄之權，故便溺艱澀而水瘀不行。胃逆則膽火有浮升之勢，故痰涎滯塞而食噎不下。出納之無靈，緣脾胃之不運，而脾胃之不運，實中氣之虛敗致之也。以苓桂半夏湯主之。

苓桂半夏湯 茯苓三錢 澤瀉三錢 甘草二錢 桂枝三錢 半夏三錢 乾薑三錢 生薑三錢 芍藥三錢 水煎大半杯，溫服。如上脘不開，宜重用半夏以降胃氣。痰盛者，加茯苓、橘皮行其瘀濁，生薑取汁，多用益善。如痰飲極旺，用瓜蒂散吐之。如胸脅痛楚，當以甘草緩其迫急，芍藥泄其木邪，柴胡、鱉甲散其結鬱。若兼風木枯燥加阿膠、當歸，滋木清風，其痛自瘥。

如大便燥結，宜以乾薑、砂仁溫中破滯，益脾陽而開腸竅；以桂枝達木鬱而行疏泄；乾澀難下者，重用肉蓯蓉以滑腸竅，白蜜亦佳；木枯血燥，不能疏泄，加阿膠、當歸滋其風木。如小便紅澀，宜苓澤桂枝，泄濕疏木，以通前竅。甚者用豬苓湯加桂枝。豬苓滑澤，泄濕燥土，桂枝、阿膠，疏木清風，水道自利。

反　胃

反胃與噎膈同理，但噎膈上脘下脘全閉，故食不能入而反胃，上脘不閉，惟下脘閉耳，故朝食而暮吐，暮食而朝吐也。蓋胃雖能納穀，而脾虛不能消化，下行無路，則逆而上湧，此自然之理也。法宜溫中燥濕，降逆開結為主，宜以薑苓半夏湯主之。如中焦虛寒，下焦無火者，以吳茱萸湯主之。

薑苓半夏湯　人參三錢　半夏三錢　生薑三錢　茯苓三錢　白蜜半杯　河水揚之二百四十遍，煎大半杯，入白蜜，溫服。

若肝氣不能疏泄，加桂枝、阿膠疏木清風，至利水滑腸之法，依噎膈諸方，無有異也。

吳茱萸湯（方見頭痛）

不能食（谷勞附）

不能食者，胃中元氣虛也。然有虛冷虛熱之異，虛冷者，胃陽敗則濕勝其燥，雖食而不能消化，其證面黃白，身常惡寒，大便溏秘無常是也。虛熱者，胃陰竭則燥勝其濕，不食而常覺飽悶，其證面黃赤，身常惡熱，大便燥結不通是也。

谷勞一證，其人怠惰嗜臥，肢體煩重，腹滿善饑而不能食，食已則發，穀氣不行使然也。如胃虛冷不能食者，以消食丸主之。如胃虛熱不能食者，以資生丸主之。如谷勞不能食，以沉香湯，椒薑大麥湯主之。

消食丸　麥蘖一升　神麴一升　乾薑四兩（炮）　烏梅四兩（焙）　茯苓五兩　用蜜為丸，每服十五丸，日再。加至四十丸。

資生丸　白朮三兩（米泔水浸用山黃土拌九蒸曬去土切片焙乾）　橘皮二兩　山楂二兩（蒸）　神麴二兩（炒）　茯苓一兩五錢（人乳拌飯上蒸曬乾）　人參三兩（人乳浸透飯鍋上蒸透）　白豆蔻五錢（微炒）　扁豆一兩（炒）　蓮肉一兩（去心炒）　山藥一兩半（炒）　芡

實一兩半（炒）　薏苡仁二兩（炒）　上為末，煉蜜丸，每服二錢，細嚼，淡鹽湯下。

沉香湯　沉香一錢　枳實二錢　人參三錢　茯苓三錢　半夏三錢（薑製）　杏仁三錢　甘草二錢　陳皮三錢　白朮三錢（土炒）　生薑三錢　水煎大半杯，溫服。

椒薑大麥湯　大麥芽一升（炒）　川椒一兩（炒）　乾薑三兩　共搗末，每服方寸匕，日三服。

嘔吐噦呃逆

嘔者，口中出水而無食也。吐者，口中吐食而無水也。嘔吐者，水與食並出也。噦者，口中有噦味也。呃逆者，氣衝有聲，聲短而頻也。總屬陽明胃病也。胃以下行為順，倘木鬱剋土，而胃氣上逆，則諸病作矣。然有虛實寒熱之不同。宜分治之。

如食穀欲嘔，手足逆冷，煩躁欲死，屬胃虛。有寒者，以吳茱萸湯主之。如胃反吐而渴，欲飲水，因濕盛瘀塞，胃土降路，而火不得下，蟄屬胃實。有熱者，以茯苓澤瀉湯主之。如嘔而脈弱，小便復利，身有微熱，四肢見厥，屬寒盛格陽者，以四逆湯主之。如食已即吐，屬胃濕生熱者，以大黃甘草湯主之。如吐嘔而穀不得下，胃氣上逆，濁陰不降，屬胃實有寒者，以小半夏湯主之。如嘔吐發熱，腹中痞滿，胸脅作痛，屬肝鬱有熱者，以小柴胡湯主之。如嘔而腸鳴，心下痞鞕，有寒有熱，半虛半實者，以半夏瀉心湯主之。如噦逆者，以橘皮竹茹湯主之。如呃逆者，以代赭旋覆花湯主之。如久病呃逆，恐脾腎之氣將絕，宜純以溫補之藥治之。

以上諸證，或統以二陳湯加減治之。

吳茱萸湯（方見頭痛）

茯苓澤瀉湯　茯苓八錢　澤瀉四錢　甘草二錢　桂枝二錢　白朮三錢　生薑四錢　水煎大半杯，溫服。

四逆湯　甘草二錢　乾薑三錢　附子二錢　水煎大半杯，溫服。

大黃甘草湯　大黃四錢　甘草二錢　水煎大半杯，溫服。

小半夏湯　半夏四錢　生薑四錢　水煎大半杯，溫服。如胃敗已極，宜去半夏加人參。

小柴胡湯（方見瘟疫）

半夏瀉心湯　半夏三錢　黃芩一錢半　乾薑一錢半　甘草一錢半　人參一錢半　黃連五分　大棗二枚　水煎大半杯，溫服。

橘皮竹茹湯　橘皮三錢　竹茹二錢　生薑五錢　人參一錢　甘草二錢　大棗三枚　水煎大半杯，溫服。

代赭旋覆花湯　旋覆花一錢半　代赭石五分　人參一錢　甘草一錢　半夏一錢　生薑二錢　大棗二枚　水煎大半杯，溫服。

二陳湯（方見眩暈）　倍半夏，加生薑，水煎服。熱加黃連、鮮竹茹、鮮蘆根。寒加吳茱萸、人參、大棗。食積加神麴、山楂、麥芽。噦加旋覆花、人參、代赭石。呃逆加丁香、柿蒂、杏仁、砂仁；如久病發呃，為脾腎之氣將絕，不用此方，惟用人參一兩，乾薑、附子各三錢，丁香、沉香、柿蒂各一錢服之。如吐蟲，宜去甘草，加川椒、人參、吳茱萸、黃連、黃柏、乾薑、烏梅肉各一錢。

吞　酸

吞酸者，多屬於肝。緣肝盛侮脾，久之脾土虛弱，傳運較遲，飲食停滯，饋雜不堪，此酸味所由作也。

如脾虛不運有寒者，以二陳湯加吳茱萸、生薑主之。如脾虛不運有寒有熱者，以連理湯加陳皮、半夏主之。如飲食不化屬實者，以平胃散主之。如飲食不化屬虛者，以六君子湯主之。

二陳湯（方見眩暈）　加吳茱萸、生薑，水煎大半杯，溫服。

連理湯　人參　白朮　乾薑　甘草（炙）　黃連各一錢　加陳皮、半夏水煎大半杯，溫服。

平胃散　蒼朮三錢（炒）　陳皮二錢　厚朴二錢（炒）　甘草一錢（炙）　加生薑五片，水煎大半杯，溫服。

六君子湯（方見瘧疾）

泄　瀉

泄瀉者，肝脾之下陷也。常人穀貯於大腸，水滲於膀胱，一自土濕而脾無蒸化之力，木鬱而肝失疏泄之權，則水氣不入於膀胱，而與穀合趨於大腸，此泄瀉所由作也。其土濕盤結於胸腹，則生脹滿。其木鬱衝激於藏府，則生疼痛，其勢使之然也。

如泄瀉初起，腹痛脹滿，小水不利，病屬寒濕者，以胃苓湯加減主之。如脾陽已敗，腸胃寒滑者，以茯苓四逆湯主之。如下利清穀，裏寒外熱，汗出而厥者，以通脈四逆湯主之。如五更至天明，腹痛而瀉，有定候，屬脾腎虛寒者，以四神丸主之。如久瀉寒熱並作者，以烏梅丸主之。

胃苓湯（方見氣鼓） 加生薑三斤，水煎大半杯，溫服。如寒甚下利清穀，或加乾薑、附子。或加吳茱萸。如熱甚下利腸垢，去桂枝，加黃芩。如虛甚，加人參。

茯苓四逆湯 人參二錢 甘草二錢 茯苓三錢 乾薑三錢 附子三錢 水煎大半杯，溫服。嘔加半夏。

通脈四逆湯 乾薑五錢 附子三錢 甘草三錢（炙） 水煎大半杯，溫服。

加味理中湯 人參三錢 白朮三錢 乾薑二錢 甘草二錢 茯苓三錢 山藥三錢 扁豆三錢 脾虛作瀉者，宜用此方。

四神丸 補骨脂四兩（酒炒） 肉豆蔻（面煨去油） 五味子各二兩 吳茱萸一兩（湯泡） 以大棗八十一枚，生薑四兩，同煮爛，去皮核，和為丸，如梧子大，臨睡以米湯送下四錢。去肉豆蔻，加人參、茯苓、乾薑、附子、罌粟殼，以米湯泛丸，更效。

烏梅丸 烏梅九十三枚 細辛六錢 乾薑一兩 黃連一兩六錢 蜀椒四錢（炒） 當歸四錢 桂枝六錢 附子六錢 人參六錢 黃柏六錢 各研末，以苦酒浸烏梅一宿，去核，飯上蒸之，搗成泥，和藥令相得，入煉蜜，共搗千下，丸如桐子大。先飲食，白飲和服十丸，日三服，漸加至二十丸。

痢疾

痢疾者，腹痛下利膿血，或赤或白，或赤白相兼，裏急後重。其證有因外感風寒暑濕而致者。有因食飲不節，起居不時，陰受之而入五藏，則填滿閉塞，下為飧泄，久為腸澼者。有因於奇恒之下利者，乃三陽並至，三陰莫當，病起甚速，九竅皆塞，陽氣滂溢，乾嗌喉塞，陽並於陰，其痛上下無常，其脈反緩小沉澀者。如外感下利發熱，而仍惡寒者，以當歸四逆湯主之。

如外感下利發熱，胸脅滿而嘔吐者，以小柴胡湯主之。如外感發熱而內復有熱，因挾熱下利者，以葛根黃芩黃連甘草湯主之。如因飲食不節，起居不時，外受風寒，而內傷生冷，致成瀉痢，宜溫中去濕者，以抑扶煎主之。如因觸受陰寒，腹痛甚緊，手足厥冷，宜大溫中者，以四逆湯加白芍主之。如土濕木鬱，宜清風熱而去寒濕者，以桂枝蓯蓉湯主之。如奇恒痢疾，或噤口不食者，以大承氣湯主之。如脾濕生寒，宜溫燥己土者，以桃花湯主之。如肝鬱生熱，宜疏泄風木者，以白頭翁湯加阿膠甘草主之。

當歸四逆湯　當歸三錢　白芍三錢　桂枝三錢　甘草二錢（炙）　細辛一錢　木通一錢　大棗四枚　水煎大半杯，溫服。寒者加生薑、吳茱萸各二錢。

小柴胡湯（方見瘟疫）

葛根黃連黃芩甘草湯　葛根二錢　黃芩二錢　黃連二錢　甘草一錢　水三杯，先煮葛根至一杯半，吹去沫，入諸藥，煎七分，溫服。

抑扶煎　厚朴二錢　陳皮三錢　烏藥二錢　豬苓三錢　澤瀉三錢　乾薑二錢　吳茱萸一錢　甘草二錢　水煎大半杯，溫服。

四逆湯（方見嘔吐）　加白芍二錢，水煎服。如寒盛，薑附宜重用。

桂枝蓯蓉湯　桂枝三錢　甘草二錢　芍藥三錢　丹皮三錢　茯苓三錢　澤瀉三錢　橘皮三錢　肉蓯蓉三錢　水煎大半杯，溫服。濕寒加乾薑，濕熱加黃芩。

大承氣湯（方見溫證）

桃花湯　赤石脂六錢（研末）　乾薑二錢　粳米五錢　水煎大半杯，溫服。

白頭翁湯　白頭翁一錢　黃連一錢半　黃柏一錢半　秦皮一錢半　阿膠三錢　甘草二錢　水煎大半杯，溫服。

秘　結

大便秘結者，手足陽明之病也。但傷寒陽明之便結，固純屬腸胃之燥熱。若尋常之便結，往往胃濕而腸燥。蓋陽主開，陰主闔，陽盛則竅隧開，陰盛則關門闔，凡糞若羊矢者，皆陰盛而腸結，非關火旺也。且腎司二便之開闔。或寒，或熱，或虛，或乾燥，均能致秘結之證，又宜理腎為主。

如陽盛土燥，大便堅硬者，以阿膠麻仁湯主之。如陽衰土濕，糞若羊矢者，以肉蓯蓉湯主之。如大便堅，其脾為約者，以麻仁丸主之。

阿膠麻仁湯　生地三錢　當歸三錢　阿膠三錢　麻仁三錢（研）　水煎一杯，去渣，入阿膠烊化，溫服。結甚加白蜜半杯，胃熱加芒硝、大黃，精液枯槁，加天冬、龜膠。

肉蓯蓉湯　肉蓯蓉三錢　麻仁三錢　茯苓三錢　半夏三錢　甘草二錢　桂枝三錢　水煎一杯，溫服。

麻仁丸　厚朴八兩（薑製）　枳實八兩（面炒）　芍藥八兩　大黃一斤（蒸焙）　麻仁八兩（別研）　杏仁五兩半（去皮尖炒）　上為末，煉蜜和丸梧子大，每服二十丸，臨臥溫水下，大便通利則止。

五淋癃閉

淋病者，小便短數，淋漓不斷，莖中痛是也。癃閉者，小便點滴不通，脹閉欲死是也。二證雖屬熱結於膀胱，實由三焦之氣化不行所致也。且肝主疏泄，如木不能泄，則生氣幽鬱而為熱，溲溺所以結澀。腎主閉藏，如水不能藏，則陽根洩露而生寒，精血所以流溢，此又二證所由來也。

如五淋初起，以五淋湯加減主之。如癃閉證，陰不化陽者，以滋腎丸主之。陽不化陰者，以白通湯主之。如陰陽俱不化者，以濟生腎氣丸主之。如服利水藥不效者，以補中益氣湯，服後以手探吐之。此開上竅以通下竅之法也。二證或統以桂枝苓澤湯主之。

五淋湯　赤茯苓三錢　白芍二錢　生梔子二錢　當歸一錢四分　細甘草一錢四分　水煎服。如因動氣而得，臍下脹痛為氣淋，加荊芥、香附、生麥芽。如溺血莖中割痛，為血淋，加牛膝、桃仁、紅花、生地、麝香少許。如溺如沙石，為石淋，送下六一散三錢。如尿出如膏，為膏淋，合萆薢分清飲。如因勞而得，為勞淋，合補中益氣湯。如過服金石藥，與老人陽已痿，思色以降其精，致精內敗而為淋，加萆薢、石菖蒲、菟絲子以導之。如因色慾過度，似淋非淋，溺短而數，莖中痛甚者，酌加肉蓯蓉、淫羊藿、生杜仲、白蜜、羊脂之類。

滋腎丸　黃柏一兩　知母一兩　肉桂一錢　研末，蜜丸每服三錢，開水送下。

白通湯　蔥白二莖（每莖寸半）　乾薑三錢　附子三錢　水煎大半杯，溫服。按蔥白宜多加，再加人尿一盞，尤效。

濟生腎氣丸　熟地　山茱萸　山藥　丹皮　茯苓　澤瀉　肉桂　附子　牛膝　車前子　煉蜜為丸，如桐子大，作湯服亦可。

補中益氣湯　黃耆二錢（蜜炙）　人參　白朮　當歸　陳皮　甘草各一錢　升麻　柴胡各三分　水煎服，二時許，二煎再服，即以手探吐之。

桂枝苓澤湯　茯苓三錢　澤瀉三錢　豬苓三錢　桂枝三錢　阿膠三錢（炒）　水煎大半杯，熱服。

黃　疸（黃汗附）

黃疸者，已食如饑，但欲安臥，一身面目及小便俱黃是也。其證或傷於飲食，或傷於酒色，病因雖不同，而要總由於陽衰而土濕，濕在上者，陽鬱而為濕熱，濕在下者，陰鬱而為濕寒。如乙木下陷，而陽遏於陰分，亦化為濕熱。甲木上逆，而陰旺於陽分，亦化為濕寒，此陽黃陰黃所由分也。其表在經絡者，宜散之於汗孔。其裏在膀胱者，宜泄之於水道。其高在上脘者，宜湧吐其敗濁。其低在下脘者，宜推蕩其陳宿。酌其溫涼寒熱，四路滌清，則治黃疸無餘蘊矣。

如陰黃屬脾虛不運者，以小建中湯主之。如陰黃屬腎虛不化者，以真武湯主之。如陽黃屬谷疸腹滿尿澀者，以甘草茵陳湯主之。如陽黃宜發汗以利水者，以茵陳五苓散主之。如陽黃宜去熱以利水者，以豬苓湯加茵陳主之。如陽黃屬酒疸，心中懊憹，熱疼噁心欲吐者，以梔子大黃湯主之。如陽黃屬色疸，日晡發熱惡寒，膀胱急，小便利，大便黑溏，五心熱，腹脹滿，身黃額黑者，以元滑苓甘散主之。如陽黃內有瘀熱宜下者，以大承氣湯去厚朴加梔子茵陳主之。如身體腫，發熱汗出而渴，狀如風水，汗出沾衣，色正黃如檗汁，脈自沉，以汗出浴水，水從毛孔入得之，此名黃汗，以黃耆桂枝芍藥苦酒湯主之。如身疼痛煩躁，小便不利者，以桂枝加黃耆湯主之。

小建中湯（方見咳嗽）　加茵陳，水煎大半杯，溫服。

真武湯（方見痰飲）　加茵陳，水煎大半杯，溫服。

甘草茵陳湯　茵陳三錢　梔子三錢　大黃三錢　甘草二錢　水煎大半杯，熱服。服後小便當利，尿如皂角汁狀，其色正赤，一宿腹減，黃從小便去也。

茵陳五苓散 桂枝 白朮 茯苓 豬苓 澤瀉 等份為散，每用五錢，調茵陳蒿末一兩，空腹米飲和服一湯匙，日三服，多飲熱湯取汗。

豬苓湯（方見瘟疫）

梔子大黃湯 梔子三錢 香豉三錢 大黃三錢 枳實三錢 水煎一杯，熱分三服。

元滑苓甘散 元明粉 滑石 甘草 茯苓 等份為末，大麥粥汁和服一湯匙，日三服。服後病從大小便去，尿黃糞黑是其候也。

大承氣湯（方見溫證）

黃耆桂枝芍藥苦酒湯 黃耆五錢 芍藥三錢 桂枝三錢 苦酒一杯半，水一杯，煎八分，溫服。當心煩，至六七日乃解。

桂枝加黃耆湯 桂枝三錢 芍藥三錢 生薑三錢 甘草二錢（炙） 黃耆三錢 大棗四枚 水三杯，煮八分，溫服。須臾啜熱粥一杯餘，以助藥力，溫覆取微汗，若不汗更服。

寒證類

霍亂

霍亂者，食寒飲冷而外感風寒者也。脾胃以消化為能，如水穀不消，在上脘則胃逆而為吐，在下脘則脾陷而為利，或吐或利，不並作也。若風寒外束，經迫府鬱，則未消之飲食，不能容受，於是吐利並作，而霍亂之病成矣。肝膽主筋，水土寒濕，木氣不榮，是以筋轉也。

如霍亂頭疼發熱，身疼痛，熱多欲飲水者，以五苓散主之。寒多不飲水者，以理中丸主之。如吐利汗出，發熱惡寒，四肢拘急，手足厥冷者，或吐利小便復利，而大汗出，下利清穀，內寒外熱，脈微欲絕者，以四逆湯主之。如吐已下斷，汗出而厥，四肢拘急不解，脈微欲絕者，以通脈四逆加豬膽汁湯主之。如惡寒脈微，而復和，利止亡血也，以四逆加人參湯主之。如吐利止，而身痛不休者，當消息和解其外，宜桂枝湯小和之。

五苓散（方見痰飲）　用抑扶煎尤妙（方見痢疾）

理中丸　人參　白朮　甘草　乾薑各三兩　煉蜜為丸，白滾水調服，作湯亦可。

若臍上築者，腎氣動也，去白朮加桂四兩。吐者，去白朮加生薑三兩，下利者，仍用朮。悸者，加茯苓二兩。渴欲得水者，加朮，足前成四兩。腹中痛者，加人參足前成四兩。寒加乾薑，足前成四兩。腹滿者，去朮加附子一枚，服湯後，如食頃，飲熱粥一杯許，微自溫，勿發揭衣被。

四逆湯（方見嘔吐）　用茯苓四逆湯加半夏尤妙（方見泄瀉）

通脈四逆湯（方見泄瀉）　加豬膽半杯

四逆加人參湯　即四逆湯加人參

桂枝湯　桂枝三錢　芍藥三錢　甘草二錢（炙）　生

薑三錢　大棗四枚，水煎溫服，須臾啜稀粥，溫覆取微似汗。

疝　氣

疝氣者，睾丸腫大而痛心。其證雖屬肝腎之邪，而實原於任脈。《內經》云：任脈為病，男子內結七疝是也。水寒木鬱，陰氣結滯，乃成此證，法宜溫水木之寒，散腎肝之結，則疝氣自消矣。

如寒疝腹中痛，逆冷手足不仁者，以烏頭桂枝湯加味主之。如寒疝，宜去濕調氣者，以五苓散加味主之。外法以石灰敷之。如狐疝之偏，有大小，時時上下者，用蜘蛛散亦良。

烏頭桂枝加味湯　烏頭三錢（泡）　桂枝三錢　芍藥三錢　甘草二錢　生薑三錢　吳茱萸三錢（泡）　澤瀉三錢　大棗四枚　水煎大半杯，溫服。其臃腫偏墜者，用此藥煎湯熱洗之。或用藥末盛帶中熱熨之，日作數次，令其囊消而止。

五苓散（方見痰飲）　加小茴香、木香、木通、金鈴子，如痛甚須防其潰爛，加金銀花為君，再加乳香、沒藥為佐。如痲木不痛，恐為癩疝，宜加桃仁、附子、蓽茇、沙參、蒺藜，蜜丸，鹽湯送下。

外治法　用雄黃一兩，礬石二兩，甘草五錢，煮湯洗之。

蜘蛛散　蜘蛛十四枚（焦炒）　桂枝五分　研末，取八分一匕，飲和，日再服，蜜丸亦可。

奔　豚

奔豚者，腎之積也。緣陰氣凝聚，結於少腹，堅實牢鞕，有時逢鬱則發，奔騰逆上，勢如驚豚。腹脅心胸，諸病皆作，氣衝咽喉，七竅火發，危困欲死，不可支也。其將發之時，則臍下悸作，凡驚悸一生，即為奔豚欲發之兆也。如汗後亡陽，臍下悸動，奔豚欲作者，以茯苓桂枝甘草大棗湯主之。如奔豚方作，氣從少腹上衝心部者，以桂枝加桂湯主之。如奔豚盛作，氣上衝胸，頭疼腹痛，往來寒熱者，以奔豚湯主之。

茯苓桂枝甘草大棗湯　茯苓一兩　桂枝四錢　甘草二錢　大棗十五枚　甘瀾水四杯，先煎茯苓，減二杯，入諸藥煎大半杯，溫服，日三服。作甘瀾水法，大盆置水，以勺揚之，千百遍，令水珠散亂，千顆相逐，乃取用之。

桂枝加桂湯　即桂枝湯再加桂枝二錢

奔豚湯　甘草二錢　半夏四錢　芍藥二錢　當歸二錢　黃芩二錢　生薑四錢　芎藭二錢　生葛五錢　甘李根白皮三錢　水煎大半杯，溫服。

厥　證

厥證者，四肢逆冷是也。其證不一，各有致病之由。如手足厥寒，脈微欲絕，為寒厥屬表者，以當歸四逆湯主之。

如四肢厥冷，脈細欲絕，為寒厥屬裏者，以通脈四逆湯主之。如陰陽不相順接，四肢厥冷，為熱厥屬表者，以四逆散主之。如內火熾盛，或大便結閉，熱在藏府，逼陰於外，而四肢逆冷，為熱厥屬裏者，以白虎承氣湯主之。如猝然暴死，名為大厥者，以半夏末方主之。如身脈皆動，而形無知，名為屍厥者，以還魂湯主之。如氣血俱亂，相薄成厥，名為薄厥者，以蒲黃酒方主之。如因暴怒而得者，名為氣厥，以七氣湯主之。如因痰動而得者，名為痰厥，以二朮二陳湯主之。如因過飽而得者，名為食厥，以平胃散主之。如因醉後而得者，名為酒厥，以五苓散主之。如婦人氣厥、血厥如死人者，以白薇湯主之。

當歸四逆湯（方見痢疾）

通脈四逆湯（方見泄瀉）

四逆散　柴胡　白芍　枳實　甘草各等份　共為末，每服三錢，米湯調下，日三服。

白虎湯　石膏八錢（生研）　知母三錢　甘草一錢　粳米四錢　水煎大半杯，溫服。

大承氣湯（方見溫證）

半夏末方　用半夏研細末，搐鼻中，取嚏，厥回後，再議藥。

還魂湯　麻黃三錢　杏仁二十五粒（去皮尖）　肉桂一錢　甘草一錢（炙）　水煎大半杯，溫服。

蒲黃酒方　生蒲黃一兩　黑豆二兩　先將黑豆炒香，合蒲黃，以溫酒淋下，取酒飲一杯。

七氣湯　茯苓三錢　半夏三錢　厚朴二錢　蘇葉二錢　加生薑三片，水煎服。枳殼、杏仁、砂仁、陳皮均可加。

二朮二陳湯　茯苓四錢　半夏三錢　陳皮三錢　甘草

一錢　蒼朮二錢　白朮二錢　加南星、竹瀝、薑汁水煎服。

平胃散（方見吞酸）　加萊菔子三錢，煎服探吐。

五苓散（方見痰飲）　去桂枝加黃連、黃芩、乾葛水煎服。

白薇湯　白薇三錢　人參三錢　當歸三錢　甘草二錢（炙）　水煎大半杯溫服。

熱證類

口糜齦爛出血

心肺胃之火盛也，其火內熾，爍傷津液，以致口糜齦爛，或有時出血，以甘露飲主之。

甘露飲　生地三錢　熟地三錢　天冬三錢　麥冬三錢　石斛三錢　甘草二錢　枳殼二錢　枇杷葉三錢　水煎大半杯，溫服。

食亦

大腸移熱於胃，善食而瘦，謂之食亦。又胃移熱於膽，亦名食亦，以甘露飲主之。

甘露飲（方見上）

三　消

口渴不止者，為上消也。食入即饑者，為中消也。飲一溲二者，為下消也。其證雖有三，而要總屬上傷燥熱，下病濕寒，燥熱在肝肺之經，濕寒在脾腎之藏，宜以八味丸主之，或以六味地黃湯加味主之。如渴欲飲水，水入即吐，小便不利者，以五苓散主之。如上渴而下淋，土濕木鬱而生風燥者，以豬苓湯主之。如飲一溲二，水寒土濕，木氣疏泄者，以桂附苓烏湯主之。如脾不能為胃行其津液，肺不能通調水道，而為消渴者，以理中丸湯，倍白朮，加瓜蔞根主之。如傷寒消渴，或屬陽明熱證，或屬厥陰火證，應以傷寒法治之，不在此列。

八味丸（方見肺氣）　酒下十五丸，日再服，不知漸加。

六味地黃加味湯　熟地黃四錢　山茱萸三錢　山藥三錢　茯苓三錢　丹皮三錢　澤瀉三錢　五味子二錢　肉桂二錢（研）　水煎大半杯，冷服。

五苓散（方見痰飲）

豬苓湯（方見痰飲）

桂附苓烏湯　茯苓三錢　澤瀉三錢　桂枝三錢　乾薑三錢　附子二錢　龍骨三錢（煅研）　牡蠣三錢（煅研）首烏三錢（蒸）　水煎大半杯，溫服。

理中丸湯（方見霍亂）　倍白朮，加瓜蔞根。

消渴方　瓜蔞根三錢　生薑二錢　麥冬三錢　蘆根三錢　白茅根三錢　水煎大半杯，溫服。此方專清胃火。

虛證類

虛勞

虛勞之證，精神氣血俱被損傷是也。蓋腎藏精，心藏神，肺藏氣，肝藏血。腎受傷而精病，精病則遺泄而不秘。心受傷而神病，神病則驚怯而不安。肺受傷而氣病，氣病則痞塞而不宣。肝受傷而血病，血病則凝瘀而不流。然四維之病，總由中氣虛敗有以致之也。會仲景建中之義，則治勞證得其要領矣。

如虛勞裏急悸衄，腹中痛，夢失精，四肢酸疼，手足煩熱，咽乾口燥，以小建中湯主之，或以當歸建中湯主之。如虛勞裏急諸不足，以黃耆建中湯主之。如失精家，少腹弦急，陰頭寒，目眩髮落，脈極虛芤遲，為清穀，亡血失精，脈得芤動微緊，男子失精，女子夢交，以桂枝龍骨牡蠣湯主之。如虛勞腰痛，少腹拘急，小便不利者，以八味腎氣丸主之。此統治之法也。如精遺神驚，氣鬱血脫，及咳嗽不寐等證，再於各專門，求方治之。

小建中湯（方見咳嗽）

當歸建中湯（方見《金匱》）

黃耆建中湯　即小建中湯加黃耆，如氣短胸滿者，加生薑；腹滿者，去棗加茯苓；如脾虛不足，宜補氣者，加半夏。

桂枝龍骨牡蠣湯　桂枝三錢　白芍三錢（酒炒）　生薑三錢　甘草二錢（炙）　龍骨三錢　牡蠣三錢　大棗四枚　水煎大半杯，溫服。如下部有寒，乾薑、附子均可加。

八味丸（方見腳氣）

炙甘草湯（方見傷寒）

精　遺

精藏於腎，而交於心，則精溫而不走。若精不交神，乃病遺泄。其原由於肝脾之不升，乙木升而化火，己土升而生木，木火生長，陽氣發達，陰精和煦，故不陷流；一自脾濕不升，木失生長之性，是以下鬱而為疏泄，法宜暖水培土，清風木而去其鬱，則精自不泄矣。以玉池湯主之。

玉池湯　桂枝三錢　茯苓三錢　甘草二錢　芍藥三錢　龍骨二錢　牡蠣三錢　附子三錢　砂仁一錢（炒研去皮）　水煎大半杯，溫服。

如濕旺木鬱，而生下熱，倍茯苓、白芍，加澤瀉、丹皮，不可謬用清涼，以敗脾腎之陽。

秘元煎　此方專固心脾。人參三錢　白朮三錢　茯苓三錢　甘草二錢　山藥三錢　遠志二錢　棗仁三錢　五味子二錢　芡實三錢　蓮肉三錢　水煎大半杯，溫服。

神　驚

神藏於心，而交於腎，則神清而不搖。若神不交精，乃生驚悸。其原由於膽胃之不降，甲木降而固水，戊土降而收金，金水秘藏，陰氣收斂，陽神靜謐，故不搖盪。一自胃濕不降，火失封蟄之性，是以上炎而生煩擾。法宜降土清木斂相火而固其根，則神自不搖矣。以金鼎湯主之。

金鼎湯 桂枝三錢 茯苓三錢 半夏三錢 甘草二錢 芍藥三錢 龍骨三錢 牡蠣三錢 水煎大半杯，溫服。

如上熱者，倍芍藥以清膽火。下寒者，加附子以溫腎水。若病重年深，奔豚凝結，少腹堅硬澌寒，此陰邪已盛，緩用附子，當燥土去濕，調其脾胃，後以溫燥之藥，熬膏貼之。詳載黃氏奔豚證中。

氣 證

氣有肝肺之分，肝氣宜升，肺氣宜降，肝氣不升則滯結於臍腹，肺氣不降則痞塞於心胸，則氣病矣。然肝不自升，必賴脾以升之，肺不自降，必賴胃以降之。

如中土濕盛，脾不升則肝陷，氣積於臍腹左脅，宜補肝脾以升之。胃不降則肺逆，氣積於胸膈右脅，宜泄肺胃以降之，此化積調氣之法也。如積在臍腹左脅者，以達鬱湯主之。如滯在胸膈右脅者，以下氣湯主之。

達鬱湯 桂枝三錢 鱉甲三錢（醋炙焦研） 甘草二錢 茯苓三錢 乾薑三錢 砂仁一錢 水煎大半杯，溫服。

下氣湯 甘草二錢 半夏三錢 五味一錢 茯苓三錢 杏仁三錢（泡去皮尖） 貝母二錢（去心） 芍藥三錢 橘皮二錢 水煎大半杯，溫服。

血　證

肝主藏血，凡藏府經絡之血，皆肝家之所灌注也。但木性善達，如水寒土濕，生氣不達則血瘀矣。如木鬱風動，疏泄不斂，則血脫矣。血瘀則凝滯不行，必至枯槁。其肌膚血脫，則氾濫無歸，必至流溢於上下。總由中氣頹敗，有以致之也。

如血瘀不行者，以破瘀湯主之。如血脫於上而為衄血者，緣火泄金刑，氣傷血沸，以仙露湯主之。如血脫於上，而大吐瘀血者，緣中下濕寒，凝瘀上湧，以靈雨湯主之。如血脫於上，而零星吐紅鮮者，緣土濕胃逆，肺家不無上熱，以白茅湯主之。如血脫於下，而為便血者，緣水土寒濕，木鬱風動，以黃土湯主之。如血脫於下，而為溺血者，木鬱尤甚，以寧波湯主之。如陰虛有火而吐血者，以六味地黃湯主之。如陽虛有寒而吐血者，以甘草乾薑湯主之。如吐血窮極者，以當歸補血湯主之。

破瘀湯　甘草二錢　茯苓三錢　丹皮三錢　桂枝三錢　川芎三錢　桃仁三錢（泡去皮尖）　生薑三錢　當歸三錢　水煎大半杯，溫服。

仙露湯　麥冬三錢　五味一錢　貝母三錢　柏葉三錢　甘草二錢　芍藥三錢　杏仁三錢　水煎大半杯，溫服。如胃逆須加半夏；如因中下濕寒，當加乾薑、茯苓；如大衄之後，氣泄陽亡，厥逆寒冷，宜加參耆薑附以續微陽；清潤之藥，切不可用。

靈雨湯　甘草二錢　茯苓三錢　半夏三錢　乾薑三錢

（炮） 柏葉三錢 丹皮三錢 貝母三錢 水煎大半杯，溫服。如氣虛加人參。下寒甚者蜀椒、附子，亦當大用。其零星咯吐，紅鮮不凝，雖有上熱，亦非實火，稍加麥冬，略清肺熱，不可過用苦寒也。

又方治吐血有寒者 茯苓三錢 甘草二錢 半夏三錢 乾薑二錢（炮） 丹皮三錢 牡蠣二錢 桂枝三錢 白芍三錢 水煎服。

白茅湯 杏仁三錢 甘草二錢 茯苓三錢 半夏三錢 貝母二錢 茅根三錢 芍藥三錢 丹皮二錢 水煎大半杯，溫服。

如相火極旺，宜加黃芩而倍芍藥。若上熱不敵下寒之劇，當大溫水土。清潤諸法，切不可用也。

黃土湯 甘草二錢 白朮二錢 乾薑二錢 阿膠三錢 地黃三錢 黃芩二錢 灶中黃土三錢 水煎大半杯，溫服。

寧破湯 甘草二錢 芍藥三錢 阿膠三錢 茯苓三錢 澤瀉三錢 梔子二錢 髮灰三錢（豬脂煎研） 水煎大半杯，溫服。若瘀血紫黑，累塊堅阻，加丹皮、桂枝之類行之。用導赤散尤效。

六味地黃湯 熟地三錢 山藥三錢 山茱萸三錢 茯苓三錢 澤瀉三錢 丹皮三錢 加柏葉三錢，水煎大半杯，溫服。

甘草乾薑湯 乾薑二錢（炮黑） 甘草四錢（生） 水煎大半杯，溫服。

當歸補血湯（方見頭痛）

脫　證

陽自右降，降於下而化濁陰。陰自左升，升於上而化清陽。陽根於陰，陰根於陽，是陰陽互相為根也。而要其升降之權，總在於脾胃。一自脾氣不升，則精血馳走而陰脫。《內經》曰：脫陰者目盲是也。一自胃氣不降，則神氣飛騰，而陽脫。《內經》曰：脫陽者見鬼是也。

如陰脫者，以烏肝湯主之。如陽脫者，以兔髓湯主之。如虛病元陽將脫者，以參附湯主之。如少陰氣厥不至者，以地黃飲子主之。

烏肝湯　甘草二錢　人參三錢　茯苓三錢　桂枝三錢　乾薑三錢　附子三錢　首烏三錢（蒸）　芍藥三錢　水煎大半杯，溫服。

兔髓湯　甘草二錢　人參三錢　五味一錢　半夏三錢　龍骨二錢（煅研）　牡蠣三錢（煅研）　元參三錢　附子三錢　水煎大半杯，溫服。

參附湯　人參一兩　附子五錢（製）　水煎大半杯，溫服。

地黃飲子　肉桂　附子　肉蓯蓉　茯苓　熟地　麥冬　五味子　遠志　石菖蒲　石斛　山茱萸　巴戟肉各一錢　薄荷葉四分　水煎大半杯，溫服。

盜汗自汗

陰虛盜汗。盜汗者，時常發熱，睡時出汗，醒時即收也。陽虛自汗。自汗者，時常畏寒，動靜皆有汗也。然陰陽互根，又有不可泥者。盜汗亦有陽虛，自汗亦有陰虛者。

如汗出喘甚，汗出脈脫，汗出身痛，汗出發潤至巔，汗出如油，汗出如珠，此六者皆不治之證也。如汗出屬陰虛者，以葉氏方主之。如汗出屬陽虛者，以參附湯主之。如陰陽俱虛者，以芍藥甘草附子湯主之。如腎水上泛，汗出不止，名曰亡陽，以真武湯主之。

葉氏方　人參二錢　熟地三錢　五味二錢　甘草二錢（炙）　湖蓮二錢　茯神三錢　水煎大半杯，溫服。

參附湯（方見脫證）

芍藥甘草附子湯　芍藥三錢　甘草二錢　附子三錢　水煎大半杯，溫服。

真武湯（方見痰飲）

不寐

不寐之證不一，有勞病虛煩不得眠者，緣土濕胃逆，相火浮動，以擾亂神魂而不得安，以酸棗仁湯主之。又衛氣晝行於陽，夜行於陰，以司晝夜之開闔。

今有厥逆之氣，客於五藏六府，抗衛氣於外，使之行於陽，不得入於陰，故目不得瞑，以半夏秫米湯主之。又有水氣停滯於胸中，鬱成濕痞，近而欺凌宮城，心神煩擾而不得眠者，以小半夏加茯苓湯主之。

酸棗仁湯　酸棗仁八錢（生用不研）　甘草一錢半　知母三錢　茯苓三錢　芎藭一錢半　水三杯，先煮酸棗仁至二杯，入諸藥，再煎至八分服。

半夏秫米湯　半夏五錢　秫米一茶杯　以長流水揚數百遍，煎大半杯，溫服。

小半夏加茯苓湯（方見喘促）

怔　忡

怔忡者，心下跳動不安也。即驚悸之類，緣土濕木鬱，相火浮動，逼擾宮城，以致心神震盪不安也。以金鼎湯主之。

如因水氣凌心，而成怔忡者，以小半夏加茯苓湯主之。重者以桂枝茯苓大棗甘草湯主之。再重者以真武湯主之。如因奔豚而成怔忡者，當於奔豚門求方治之。

金鼎湯（方見神驚）

小半夏加茯苓湯（方見喘促）

桂枝茯苓大棗甘草湯　茯苓八錢　桂枝四錢　甘草二錢　大棗二枚　取水揚三百遍，名甘瀾水，三杯，先煮茯苓至二杯，入諸藥煎至七分，溫服。

真武湯（方見痰飲）

痿　證

痿證者，兩足痿弱而不痛也。內經分為五藏：肺痿者，皮毛痿也。心痿者，脈痿也。肝痿者，筋痿也。脾痿者，肉痿也。腎痿者，足痿也。而其要宜獨取陽明，陽明為五藏六府之海，主潤宗筋，宗筋主束骨而利機關，若陽明虛不能藏受水穀之氣而布化，則五藏無所稟，宗筋無所養，則痿躄之證作矣。

如足痿不能行者，以虎潛丸主之。如痿證專屬腎虛者，以加減四斤丸主之。如氣虛多痰者，以六君子湯加味主之。如血虛多火者，以六味丸加味主之。如氣血俱虛者，以當歸補血湯加味主之。

虎潛丸 黃柏 知母 熟地各三兩 龜板四兩 白芍 當歸 牛膝各一兩 虎脛骨（酥炙） 瑣陽 陳皮各一兩半 乾薑五錢 研末，酒煮羯羊肉一斤，切片，微火焙研末，和上諸藥，煉蜜為丸梧子大，每服五十丸，薑湯、鹽湯、酒隨意送下。

或以淫羊藿剪去刺一兩，天冬五錢，紫菀三錢，蒼朮二錢，黃柏一錢，水煎服。

加減四斤丸 肉蓯蓉 牛膝 木瓜 鹿茸 熟地 五味子 菟絲子 各等份為末，煉蜜丸，如桐子大，每服五十丸，溫酒、米飲送下。

六君子湯（方見瘧疾） 加黃柏、蒼朮、紫菀。

六味丸 熟地八兩 山萸肉四兩 丹皮三兩 山藥四兩 茯苓三兩 澤瀉三兩 加黃柏、蒼朮煉蜜為丸，如桐子大，每服三錢，淡鹽湯送下。

當歸補血湯（方見頭痛） 加竹瀝、薑汁。

陽痿

陽痿者，宗筋縱弛也。有因腎寒精冷而痿者，以贊育丹主之。

有因驚恐傷腎而痿者，以桂枝龍骨牡蠣湯主之。

贊育丹 人參四兩 冬朮四兩 當歸 枸杞 杜仲

（酒蒸一日） 巴戟肉（甘草湯炒） 山茱萸 淫羊藿（羊脂炒拌） 肉蓯蓉（酒洗去皮） 韭子（炒黃）各四兩 蛇床子（微炒） 附子（製） 肉桂各二兩 上煉蜜丸，服。

桂枝龍骨牡蠣湯（方見虛勞）

赤 白 濁

赤白濁者，濕熱之病也。濕勝熱則為白，熱勝濕則為赤，而要病源，總在於脾。脾濕不升，而木氣沉鬱於下，瘀為濕熱，化生赤白，流溢而為濁也。

如純屬濕熱者，以二陳湯加味主之。如因腎元不固而為濁者，以萆薢分清飲主之。如因心氣不固而為濁者，以四君子加遠志湯主之。如因相火熾盛而為濁者，以封髓丹主之。如因色慾過度而為濁者，以龍牡菟韭丸主之。

二陳湯（方見眩暈） 加蒼朮、白朮、黃柏、萆薢，赤濁再加丹參。

萆薢分清飲 川萆薢三錢 石菖蒲一錢 烏藥一錢 益智仁一錢 甘草梢一錢 水煎入鹽三分，空心服，日三服。

四君子加遠志湯 人參三錢 白朮三錢 茯苓三錢 甘草二錢 遠志二錢 水煎大半杯，溫服。

封髓丹 黃柏三兩（鹽水炒） 甘草七錢（炙） 砂仁一兩研末，煉蜜丸如梧子大，每服三錢，淡鹽湯送下。

龍牡菟韭丸 生龍骨（水飛） 生牡蠣（水飛） 生菟絲粉 生韭子粉 各等份，不見火，研細末，乾麵冷水調漿為丸，每服一錢，或至三錢，晚上陳酒送下，清晨服亦可。

遺　溺

遺溺者，膀胱不固也。腎司二便之門戶，腎虛有寒，關門不固，是以遺溺。然亦有肺脾氣虛，不能約束水道而為遺溺者。

如因腎元不能溫固而為遺溺者，以附子、人參、山萸肉方主之。如因肺脾不能提攝而為遺溺者，以補中益氣湯主之。如睡中尿出者，緣素稟陽虛，膀胱與腎氣俱冷故也。以雄雞肝桂心方主之。

附子人參山萸肉方　附子三錢　人參三錢　山萸肉或加益智仁二錢，水煮入鹽少許，服。

補中益氣湯（方見五淋）

雄雞肝桂心方　雄雞肝　桂心　二味各等份，搗為丸如小豆大，日三服。

脫　肛

脫肛者，脾腎之氣陷也。脾主升，腎主固，脾升可以提攝，腎固可為管鑰，如脾氣陷而無提攝之力，腎氣陷而失管鑰之權，則肛門乃脫落矣。如因脾腎氣陷而為脫肛者，以補中益氣湯主之。

補中益氣湯（方見五淋）

實證類

積聚

積聚者，氣血凝瘀也。積者五藏所生，推之不移，屬陰。聚者六府所成，推之則移，屬陽。積者血多而氣少，難經所謂：血滯而不濡者也。聚者氣多而血少，《難經》所謂：氣留而不行者也。心病於上，腎病於下，肝病於左，肺病於右，脾病於中，五藏之積聚，各有其部，而溯其本原，總由中氣不運所致也。內積在藏府者，以化堅丸主之。外積在經絡者，以化堅膏敷之。

化堅丸　甘草二兩　丹皮三兩　橘皮三兩　桃仁三兩　杏仁三兩　桂枝三兩　煉蜜陳醋丸，酸棗大米飲下，三五丸，日二次。

若癥瘕結鞕難消，須用破堅化癖之品。內寒加巴豆、川椒。內熱加芒硝、大黃。如左積者，血多而氣少，加鱉甲、牡蠣。右聚者，氣多而血少，加枳實、厚朴。其內在藏府者，可以丸癒。外在經絡者，以膏藥消之。

化堅膏　歸尾四錢　鱉甲八錢　巴豆四錢（研）　黃連四錢　三棱四錢　莪朮四錢　穿山甲一兩二錢　筋餘（即人指甲）一錢　以上八味，用芝麻油一斤，淨丹八兩，熬膏。硼砂四錢　硇砂四錢　阿魏六錢（炒研）　麝香二錢　人參四錢　三七四錢　山羊血四錢　肉桂四錢以上八味，研細入膏，烊化攪勻，稍冷傾入水盆，浸二三日，罐收，狗皮攤。皮硝水，熱洗皮膚令透，拭乾，生薑切搽數十次，貼膏。

一切癖塊積聚，輕者一貼，重者兩貼，全消。漸貼漸小，膏漸離皮，未消之處，則膏黏不脫。忌一切發病諸物，惟豬、犬、鴨、鳧、有鱗河魚、菘、韭、米麵不忌，其餘海味、雞、羊、黃瓜、凡有宿根之物，皆忌。若無鱗魚、天鵝肉、母豬、蕎麥、馬齒莧，則忌之終身。犯之病根立發，若癖塊重發，則不可拔矣。

痞　滿

痞滿者，胸中結滯也。但其證雖屬實，而亦有因虛而致者。凡有邪有滯而痞者，實也。無邪無滯而痞者，虛也。有脹有痛而滿者，實也。無脹無痛而滿者，虛也。

如痞滿屬實者，以二陳湯主之。如痞滿屬虛者，以理中湯主之。如痞滿屬半實半虛，有寒有熱者，以半夏瀉心湯主之。

二陳湯（方見嘔吐）

理中湯（方見霍亂）

半夏瀉心湯（方見嘔吐）

傷　食

傷食者，必有胸悶、噯腐、腹滿等證，是停食不消也。以平胃散主之。如食停上脘屬實，宜吐者，以瓜蒂散主之。如食停下脘屬實，宜下者，以大承氣湯主之。

平胃散（方見吞酸）

瓜蒂散（方見痰飲）

大承氣湯（方見溫證）

傷　酒

傷酒者，嘔逆心煩，胸滿不食，小便不利是也。以葛花解酲湯主之。如宜從膀胱以化之者，以五苓散加減主之。如大醉恐致爛腸，《千金》漬法可用。

葛花解酲湯　青皮五分　橘紅　人參　豬苓　茯苓各一錢半　神麴　澤瀉　白朮各二錢　白蔻仁　砂仁　葛花各五錢　上為極細末，每服三錢，白湯調服，但得微汗，則酒病去矣。

五苓散加減方　白朮二錢　茯苓三錢　豬苓三錢　澤瀉三錢　黃柏一錢半　黃連一錢　葛花三錢　水煎大半杯，溫服。

《千金》漬法　作湯，貯大器中漬之，冷復易之，酒自消下亦佳，或絞茅根汁飲之，或搗生葛汁飲之，或粳米汁飲之。

蛔　蟲

蛔蟲者，厥陰肝木之病也。木以水火中氣，湮於濕土，不得上下調濟，由是寒熱相逼，溫氣中鬱，生意盤塞，腐蠹朽爛，而蛔蟲生焉。其證為下寒上熱，以烏梅丸主之。

烏梅丸　烏梅百枚（不蒸，搗膏）　人參二兩　桂枝

二兩　乾薑二兩　附子二兩　川椒二兩（去目，炒）　當歸二兩　茯苓三兩　煉蜜同烏梅膏丸，梧子大，每服三十丸，日二次。

若蟲積繁盛者，加大黃二兩，巴霜二錢，下盡為佳。如線白蟲證，是肝木陷於大腸，木鬱不達，是以肛門作癢，蟲生大腸之位，從庚金化形，故其色白。而木陷之根，總由土濕，當於燥土疏木之中，重用杏仁、橘皮以泄大腸滯氣，佐以升麻，升提手陽明經之墜陷也。

癲　狂

癲狂者，即驚悸之重病也。凡人一藏之氣偏盛，則一藏之志偏見，而一藏之聲偏發。癲病者，安靜而多悲恐，肺腎之氣旺也。狂病者，躁動而多喜怒，肝心之氣旺也。肺腎為陰，肝心為陽。《難經》曰：重陰者癲，重陽者狂，正此義也。然金水之陰旺，因於陽明之濕寒，木火之陽盛，因於太陰之濕熱，濕寒動則寢食皆廢，悲恐俱作，面目黃瘦，腿膝清涼，身靜而神迷，便堅而溺澀，此皆金水之旺也。濕熱動則眠食皆善，喜怒兼生，面目紅肥，臂肘溫暖，身動而神慧，便調而水利，此皆木火之旺也。癲原於陰旺，狂原於陽旺，陰陽各判，本不同氣。而癲者歷時而小狂，狂者積日而微癲。陽勝則狂生，陰復則癲作。勝復相乘，而癲狂迭見，此陰陽之俱偏者也。

如癲病悲恐失正者，以苓甘薑桂龍骨湯主之。如狂病喜怒乖常者，以丹皮柴胡犀角湯主之。如有宿痰膠固宜吐者，以瓜蒂散主之。

苓甘薑桂龍骨湯 半夏三錢 甘草二錢 生薑三錢 桂枝三錢 茯苓三錢 白芍三錢 龍骨三錢 牡蠣三錢 水煎大半杯，溫服。有痰者，加蜀漆。

丹皮柴胡犀角湯 丹皮三錢 柴胡三錢 犀角一錢（研汁） 生地三錢 芍藥三錢 茯苓三錢 甘草二錢（炙） 水煎大半杯，溫服。有痰者，加蜀漆。

瓜蒂散（方見痰飲）

癇證

癇證者，卒倒無知，口角流涎，或噤口遺尿，或手足牽引，或作五畜聲，少頃即癒，作止有間斷。此得之在母腹中時，其母有所大驚，氣上而不下，精氣並居，故令子發為癇疾也。以溫膽湯主之。如五癇宜攻痰者，以丹礬丸主之。

溫膽湯 半夏三錢 陳皮三錢 茯苓三錢 甘草二錢 枳實二錢 竹茹二錢 水煎大半杯，溫服。

丹礬丸 黃丹一兩 白礬二兩 二味入銀罐中，煅通紅為末，入臘菜（即芥子）一兩，不落水豬心血為丸，朱砂為衣，每服三十丸，茶清下。

久服其涎自便出，半月後，更以安神藥調之（按豬心血不黏宜加煉蜜少許合搗）。

祟病

祟病者，食減肌削，精神恍惚，睡時口流白沫，或戰慄絕而復蘇，兩手脈如出兩人，面色忽赤忽黃，其變無常，此邪氣有以中之也，以卻邪湯主之。

卻邪湯 犀角 羚羊角 龍齒 虎脛骨 牡蠣 鹿角霜 人參 黃耆各二錢 合為末，另以羊肉半斤，煎取濃汁三盞，盡調其末，一次服，立癒。

七竅病類

目 病

目病者，清陽之不升也。目居清陽之位，必陽升而神化，其目乃無微而不照。若濁陰衝逆，遏抑清陽，不得上升，而二氣壅迫，兩相擊撞，是以目作痛也。甲木不降，相火上炎，而刑肺金，肺金被刑，是以白珠紅腫而熱滯也。亦痛之久，濁陰蒙蔽，清陽不能透露，是以雲翳生而有礙於目光也。然清陽不升，由於脾，濁陰不降本於胃，升降之失權，實中氣之不治也。蓋偏濕則脾病，偏燥則胃病，偏熱則火病，偏寒則水病，濟其偏而歸於平，則中氣治矣。

如左目赤痛者，以柴胡芍藥丹皮湯主之。如右目赤痛者，以百合五味湯主之。如水土寒濕而上熱赤痛者，以百合五味薑附湯主之。如濕熱薰蒸目珠黃赤者，以茯澤石膏湯主之。如昏花不明而無赤痛者，以桂枝丹皮首烏湯主之。如瞳子縮小者，以桂枝柴胡湯主之。如瞳子散大者，以烏梅山萸湯主之。如目珠塌陷者，以薑桂參苓首烏湯主之。如目珠突出者，以芍藥棗仁柴胡湯主之。

柴胡芍藥丹皮湯　黃芩三錢（酒炒）　柴胡三錢　芍藥三錢　甘草二錢　丹皮三錢　水煎大半杯，溫服。

百合五味湯　百合三錢　五味一錢（研）　半夏三錢　甘草二錢　丹皮三錢　芍藥三錢　水煎大半杯，熱服。熱甚加石膏、知母。

百合五味薑附湯　百合三錢　五味一錢　芍藥三錢　甘草二錢　茯苓三錢　半夏三錢　乾薑三錢　附子三錢　水煎大半杯，溫服。如不赤不熱，而作疼痛，是無上熱，去百合、芍藥，加桂枝。

茯澤石膏湯　茯苓三錢　澤瀉三錢　梔子三錢　甘草二錢　半夏三錢　石膏三錢　水煎大半杯，熱服。

桂枝丹皮首烏湯　桂枝三錢　丹皮三錢　首烏三錢　甘草二錢　茯苓三錢　半夏三錢　乾薑三錢　龍眼肉十個　水煎大半杯，熱服。

桂枝柴胡湯　柴胡三錢　桂枝三錢　丹皮三錢　生薑三錢　甘草一錢　石菖蒲一錢　水煎大半杯，熱服。

烏梅山萸湯　五味一錢　烏梅肉二錢　山茱萸三錢　甘草二錢　首烏三錢　芍藥三錢　龍骨二錢　牡蠣三錢　水煎大半杯，溫服。

薑桂參苓首烏湯　人參三錢　桂枝三錢　甘草二錢　茯苓三錢　首烏三錢　乾薑三錢　水煎大半杯，溫服。

芍藥棗仁柴胡湯　芍藥三錢　甘草二錢　首烏三錢　酸棗仁三錢（生研）　柴胡三錢　丹皮三錢　水煎大半杯，溫服。

耳　病

耳病者，濁陰之不降也。耳為沖虛之官，必陰降而濁沉，其耳乃聲入而能通。

若濁陰上逆，甲木不降，相火鬱發則為熱腫。木邪衝突則為疼痛，木氣堵塞則為重聽，久之氣血鬱阻，肌肉腐潰，則成癰膿，然濁陰之不降，實戊土之中氣不運也。宜調其中氣，使濁降清升而耳病自癒矣。

如耳內熱腫疼痛者，以柴胡芍藥茯苓湯主之。如耳流黃水者，以苓澤芍藥湯主之。如耳漸重聽者，以參茯五味芍藥湯主之。

柴胡芍藥茯苓湯　芍藥三錢　柴胡三錢　半夏三錢　甘草二錢　桔梗三錢　茯苓三錢　水煎大半杯，熱服。熱甚加黃芩，膿成加丹皮、桃仁。

苓澤芍藥場　茯苓三錢　澤瀉三錢　半夏三錢　杏仁三錢　柴胡三錢　芍藥三錢　水煎大半杯，熱服。

參茯五味芍藥湯　茯苓三錢　半夏三錢　甘草二錢　人參三錢　橘皮三錢　五味一錢　芍藥三錢　水煎大半杯，溫服。

鼻　病

鼻病者，手太陰之不清也。肺竅於鼻，宗氣所由出入而行呼吸者也。必肺降而氣清，其鼻竅乃宣通而不窒。若肺逆不降，則宗氣壅阻，而鼻塞流涕之病作矣。蓋肺主皮毛，如外感風寒，而皮毛竅閉，肺氣不宣，其衝激於鼻竅，則為嚏噴。其薰蒸於鼻竅，則為清涕。久之，涕清者，化為濁則滯塞而膠黏。再久之，涕白者，化為黃則臭敗而穢惡，久而不瘉，色味如膿，則鼻癰之病成矣。如中氣不運，肺金壅滿，即不感風寒，而濁涕時下者，此即鼻淵之謂也。而究其本原，總由土濕胃逆，濁氣填塞於上，肺是以無降路矣。

如肺氣鬱升，鼻塞涕多者，以桔梗元參湯主之。如肺熱鼻塞濁涕黏黃者，以五味石膏湯主之。如鼻孔發熱生瘡者，以黃芩貝母湯主之。如鼻塞聲重語言不清者，以苓澤薑蘇湯主之。

桔梗元參湯　桔梗三錢　元參三錢　杏仁三錢　橘皮三錢　半夏三錢　茯苓三錢　甘草二錢　生薑三錢　水煎大半杯，熱服。

五味石膏湯　五味一錢　石膏三錢　杏仁三錢　半夏三錢　元參三錢　茯苓三錢　桔梗三錢　生薑三錢　水煎大半杯，熱服。胃寒，加乾薑。

黃芩貝母湯　黃芩二錢　柴胡三錢　元參三錢　桔梗三錢　杏仁三錢　五味一錢　貝母三錢（去心）　芍藥三錢　水煎大半杯，熱服。

苓澤薑蘇湯　茯苓三錢　澤瀉三錢　生薑三錢　杏仁三錢　甘草二錢　橘皮三錢　蘇葉三錢　水煎大半杯，熱服。

口　病

口病者，足陽明之不降也。脾竅於口，脾與胃同氣，脾主升清，胃主降濁，清升濁降，而口唇無病，且口中清和而無味。若己土下陷，戊土上逆，而甲木不降，相火上炎，於是唇口腫疼，諸病作矣。且木鬱而口作酸，火鬱而口作苦，金鬱而口作辛，水鬱而口作鹹，土鬱而口作甘，以五藏之鬱而生五味也。土者水火之中氣，水泛於土，則濕生。火鬱於土，則熱作。濕熱薰蒸，則口氣腐穢而臭惡。蓋脾病則陷，胃病則逆，口唇之病，燥熱者多，濕寒者少。然上熱亦有因於下寒者，清上焦之燥熱，不助下焦之濕寒，則得之矣。

如濕熱薰蒸，口氣穢惡者，以甘草黃芩湯主之。如口瘡熱腫者，以貝母元參湯主之。如脾胃濕寒，膽火上炎而生口瘡者，以桂枝薑苓湯主之。

甘草黃芩湯　甘草二錢　黃芩二錢　茯苓三錢　半夏三錢　石膏三錢　水煎大半杯，熱服。

貝母元參湯　貝母三錢　元參三錢　甘草二錢　黃芩二錢　水煎半杯，熱漱徐咽。熱甚加黃連、石膏。

桂枝薑苓湯　芍藥四錢　桂枝二錢　乾薑二錢　茯苓三錢　甘草二錢　元參三錢　水煎大半杯，溫服。

舌　病

舌者心之官也。心竅於舌，心屬火而性升，其火之不升者，金水有以斂之也。若胃逆而金水不斂，火遂其炎上之性而病見於舌，其疼痛熱腫於是作焉。且火鬱則苔生，舌苔者，心液之瘀結也。鬱於土則苔黃，鬱於金則苔白，鬱於水則苔黑，但黃白黑而滑潤者，皆火衰而寒凝也。黃白黑而焦澀者，皆火盛而燥結也。舌雖通於心，若舌捲不能言，又由於肝鬱而筋脈不舒也。若舌萎而言遲，又由於脾絕而舌脈不榮也。若口燥舌乾而渴，又由於腎脈不貫於舌本也。蓋舌之疼痛熱腫，專責君火之升炎。若滑澀、燥濕、攣縮、弛長諸變，當於各經求之也。

如舌瘡疼痛熱腫者，以芩連芍藥湯主之。如肝燥舌捲者，以桂枝地黃湯主之。

芩連芍藥湯　黃芩三錢　黃連一錢　甘草二錢　貝母二錢（去心）　丹皮三錢　芍藥三錢　水煎大半杯，熱服。

桂枝地黃湯　桂枝三錢　芍藥三錢　生地三錢　阿膠三錢　當歸三錢　甘草二錢　水煎大半杯，溫服。若中風舌強語拙，或雜證舌萎言遲，皆脾腎濕寒，不宜清涼滋潤，勿服此方。

牙　痛

牙痛者，足陽明之病也。陽明主降，降者濁氣不至上壅，是以不痛。若胃逆不降，濁氣壅迫，甲木逆衝，攻突牙床，是以腫疼。相火上炎，是以熱生。甲木鬱於濕土之中，腐敗蠹朽，是以蟲生，而齒壞也。如牙疼齦腫者，以黃芩石膏湯主之。如蟲牙，以柴胡桃仁湯主之。

黃芩石膏湯　黃芩三錢　石膏三錢　甘草二錢　半夏三錢　升麻二錢　芍藥三錢　水煎大半杯，熱服，徐咽。

柴胡桃仁湯　柴胡三錢　桃仁三錢　石膏三錢　骨碎補三錢　水煎半杯，熱服，徐咽。

咽　喉

咽喉者，陰陽升降之路也。咽為六府之通衢，喉為五藏之總門。六府為陽，陽中有陰。濁陰由咽而下達，是天氣之降也。五藏為陰，陰中有陽。清陽自喉而上騰，是地氣之升也。地氣不升則喉病，喉病者，氣塞而食通。天氣不降則咽病，咽病者氣通而食塞。先食阻而後氣梗者，是藏完而府傷之也。先氣梗而後食阻者，是府完而藏傷之也。而總之咽通六府，而胃為之主。喉通五藏，而肺為之宗。

如陽衰土濕，肺胃不降，濁氣湮鬱，則痺塞之病成矣。相火升炎，則腫痛之病作矣。如咽喉腫痛生瘡者，以甘草桔梗射干湯主之。如喉瘡膿成者，以貝母升麻鱉甲湯主之。

甘草桔梗射干湯　甘草二錢（生）　桔梗三錢　半夏三錢　射干三錢　水煎半杯，熱漱，徐服。

貝母升麻鱉甲湯　貝母三錢　升麻三錢　丹皮三錢　元參三錢　鱉甲三錢　水煎半杯，熱漱，徐服。

聲　音

聲音者，手太陰之所司也。肺藏氣，而氣之激宕則為聲，故肺病而聲為之不調，氣病而聲為之不暢。而氣之所以病者，由於己土之濕，土濕而聲瘖矣。至唇缺齒落而言語不清者，氣之泄也。涕流鼻淵而聲音不亮者，氣之寒也。然聲出於氣，而氣使於神，蓋門戶主開闔，機關之啟閉，氣為之也。而所以司其開闔啟閉、俾疾徐中節、高下合宜者，神使之也。是以久嗽音啞者，病在聲氣。中風不言者，病在神明。聲氣病則能言而不能響，神明病則能響而不能言。聲氣出於肺，神明藏於心，聲由氣動，而言以神發也。然則調聲音者，益清陽而驅濁陰，一定之理也。

如濕旺氣鬱，聲音不亮者，以茯苓橘皮杏仁湯主之。如失聲喑啞者，以百合桔梗雞子湯主之。

茯苓橘皮杏仁湯　茯苓三錢　半夏三錢　杏仁三錢　百合三錢　橘皮三錢　生薑三錢　水煎半杯，熱服。

百合桔梗雞子湯　百合三錢　桔梗三錢　五味一錢　雞子白一錢　水煎半杯，去滓，入雞子白，熱服。

鬚　髮

鬚髮者，手足六陽之所榮也。六經血氣盛，則美而長。血氣衰，則惡而短。夫鬚髮者，營血之所滋生，而實衛氣所發育也。血根於上，而盛於下；氣根於下，而盛於上；鬚髮之上盛而下衰者，手足六陽之經氣盛於上故也。蓋鬚髮之生，血以濡之，所以滋其根荄。氣以煦之，所以榮其枝葉。鬚落髮焦者，血衰而實氣敗，當於營衛二者，雙培其本支則得之矣。如鬚落髮焦，枯燥不榮者，以桂枝柏葉湯主之。

桂枝柏葉湯　首烏三錢　桂枝三錢　丹皮三錢　生地三錢　柏葉三錢　生薑三錢　人參三錢　阿膠三錢　水煎大半杯，溫服。如黃澀早白者，加桑葚、黑豆。如陽衰土濕者，加乾薑、茯苓。如肺氣不充者，重用黃耆，以肺主皮毛故也。

婦人科

經脈

經脈者，風木之所化生也。人與天地相參也，與日月相應也，男子應日，女子應月，月滿則海水西盛，魚腦充，蚌蛤實，經脈溢；月晦則海水東盛，魚腦減，蚌蛤虛，經脈衰。月有圓缺，陰有長消，經脈調暢，盈縮按時，月滿而來，月虧而止者，事之常也。

調經養血之法，首以崇陽為主。蓋經水之原，化於己土，脾陽左旋溫升，而生營血，所謂中焦受氣取汁變化而赤是謂血也。血藏於肝，而總統於衝任，陰中陽盛，生意沛然，一承雨露，煦濡長養，是以成孕而懷子也。

如經脈閉結者，緣木氣盤結，發生不遂，經血凝滯而不行，由是乙木沉鬱而生下熱，甲木浮升而生上熱。人知其經熱之盛，而不知脾陽之虛，若以涼藥投之誤矣。以桂枝當歸桃仁湯主之。

如經脈崩漏者，緣木氣鬱陷，升發不遂，經血陷流而不止。血之周行上下，賴中氣有以運之。若中土不固，堤防潰敗，是以氾濫而傾注矣。以艾葉薑苓湯主之。

如經水先期而至者，緣木氣之疏泄，即崩漏之機也。仍以艾葉薑苓湯主之。

如經水後期而至者，緣木氣之遏鬱，即閉結之機也。以薑苓阿膠湯主之。

如經水結瘀紫黑者，緣血溫則行，寒則滯，滯久則湮鬱而腐敗，是以成塊而不鮮矣。以苓桂丹參湯主之。

如經前腹痛者，緣水土寒濕，乙木抑遏，血脈凝湮不暢，月滿血盈，經水不利，木氣鬱勃衝突，克傷脾臟，是以腹痛也。中氣不運，胃氣上逆，是以有噁心嘔吐等證。以苓桂丹參湯主之。

如經後腹痛者，緣經後血虛，肝木失榮，枯燥生風，賊傷土氣，是以腹痛也。以歸地芍藥湯主之。

如熱入血室者，緣經水適來之時，外感中風，發熱惡寒，七八日後，六經既遍，表解脈遲，熱退身涼，而胸脅痞滿，狀如結胸，語言譫妄，神識不清，此謂熱入血室也。以柴胡地黃湯主之。

如帶下者，緣相火下衰，腎水澌寒，經血凝瘀，結於少腹，阻格陰精上濟之路，腎水失藏，肝木疏泄，是以精液淫泆下流而為帶也。水下泄而火上炎，故多有夜熱毛蒸、掌煩口燥之證。以溫經湯主之。

如骨蒸者，緣水寒土濕，肝木不升，溫氣下鬱，陷於腎水，腎主骨，是以骨蒸而夜熱也。以苓桂柴胡湯主之。

桂枝當歸桃仁湯 桂枝三錢 芍藥三錢 當歸三錢 桃仁三錢 甘草二錢 茯苓三錢 川芎三錢 紅花三錢 水煎大半杯，溫服。治經脈閉結，上熱加黃芩，中寒加乾薑，中氣不足加人參，血塊堅鞕加鱉甲、䗪蟲，脾鬱加砂仁。

艾葉薑苓湯　甘草二錢　茯苓三錢　艾葉三錢　芍藥三錢　生薑三錢　丹皮三錢　首烏三錢　阿膠三錢（炒珠）　水煎大半杯，溫服。治經脈崩漏不效，即用生薑一兩，阿膠五錢，治之必效。

艾葉薑苓湯（方見上）　治經水先期

薑苓阿膠湯　丹皮三錢　甘草二錢　桂枝三錢　茯苓三錢　乾薑三錢　川芎三錢　當歸三錢　阿膠三錢　水煎大半杯，溫服。治經水後期。

苓桂丹參湯　桂枝三錢　甘草二錢　生薑三錢　茯苓三錢　丹皮三錢　丹參三錢　當歸三錢　川芎二錢　水煎大半杯，溫服。治經前腹痛。

歸地芍藥湯　當歸三錢　地黃三錢　芍藥三錢　甘草二錢　桂枝三錢　茯苓三錢　首烏三錢　水煎大半杯，溫服。治經後腹痛。

柴胡地黃湯　柴胡三錢　黃芩二錢　甘草二錢　芍藥三錢　丹皮三錢　地黃三錢　水煎大半杯，溫服。治熱入血室，表未解者，加蘇葉、生薑。

溫經湯　人參三錢　甘草二錢　生薑三錢　桂枝三錢　茯苓三錢　丹皮三錢　當歸三錢　阿膠三錢　法半夏三錢　芎藭二錢　吳茱萸二錢　芍藥三錢　水煎一杯，溫服。治婦人帶下及少腹寒冷，久不受胎。或崩漏下血，或經來過多，或至期不來者。如陰精流瀉加牡蠣，瘀血堅鞕加桃仁、鱉甲。

苓桂柴胡湯　茯苓三錢　甘草二錢　丹皮三錢　桂枝三錢　芍藥三錢　柴胡三錢　半夏三錢　水煎大半杯，溫服。治婦人骨蒸，如熱蒸不減，加生地、黃芩。蒸退，即用乾薑、附子，以溫水腹。

胎　妊

胎妊者，兩精相搏，二氣妙凝，清升濁降，陰陽肇基，血以濡之，化其神魂，氣以煦之，化其精魄。氣統於肺，血藏於肝，而氣血之根，總原於土。土者，所以滋生氣血，培養胎妊之本也。木火以生養之，金水以收成之，土氣充用，四維寄旺，涵養而變化之。五氣皆足，十月而生矣。養胎之要，首在培土。土運則清其火金，而上不病熱；暖其水木，而下不病寒。木溫而火清，則血流而不凝也。金涼而水暖，則氣行而不滯也。氣血環抱，而煦濡之形神鞏固，永無半產之憂矣。

如胎之初結，中氣凝蹇，升降之機，乍而湮鬱，沖和之氣，漸而壅阻，其始胃氣初鬱，滋味厭常而喜新。及其兩月胎成，則胃氣阻逆，噁心嘔吐，食不能下等證作矣。且胎氣在中，升降不利，水偏於下潤，火偏於上炎，是以胎妊之證，往往下寒而上熱也。陰陽鬱格為病，法宜行鬱理氣為主。以豆蔻苓砂湯主之。

如墮胎之證，緣胎之結也。一月二月，木氣生之。三月四月，火氣生之。五月六月，土氣化之。七月八月，金氣收之。九月十月，水氣成之。五氣皆足，胎完而生矣。若生長之氣衰，則胎墮於初結。收成之力弱，則胎殞於將完。其實皆土氣之虛也。土氣困敗，胎妊失養，是以善墮。胎妊欲墮，腰腹必痛，痛者，木陷而剋土也。《難經》云：「命門者，諸精神之所舍，原氣之所系，男子以藏精，女子以系胞。」命門陽敗，腎水澌寒，侮土滅火，不生肝木，木氣鬱陷，而賊脾土，此胎孕墮傷之原也。以膠艾苓參湯主之。

如胎漏之證，緣胎成經斷，血室盈滿，不復流溢，肝脾陽弱，莫能行血，養胎之餘，易致堙瘀，瘀血蓄積，阻礙經絡，胎妊漸長，隧道壅塞，此後之血不得上濟。月滿陰盈，是以下漏。按其胎之左右，必有癥塊。或其平日原有宿癥，亦能致此。

若內無瘀血，則是肝脾下陷，經血亡脫，其胎必墮矣。如下血而腹痛者，則是胞氣壅礙，土鬱木陷，肝氣賊脾也。如妊娠血下腹痛者，以艾葉地黃阿膠湯主之。如妊娠下血癥塊連胎者，以桂枝茯苓湯主之。如臨產交骨不開者，以加味芎歸湯主之。當歸補血湯亦主之。

豆蔻苓砂湯　白蔻一錢（生研）　杏仁二錢　甘草一錢　砂仁一錢（炒研）　芍藥二錢　竹茹三錢　茯苓三錢　橘皮二錢　水煎大半杯，溫服。治胎孕初結，噁心嘔吐，昏暈燥渴之證，緣中氣鬱阻，胃土不降，以此開鬱降濁，清膽火而行肝血。內熱加清涼之味，內寒加溫暖之品，酌其藏府陰陽而調之。

膠艾苓參湯　甘草二錢　人參三錢　茯苓三錢　當歸三錢　艾葉三錢　阿膠三錢　芍藥三錢　水煎大半杯，溫服。治胎孕欲墮者，腹痛加砂仁。

艾葉地黃阿膠湯　甘草二錢　地黃三錢　阿膠三錢　當歸三錢　艾葉三錢　芍藥三錢　茯苓三錢　丹皮三錢

水煎大半杯，溫服。治妊娠血下腹痛者。

桂枝茯苓湯 桂枝三錢 茯苓三錢 甘草二錢 丹皮三錢 芍藥三錢 桃仁三錢 水煎大半杯，溫服。治妊娠下血，癥塊連胎者。輕者作丸，緩以消之。

加味芎歸湯 當歸五錢 龜板（童便炙酥） 川芎各三錢 血餘炭二錢 水煎大半杯，溫服。

治產婦交骨不開，屬血虛者，約人行五里許即生。設是死胎亦下。

當歸補血湯（方見頭痛） 水煎服。治交骨不開，屬氣虛者。

產後

產後血虛氣憊，諸病叢生。蓋妊娠之時，胎成一分，則母氣盜泄一分，胎氣漸成，母氣漸泄，十月胎完，而母氣耗損，十倍尋常，不過數胎，而人已衰矣。母氣傳子，子壯則母虛，自然之理也。但十月之內，形體雖分，而呼吸關通，子母同氣，胎未離腹，不覺其虛。及乎產後，胎妊已去，氣血未復，空洞虛豁，不得充灌，動即感傷，最易為病。胎時氣滯血凝，積瘀未盡，癥瘕續成者，事之常也。氣血虧乏，脾虛肝燥，鬱而剋土，腹痛食減者，亦復不少。而痙冒便難，尤為易致，是為產後三病。血弱經虛，表疏汗泄，感襲風寒，是以病痙。痙者，筋脈攣縮，頭搖口噤項強而背折也。氣損陽虧，凝鬱內陷，群陰閉束，是以病冒。冒者，清氣幽埋，不得透發，昏憒而迷惘也。津枯腸燥，陰凝氣結，關竅閉結，是以便難。便難者，糟粕艱阻，不得順下，原於道路之梗塞，非關陽旺而火盛也。總之，胎氣生長，盜泄肝脾，土虛木賊，為諸病之本，土氣不虧，不成大病也。

如瘀血蓄積，木鬱腹痛者，以桃仁鱉甲湯主之。

如脾虛肝燥，木鬱剋土，腹痛食減，渴欲飲水者，以桂枝丹皮地黃湯主之。

如風傷衛氣，而病柔痙，發熱汗出者，以桂枝瓜蔞首烏湯主之。如寒傷營血，而病剛痙，發熱無汗者，以葛根首烏湯主之。

如陽虛鬱冒者，以桂枝茯苓人參湯主之。

如津虧木燥，大便艱難者，以蓯蓉杏仁湯主之。

如飲食不消者，以薑桂苓砂湯主之。

如血崩氣虛者，以艾葉薑苓阿膠湯主之。

如產後血暈，緣血熱乘虛，逆上淩心，以致昏迷不醒，氣閉欲絕者，以童便一鍾，乘熱服之。

如產後陰血暴脫，因陰虛發熱者，以當歸補血湯主之。

如產後胎衣不下，腹中脹急者，以牛膝散主之。

如產婦乳少者，以豬蹄湯主之。

桃仁鱉甲湯　桃仁三錢　鱉甲三錢　丹皮三錢　丹參三錢　桂枝三錢　甘草二錢　水煎大半杯，溫服。治瘀血蓄積，木鬱腹痛者，內熱加生地、內寒加乾薑。

桂枝丹皮地黃湯　桂枝三錢　芍藥三錢　甘草二錢　丹皮三錢　地黃三錢　當歸三錢　水煎大半杯，溫服。治脾虛肝燥，木鬱剋土，腹痛食減，渴欲飲水者，氣虛加人參，水寒土濕加乾薑、茯苓。

桂枝瓜蔞首烏湯　桂枝三錢　芍藥二錢　甘草二錢　瓜蔞根三錢　首烏三錢　生薑三錢　大棗三枚　水煎大半杯，溫服。治風傷衛氣，而病柔痙，發熱汗出者。

葛根首烏湯　桂枝三錢　芍藥三錢　甘草二錢　葛根三錢　麻黃二錢　首烏三錢　生薑三錢　大棗三枚　水煎大半杯，溫服。治寒傷營血，而病剛痙，發熱無汗者。

桂枝茯苓人參湯　人參三錢　甘草二錢　茯苓三錢　桂枝三錢　生薑三錢　大棗三枚　水煎大半杯，溫服。治陽虛鬱冒。

蓯蓉杏仁湯　甘草二錢　杏仁二錢　白蜜一兩　肉蓯蓉三錢　水煎大半杯，入白蜜，溫服。治津虧木燥，大便艱難。

薑桂苓砂湯　茯苓三錢　甘草二錢　生薑三錢　桂枝三錢　芍藥三錢　砂仁一錢（研）　水煎大半杯，入砂仁末，溫服。治飲食不消。

艾葉薑苓阿膠湯　甘草二錢　茯苓三錢　芍藥三錢　生薑三錢　丹皮三錢　首烏三錢　阿膠三錢　艾葉三錢　水煎大半杯，溫服。治血崩。如氣虛，加人參。

當歸補血湯（方見頭痛）

牛膝散　牛膝　川芎　蒲黃（炒）　丹皮各二兩　桂心四錢　當歸一兩半　共為末，每服五錢，水煎服。治胎衣不下，腹中脹急者。

豬蹄湯　生黃耆一兩　當歸五錢　白芷三錢　木通一錢　以豬前蹄二支，煮汁五碗，以二碗半煎藥，至八分碗服，偃面臥一時，其乳擦一晌，令人吮之。渣再用豬蹄汁煎服。治產婦乳少者（按：「乳擦一晌」，疑有訛誤。服藥後自覺乳房有異，似應揉按片刻，再令兒吮之）。

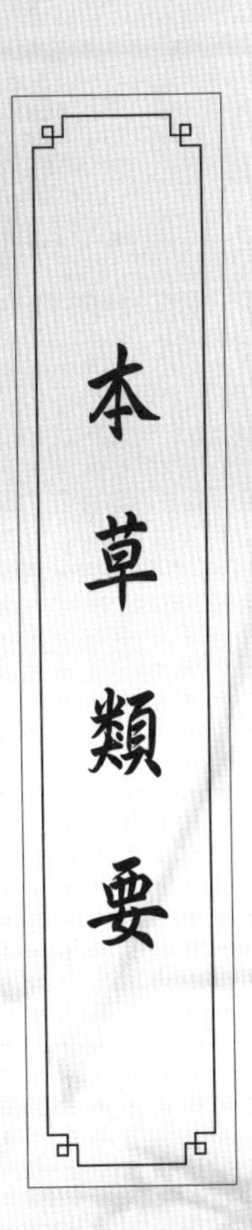

本草類要

自敘

《神農本草經》，其藥味只三百六十五品，而神明變化，已無病不治矣。迨陶弘景，始增至七百二十品，至後《本草綱目》之書出，其藥味竟增至千餘品。貪多務廣，氾濫無歸，後人學之，往往不得其要領，此有志者所以欲由博而反約也。

余工餘之暇，擇藥味之精切可用者，得一百八十品。取其專長，分門別類，朗若列眉，令人一開卷而即了然。復取黃注，摘要而錄之，示人以簡便易學之門。有志斯道者，倘於此書而熟讀玩味，庶不至望洋興嘆也夫。

光緒二十二年歲在丙申三月初八日雲閣氏自敘

補　藥　門

補　氣　類

人參　味甘微苦，入足陽明胃、足太陰脾經。益胃助脾，理中止渴。通少陰之脈微欲絕，除太陰之腹滿而痛。久利亡血之要藥，盛暑傷氣之神丹。熟用溫潤，生用清潤。

甘草　味甘，氣平，性緩，入足太陰脾、足陽明胃經。備沖和之正味，秉淳厚之良資，入金木兩家之界，歸水火二氣之間，培植中州養育四旁，交媾精神之妙藥，調劑氣血之靈丹。上行用頭，下行用梢，熟用甘溫培土而補虛，生用甘涼瀉火而消滿，熟用去皮蜜炙。

白朮　味甘微苦，入足陽明胃、足太陰脾經。補中燥濕，止渴生津，最益脾精，大養胃氣。降濁陰而進飲食，善止嘔吐，升清陽而消水穀，能醫泄利。性頗壅滯，宜輔之以疏利之品，令其旋補而旋行，庶美善而無弊矣。產於潛者佳，選堅白肥鮮者，泔浸切片，盤盛，隔布上下鋪濕米，蒸至米爛曬乾用。

黃耆　味甘氣平，入足陽明胃、手太陰肺經。入肺胃而補氣，走經絡而益營。醫黃汗血痹之證，療皮水風濕之疾，曆節腫痛最效，虛勞裏疾更良。善達皮腠，專通肌表。凡一切瘡瘍，總忌內陷，悉宜黃耆。蜜炙用。生用微涼，清表斂汗宜之。

補　血　類

當歸　味苦辛微溫，入足厥陰肝經。養血滋肝，清風潤木，起經脈之細微，回肢節之逆冷。緩裏急而安腹痛，調產後而保胎前，能通妊娠之小便，善滑產婦之大腸。奔豚須用，吐蛔宜加。寒疝甚良，溫經最效。

阿膠　味平，入厥陰肝經。養陰榮木，補血滋肝，止胞胎之阻疼，收經脈之陷漏。最清厥陰之風燥，善調乙木之疏泄。蛤粉炒，研用。

鹿茸　味辛，微溫，入足少阻腎、足厥陰肝經。生精補血，健骨強筋。酥炙用，研碎，酒煮去渣，熬濃，重湯煮成膏最佳。

壯　陽　類

巴戟天　味辛甘，微溫，入足少陰腎、足厥陰肝經。強筋健骨，秘精壯陽。去梗，酒浸蒸曬。

覆盆子　味甘氣平，入足少陰腎、足厥陰肝經。強陰起痿，縮溺斂精。

蛇床子　味苦辛，微溫，入足太陰脾、足厥陰肝、足少陰腎經。暖補命門，溫養子宮。興丈夫玉莖痿弱，除女子玉門寒冷。

女貞子　味苦，氣平，入足少陰腎、足厥陰肝經。強筋健骨，秘精壯陽，補益精血，長養精神。

淫羊霍　味辛苦，微溫，入足少陰腎、足厥陰肝經。

榮筋強骨，起痿壯陽。羊脂拌炒。

補骨脂　味辛苦，氣溫，入足太陰脾、足少陰腎、手陽明大腸經。溫脾暖腎，消水化食。治膝冷腰疼，療腸滑腎泄。能安胎墜，善止遺精。收小兒遺溺，興丈夫痿陽，除陰囊之濕，癒關節之涼。鹽酒拌潤，炒研，曬乾用。同青鹽、乳香，搽日久牙痛。

肉蓯蓉　味甘鹹，氣平，入足厥陰肝、足少陰腎、手陽明大腸經。暖腰膝，健骨肉，滋腎肝精血，潤腸胃結燥。

龍眼內　味甘微溫，入足太陰脾、足厥陰肝經。補脾養血，滋肝生精。

杜仲　味辛氣平，入足厥陰肝經。榮筋壯骨，健膝強腰。

滋　陰　類

地黃　味甘微苦，入足太陰脾、足厥陰肝經。涼血滋肝，清風潤木，療厥陰之消渴，調經脈之結代。滋風木而斷疏泄，血脫甚良；澤燥金而開約閉，便堅亦效。曬乾生用。

芍藥　味酸微苦，微寒，入足厥陰肝、足少陽膽經。入肝家而清風，走膽府而泄熱。善調心中煩悸，最消腹裏痛滿，散胸脅之痞熱，伸腿足之攣急。吐衄悉瘳，崩漏胥斷。泄痢與淋帶皆靈，痔漏共瘰癧並效。

枸杞子　味苦微甘，性寒，入足少陰腎、足厥陰肝經。補陰壯水，滋木清風。

百合　味甘微苦，微寒，入手太陰肺經。涼金泄熱，清肺除煩。水漬一宿，白沫出，去其水，更以泉水煎湯用。

貝母　味苦微寒，入手太陰肺經。清金泄熱，消鬱破凝。

天冬　味苦氣寒，入手太陰肺、足少陰腎經。清金化水，止渴生津，消咽喉腫痛，除咳吐膿血。

麥冬　味甘微涼，入手太陰肺、足陽明胃經。清金潤燥，解渴除煩，涼肺熱而止咳，降心火而安悸。

沙參　味甘微苦，微涼，入手太陰肺經。清金除煩，潤燥生津。其性輕緩，宜多用乃效。

元參　味甘微苦，入手太陰肺、足少陰腎經。清肺金，生腎水，滌心胸之煩熱，涼頭目之鬱蒸。

玉竹　味甘，入手太陰肺經。清肺金而潤燥，滋肝木而清風。

天花粉　味甘微苦，微寒，入手太陰肺經。清肺生津，止渴潤燥，舒痙病之攣急，解渴家之淋癃。

健　脾　類

大棗　味甘微苦，微辛，微酸，微鹹，氣香，入足太陰脾、足陽明胃經。補太陰己土之精，化陽明戊土之氣，生津潤肺而除燥，養血滋肝而息風。療脾胃衰損，調經脈虛芤。

蓮肉　味甘性平，入足太陰脾、足陽明胃、足少陰腎、手陽明大腸經。養中補土，保精斂神，善止遺泄，能住滑溏。

薏仁　味甘氣香，入足太陰脾、足陽明胃經。燥土清金，利水泄濕，補己土之精，化戊土之氣，潤辛金之燥渴，通壬水之淋瀝。最泄經絡風濕，善開胸膈痹痛。

白扁豆　味甘，入足太陰脾、手陽明大腸經。培中養胃，住泄止嘔。

潤　腸　類

火麻仁　味甘氣平，性滑，入足陽明胃、手陽明大腸、足厥陰肝經。潤腸胃之約澀，通經脈之結代。去殼，炒研用。

柏子仁　味甘辛，氣平，入足太陰脾、手陽明大腸、手少陰心、足厥陰肝經。潤燥除濕，斂氣寧神。

白蜜　味甘，微鹹，入足陽明胃、足太陰脾、手陽明大腸經。滑秘澀而開結，澤枯槁而潤燥。大便滑溏者勿服，入水四分之一，煉熟用。

攻　藥　門

攻　氣　類

厚朴　味苦辛，微溫，入足陽明胃經，降衝逆而止嗽，破壅阻而定喘，善止疼痛，最消脹滿。去皮，薑汁炒。

枳實　味苦酸辛，性寒，入足陽明胃經。泄痞滿而去濕，消陳宿而還清。面炒，勿令焦，研用。

半夏　味辛，氣平，入手太陰肺、足陽明胃經。下衝逆而除咳嗽，降濁陰而止嘔吐，排決水飲，清滌涎沫，開胸膈脹塞，消咽喉腫痛。平頭上之眩暈，泄心下之痞滿。善調反胃，妙安驚悸。洗去白礬用，妊娠薑汁炒。

陳皮　味辛苦，入手太陰肺經。降濁陰而止嘔噦，行滯氣而泄鬱滿，善開胸膈，最掃痰涎。

木香　味辛，微溫，入足太陰脾、足陽明胃經。止嘔吐泄利，平積聚癥瘕，安胎保妊，消脹止痛。面煨，實大腸。生磨，消腫病。

紫蘇　味辛，微溫，入手太陰肺經。溫肺降逆，止喘定嗽。

瓜蔞　味甘，微苦，微寒，入手太陰肺經。清心潤肺，洗垢除煩，開胸膈之痹結，滌涎沫之膠黏。最洗瘀濁，善解懊憹。

杏仁　味甘苦，入手太陰肺經。降衝逆而開痹塞，泄壅阻而平喘嗽，消皮膚之浮腫，潤肺腸之枯燥，最利胸膈，兼通經絡。

旋覆花　味鹹，入手太陰肺、足陽明胃經。行凝澀而斷血漏，滌瘀濁而下氣逆。

白芥子　味辛，氣溫，入手太陰肺經。破壅豁痰，止喘寧嗽。

萊菔子　味辛氣平，入手太陰肺經。下氣止喘，化痰破鬱。生研，吐老痰。

攻血類

牡丹皮 味苦辛，微寒，入足厥陰肝經。達木鬱而清風，行瘀血而泄熱，排癰疽之膿血，化藏府之癥瘕。

芎藭 味辛，微溫，入足厥陰肝經。行經脈之閉澀，達風木之抑鬱，止痛切而斷泄利，散滯氣而破瘀血。

桃仁 味甘苦辛，入足厥陰肝經。通經而行瘀澀，破血而化癥瘕。泡去皮尖。

紅花 味辛，入足厥陰肝經。專行血瘀，最止腹痛。

丹參 味甘，氣平，入足厥陰肝經。行血破瘀，通經止痛，癥瘕崩漏兼醫。

三七 味甘微苦，入足厥陰肝經。和營止血，通脈行瘀。

澤蘭 味苦，微溫，入足厥陰肝經。通經活血，破滯磨堅，胎產俱良，癥瘕頗善。止腰腹疼痛，消癰疽熱腫，跌打吐衄能瘳。

䕡茹 味辛微寒，入足厥陰肝經。行老血，破宿癥。

益母草 味苦辛，氣平，入足厥陰肝經。活血行經，破瘀通脈。胎產崩漏、癰疽，癥瘕跌打損傷，悉效。

延胡索 味苦辛，微溫，入足厥陰肝經。調經破血，化塊消癥。

鱉甲 味鹹氣腥，入足厥陰肝、足少陽膽經。破癥瘕而消凝瘀，調癰疽而排膿血。醋炙焦，研細用。

牛膝 味苦酸，氣平，入足太陽膀胱、足厥陰肝經。利水開結，破血通經。

䗪蟲　味鹹微寒，入足厥陰肝經。善化瘀血，最補損傷。炒枯存性，研細用。

虻蟲　味苦微寒，入足厥陰肝經。善破瘀血，能化宿癥。炒枯去翅足，研細用。

水蛭　味鹹苦微寒，入足厥陰肝經。善破積血，能化堅癥。炒枯存性，研細用。

攻　食　類

神麴　味辛甘，入足太陰脾經。化穀消痰，泄滿除癥。炒研用。

山楂　味酸甘，氣平，入足太陰脾、足厥陰肝經。消積破結，行血開瘀。

攻　水　類

茯苓　味甘氣平，入足陽明胃、足太陰脾、足少陰腎、足太陽膀胱經。利水燥土，泄飲消痰，善安悸動，最豁鬱滿，除汗下之煩躁，止水飲之燥渴，淋癃泄利之神品，崩漏遺帶之妙藥。氣鼓與水脹皆靈，反胃共噎膈俱效。功標百病，效著千方。

豬苓　味甘氣平，入足少陰腎、足太陽膀胱經。利水燥土，泄飲消痰，開汗孔而泄濕，清膀胱而通淋，帶濁可斷，鼓脹能消。

澤瀉　味鹹微寒，入足少陰腎、足太陽膀胱經。燥土泄濕，利水通淋，除飲家之眩冒，療濕病之燥渴。氣鼓水脹皆靈，噎膈反胃俱效。

萆薢　味苦氣平，入足太陽膀胱經。泄水去濕，壯骨舒筋。

淡竹葉　味甘微寒，入足太陽膀胱經。利水去濕，泄熱除煩。

通草　味辛，入足厥陰肝、手少陰心、足太陽膀胱經。行血脈之瘀澀，利水道之淋癃。

瞿麥　味苦，微寒，入足厥陰肝、足太陽膀胱經。利水而開癃閉，泄熱而清膀胱。

茵陳　味苦，微寒，入足太陰脾、足太陽膀胱經。利水道而泄濕淫，消瘀熱而退黃疸。

赤小豆　味甘，入手太陽小腸、足太陽膀胱經。利水而泄濕熱，止血而消癰腫。浸令毛出，曝乾用。

滑石　味苦微寒，入足太陽膀胱經。清膀胱之濕熱，通水道之淋澀。

攻痰類（攻痰藥甚多散見攻氣各類宜參看）

皂莢　味辛苦澀，入手太陰肺經。降逆氣而開壅塞，收痰涎而滌垢濁，善止喘咳，最通關竅。

竹瀝　味甘性寒，入手太陰肺經。清肺行痰。鮮竹去節，火烘瀝下，磁器接之。

荊瀝　味甘氣平，入手太陰肺經。化痰泄熱、止渴消風。功與竹瀝相同，熱宜竹瀝，寒宜荊瀝。

南星　味辛，性溫，入手太陰肺、足陽明胃經。降氣行瘀，化積消腫。水浸二三日，去其白涎。用牛膽九套者，治痰鬱，肺熱甚佳（天南星研末，裝入牛膽中陰乾，每年換牛膽一次，九年方可入藥）。

天竺黃　味甘，性寒，入手少陰心、足少陽膽經。泄熱寧神，止驚除痰。

攻蟲類

烏梅　味酸，性澀，入足厥陰肝經。下衝氣而止嘔，斂風木而殺蛔。醋浸一宿，去核米蒸。

苦參　味苦，性寒，入足厥陰肝、足太陽膀胱經。清乙木而殺蟲，利壬水而泄熱。

蕪荑　味辛氣平，入足厥陰肝經。殺蟲破積，止痢消瘡。

使君子　味甘微溫，入足太陰脾、足厥陰肝經。利水燥土，殺蟲止泄。每月上旬，取仁數枚，空腹食之，蟲皆死。戒飲熱茶，犯之則泄。

百部　味苦微寒，入手太陰肺經。清肺止嗽，利水殺蟲。

貫仲　味苦微寒，入手太陰肺，足厥陰肝經。止血行瘀，破積殺蟲。

雷丸　味苦性寒，入手少陰心、足厥陰肝經。殺蟲解蠱，止汗除癲。甘草水浸，去皮切炮為末，撲身止汗。

雄黃　味苦，入足厥陰肝經。燥濕行瘀，醫瘡殺蟲。

攻積類

大黃　味苦性寒，入足陽明胃、足太陰脾、足厥陰肝經。泄熱行瘀，決壅開塞。下陽明之燥結，除太陰之濕蒸。通經脈而破癥瘕，消癰疽而排膿血。酒浸用。

芒硝　味鹹苦辛，性寒，入手少陰心、足太陽膀胱經。泄火而退燔蒸，利水而通淋瀝。

葶藶　味苦辛，性寒，入足太陽膀胱經。破滯氣而定喘，泄停水而寧嗽。

甘遂　味苦性寒，入足太陽膀胱經。善泄積水，能驅宿物。

芫花　味苦辛，入足太陽膀胱經。性專泄水，力能止利。

大戟　味苦，性寒，入足太陽膀胱經。泄水飲之停留，通經脈之瘀澀。

巴豆　味辛苦，大熱，入足陽明胃、足太陰脾、足少陰腎經。驅寒邪而止痛，開冷滯而破結。去殼炒研用，強人可服二厘。

三棱　味苦，氣平，入足厥陰肝經。破血行瘀，消積化塊。

莪朮　味苦辛，微溫，入足厥陰肝經。破滯攻堅，化結行瘀。醋炒。

吐　湧　類

香豉　味苦甘，微寒，入足太陰脾經。調和藏府，湧吐濁瘀。

瓜蒂　味苦，性寒，入足陽明胃、足太陰脾經。利水而泄濕淫，行瘀而湧腐敗，亡血家忌之。

散藥門

溫散類

麻黃　味苦辛，氣溫，入手太陰肺、足太陽膀胱經。入肺家而行氣分。開毛孔而達皮部。善泄衛鬱，專發寒邪。治風濕之身痛，療寒濕之腳腫，風水可驅，溢飲能散，消咳逆肺脹，解驚悸心忡。煮去沫，發表去根節。止汗斂表，但用根節。

桂枝　味甘辛，氣香，性溫，入足厥陰肝、足太陽膀胱經。入肝家而行血分，走經絡而達營鬱，善解風邪，最調木氣，升清陽脫陷，降濁陰衝逆，舒筋脈之急攣，利關節之壅阻，入肝膽而散遏抑。極止痛楚，通經絡而開痹澀；甚去濕寒，能止奔豚，更安驚悸。去皮用。

蘇葉　味辛，入手太陰肺經。降衝逆而驅濁，消凝滯而散結。

荊芥　味辛，微溫，入足厥陰肝經。散寒發表，驅邪除風。

生薑　味辛，性溫，入足陽明胃、足太陰脾、足厥陰肝、手太陰肺經。降逆止嘔，泄滿開鬱，入肺胃而驅濁，走肝脾而行滯。蕩胸中之瘀滿，排胃裏之壅遏，善通鼻塞，最止腹痛。調和藏府，宣達營衛。行經之要品，發表之良藥。

凉　散　類

浮萍　味辛，微寒，入手太陰肺經。發表出汗，泄濕清風。

薄荷　味辛，氣涼，入手太陰肺經。發表退熱，善泄皮毛。

葛根　味甘，辛性涼，入足陽明胃經。解經氣之壅遏，清胃府之燥熱，達鬱迫而止利，降衝逆而定喘。作粉最佳，鮮者取汁用甚良。

柴胡　味苦微寒，入足少陽膽經。清膽經之鬱火，泄心家之煩熱，行經於表裏陰陽之間，奏效於寒熱往來之會。上頭目而止眩暈，下胸脅而消鞕滿。口苦咽乾最效，眼紅耳熱甚靈。降胃膽之逆，升肝脾之陷。胃口痞痛之良劑，血室鬱熱之神丹。

升　提　類

升麻　味辛苦微甘，性寒，入手陽明大腸、足陽明胃經。利咽喉而止疼痛，消腫毒而排膿血。

宣　通　類

紫菀　味苦辛，入手太陰肺經。降氣逆而止咳，平息賁而定喘。

款冬花　味辛氣溫，入手太陰肺經。降衝逆而止嗽喘，開痹塞而利咽喉。

霜桑葉　味苦辛，入足太陽膀胱、足厥陰肝經。散水消腫，行瘀止渴。

枇杷葉　味酸甘，氣平，入手太陰肺經。泄肺下氣，寧嗽止吐。

桔梗　味苦辛，入手太陰肺經。散結滯而消腫鞕，化凝鬱而排膿血，療咽痛如神，治肺癰至妙。善下衝逆，最開壅塞。

射干　味苦，微寒，入手太陰肺經。利咽喉而開閉塞，下衝逆而止咳嗽，最清胸膈，善掃瘀濁。

蟬蛻　味辛，氣平，入手太陰肺經。發表驅風，退翳消腫。

去濕散風類

防風　味甘辛，入足厥陰肝經。燥己土而泄濕，達乙木而息風。

白芷　味辛，微溫，入手太陰肺、手陽明大腸經。發散皮毛，驅逐風濕。

細辛　味辛，氣溫，入足太陰肺、足少陰腎經。降衝逆而止咳，驅寒濕而蕩濁，最清氣道，兼通水源。

蒼朮　味甘，微辛，入足太陰脾、足陽明胃經。燥土利水，泄飲消痰，行瘀去滿，化癖除癥，理吞吐酸腐，辟山川瘴癘。起筋骨之痿軟，回溲溺之混濁。茅山者佳，製同白朮。

天麻　味辛，微溫，入足厥陰肝經。通關透節，泄濕除風。

秦艽　味苦，氣平，入足厥陰肝經。發宣經絡，驅除風濕。

防己　味苦辛，性寒，入足太陰脾、足太陽膀胱經。泄經絡之濕邪，逐藏府之水氣。

牛蒡子　味苦，氣平，入手太陰肺經。清風泄濕，消腫敗毒。

蔓荊子　味苦，微溫，入足厥陰肝經。泄風濕，清頭目。

甘菊花　味甘，氣平，入足厥陰肝經。清風止眩，明目去翳。

五加皮　味辛，微溫，入足厥陰肝經。逐濕開痹，起痿伸攣。

固　藥　門

固　精　類

山茱萸　味酸，性澀，入足厥陰肝經。溫乙木而止疏泄，斂精液而縮小便。去核，酒蒸。

五味子　味酸，微苦鹹，氣澀，入手太陰肺經。斂辛金而止咳，收庚金而住泄。善收脫陷，最下衝逆。

菟絲子　味酸氣平，入足少陰腎、足厥陰肝經。斂精利水，暖膝溫腰。久服妨脾。

金櫻子　味鹹，性澀，入手陽明大腸、足厥陰肝經。斂腸止泄，固精斷遺。

何首烏　味甘澀，氣平，入足厥陰肝經。養血榮筋，息風潤燥，斂肝氣之疏泄，遺精最效。舒筋脈之拘攣，偏枯甚良。瘰癧癰腫皆消，崩漏淋漓俱止。消痔至妙，截瘧如神。米泔換浸一兩天，銅刀切片，黑豆拌勻，沙鍋蒸曬數次。

山藥　味甘，氣平，入足陽明胃、手太陰肺經。養戊土而行降攝，補辛金而司收斂，善息風燥，專止疏泄。

芡實　味甘性澀，入手太陰肺、足少陰腎經。止遺精，收帶下。

韭子　味辛，性溫，入足少陰腎、足厥陰肝經。秘精斂血，暖膝強腰。

鹿角膠　味辛鹹，微溫，入足少陰腎、足厥陰肝經。補腎益肝，斂精止血。蛤粉炒，研用。

龍骨　味鹹，微寒，性澀，入手少陰心、足少陰腎、足厥陰肝、足少陽膽經。斂神魂而定驚悸，保精血而收滑脫。白者佳，煅研細用。

牡蠣　味鹹，微寒，性澀，入手少陰心、足少陰腎經。降膽氣而消痞，斂心神而止驚，清金泄熱，保液秘精。煅粉，研細用。

固　血　類

茅根　味甘，微寒，入手太陰肺、足太陽膀胱經。清金止血，利水通淋。

茜草根　味苦，微寒，入足厥陰肝經。通經脈瘀塞，止營血流溢。

石榴皮　味酸，性澀，入手陽明大腸、足厥陰肝經。斂腸固腎，澀精止血。

柏葉　味苦，辛澀，入手太陰肺經。清金益氣，斂肺止血。

固　神　類

酸棗仁　味甘酸，入手少陰心、足少陽膽經。寧心膽而除煩，斂神魂而就寐。生用泄膽熱安眠，熟用補膽虛不寐。

遠志　味辛，微溫，入手少陰心、足少陰腎經。開心利竅，益智安神。

固　腸　類

訶子　味酸，微苦，氣澀，入手陽明大腸、手太陰肺經。收庚金而住泄，斂辛金而止咳，破壅滿而下衝逆，疏鬱塞而收脫陷。

五倍子　味酸，氣平，入手太陰肺、手陽明大腸經。收肺除咳，斂腸止利。五倍釀法，名百藥煎，與五倍同功。

罌粟殼　味鹹，性澀，微寒，入手太陰肺、手陽明大腸經。收肺斂腸，止咳斷利。初病忌服，當與行鬱泄濕之藥並用。

禹餘糧　味甘，微寒，入足太陰脾、足少陰腎、足厥陰肝、手陽明大腸經。止小便之痛澀，收大腸之滑泄。煅紅，醋淬，研細用。

赤石脂 味甘酸辛，性澀，入手少陰心、足太陰脾、手陽明大腸經。斂腸胃而斷泄利，護心主而止痛楚。

寒藥門

微寒類

連翹 味苦，性涼，入足太陰脾、足太陽膀胱經。清丁火而退熱，利壬水而泄濕。

前胡 味苦，微寒，入手太陰肺經。清肺化痰，降逆止嗽。

蘆根 味甘，性寒，入手太陰肺、足陽明胃經。降逆止嘔，清熱除煩。

石葦 味苦，入足太陽膀胱經。清金泄熱，利水開癃。

竹茹 味甘，微寒，入手太陰肺、足陽明胃經。降逆止嘔，清熱除煩。

金銀花 味辛，微涼，入手太陰肺、足厥陰肝經。涼肝清肺，消腫敗毒。

地骨皮 味苦，微甘，性寒，入足少陰腎、足厥陰肝經。清肝泄熱，涼骨除蒸。

白微 味苦，微鹹，微寒，入手太陰肺、足太陽膀胱經。涼金泄熱，清肺除煩。

白頭翁 味苦，性寒，入足少陽膽、足厥陰肝經。清下熱而止利，解鬱蒸而涼血。

大　寒　類

黃芩　味苦，氣寒，入足少陽膽、足厥陰肝經。清相火而斷下利，泄甲木而止上嘔，除少陽之痞熱，退厥陰之鬱蒸。

黃連　味苦，性寒，入手少陰心經。清心退熱，泄火除煩。

梔子　味苦，性寒，入手少陰心、足太陰脾、足厥陰肝、足太陽膀胱經。清心火而除煩鬱，泄脾土而驅濕熱，吐胸膈之濁瘀，退皮膚之薰黃。

黃柏　味苦，氣寒，入足厥陰肝、足太陰脾經。泄己土之濕熱，清乙木之鬱蒸，調熱利下重，理黃疸腹滿。

知母　味苦，氣寒，入手太陰肺、足太陽膀胱經。清金泄熱，止渴除煩。

秦皮　味苦，性寒，入足厥陰肝經。清厥陰之鬱熱，止風木之疏泄。

石膏　味辛，氣寒，入手太陰肺、足陽明胃經。清金而止燥渴，泄熱而除煩躁。研細，棉裹，入藥煎。虛熱煅用。

犀角　味苦酸，性寒，入足厥陰肝、足少陽膽、手少陰心經，泄火除煩，解毒止血。

羚羊角　味苦鹹，微寒，入足厥陰肝經。清風明目，泄熱舒筋。

熱藥門

微熱類

艾葉 味苦辛，氣溫，入足厥陰肝經。燥濕除寒，溫經止血。

薤白 味辛，氣溫，入手太陰肺、手陽明大腸經。開胸痹而降逆，除後重而升陷。最消痞痛，善止滑泄。

益智仁 味辛，氣溫，入足太陰脾、足陽明胃經。和中調氣，燥濕溫寒，遺精與淋濁俱療，吐血與崩漏兼醫。去殼炒研，消食亦良。

縮砂仁 味辛，氣香，入足太陰脾、足陽明胃經。和中調氣，行鬱消渴。降胃陰而下食，達脾陽而化穀。嘔吐與泄利皆良，咳嗽共痰飲俱妙。善療噎膈，能安胎妊。調上焦之腐酸，理下氣之穢濁，除咽喉口齒之疾，化銅鐵骨刺之哽。去殼，炒研。

白豆蔻 味辛，氣香，入足陽明胃、手太陰肺經。降肺胃之衝逆，善止嘔吐。開胸膈之鬱滿，能下飲食。噎膈可效，痎瘧亦良。去睛上翳障，消腹中脹疼。研細，湯沖。

大茴香 味辛，微溫，入足陽明胃、足少陰腎經。降氣止嘔，溫胃下食，暖腰膝，消癀疝。

大熱類

乾薑　味辛，性溫，入足陽明胃、足太陰脾、足厥陰肝、手太陰肺經。燥濕溫中，行鬱降濁，補益火土，消納飲食。暖脾胃而溫手足，調陰陽而定嘔吐，下衝逆而平咳嗽，提脫陷而止滑泄。略炒用，勿令焦黑。

川椒　味辛，性溫，入足陽明胃、足厥陰肝、足少陰腎、足太陰脾經。暖中宮而溫命門，驅寒濕而止疼痛，最治嘔吐，善醫泄利，去目及閉口者，炒去汗用。

蓽茇　味辛，氣溫，入足太陰脾、足陽明胃經。溫脾胃而化穀，暖腰膝而止痛，吐泄皆醫，疝瘕並效。醋浸焙用。

丁香　味辛，氣溫，入足太陰脾、足陽明胃經。溫燥脾胃，驅逐脹滿，治心腹疼痛，除腰腿濕寒。最止嘔噦，善回滑溏，殺蟲解蠱，化塊磨堅。起丈夫陽弱，癒女子陰冷。用母丁香，雄者為雞舌香。

草豆蔻　味辛，氣溫，入足太陰脾、足陽明胃經。燥濕調中，運行鬱濁，善磨飲食，能驅痰飲。治胃口寒濕作痛，療腹中腐敗成積。泄穢吞酸俱效，蠻煙瘴雨皆醫。痎瘧堪療，霍亂可癒。反胃噎膈之佳藥，嘔吐泄利之良品。化魚肉停留，斷赤白帶下。麵包糖煨，研去皮。

肉豆蔻　味辛，性溫，氣香，入足太陰脾、足陽明胃經。溫中燥土，消穀進食，善止嘔吐，最收泄利。治寒濕腹痛，療赤白痢疾，化痰水停留，磨飲食陳宿。麵包煨研，去油湯沖。

吳茱萸 味辛，苦性溫，入足陽明胃、足太陰脾、足厥陰肝經。溫中泄濕，開鬱破凝，降濁陰而止嘔吐，升清陽而斷泄利。熱水洗數次用。

肉桂 味甘辛，氣香，性溫，入足厥陰肝經。溫肝暖血，破瘀消癥。逐腰腿濕寒，驅腹脅疼痛。

附子 味辛鹹苦，性溫，入足太陰脾、足少陰腎經。暖水燥土，泄濕除寒，走中宮而溫脾，入下焦而暖腎，補垂絕之火種，續將斷之陽根。治手足厥冷，開藏府陰滯，定腰腹之疼痛，舒踝膝之攣拘。通經脈之寒瘀，消症瘕之冷結。降濁陰逆上，能回噦噫。提清陽下陷，善止脹滿。紙包數層，水濕，火中灰埋煨熟，去皮、臍切片，沙鍋隔紙焙焦用，勿令黑。

烏頭 味辛苦，性溫，入足厥陰肝、足少陰腎經。開關節而去濕寒，通經絡而逐冷痹。消腿膝腫疼，除心腹痞痛。治寒症最良，療腳氣絕佳。製同附子，蜜煎取汁用。

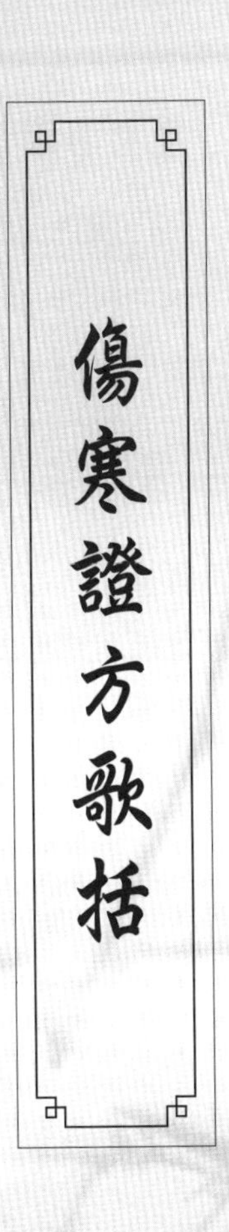

傷寒證方歌括

傷寒證方歌括

瀋水　慶恕雲閣氏　著

友人　郭振鏞桂五　參著
受業　書　銘祉貞　校正
堂弟　慶　志勵齋　參訂

受　業

蘇春馥　赫寶德　周琨琳　胡紹綸
鄂達春　金育棟　傅鳴鐸　張維垣
吳世瑞　卜榮蔭　葉常馨　周成武
趙廣德　趙德純　沙河清　卜文亮

同　校

敘

粵自神農嘗百草而藥性乃傳，軒帝著《內經》而病源始出，此固開天之神智，亦即救世之苦心也。越及漢季，有張仲景先師出，著有《傷寒》、《金匱》各編，理精法密，辭古義深，探石室之秘藏，發蘭台之奧蘊，洵為醫林中特出之書也。乃前人著作極精，而後世注疏多謬，致使良苗雜於良莠之間，而是非莫辨；嘉粟埋於秕糠之內，而真偽誰分；此有心人所同慨也！

今有黃氏《傷寒》書出，辨偽訂訛，悉復篇章之舊；鉤深致遠，獨探撰述之原；譬如淘盡荒沙而黃金始得呈其色，剖開頑石而白璧乃能顯其光，自古注《傷寒》者，未有如黃氏之盛者也。然，未經名人指授，終不敢自信賞識之非誣矣。

茲聞慶雲閣先生，素日博覽醫書，迄今已涉獵三十餘載矣，諒必於群書淆亂之中，獨衷一是。因倩世仁甫先生為介紹，只求先生引而進之，得聞此道之指歸素願足矣。乃蒙不棄，即延入講堂，當而指明，古今醫書精純者絕少，惟《傷寒》、《金匱》之書，獨得《靈樞》、《素問》真傳，醫學家群當奉為圭臬也。注疏不下數百家，惟黃氏注疏獨合聖經之旨，直可與仲景之書並傳不朽矣。其餘各書，瑕瑜互見，實不敢贊一詞焉。

鏞敬聆之下，如獲南針之指示，嚮往彌殷；益望北斗之光華，仰瞻倍切。退歸後，即照黃氏成規，將傷寒雜病，各證各方，俱編為歌括，以便披吟。書成錄出，即呈先生筆削，不料適值先生亦作《證方歌括》，以授及門。遂檢閱鏞稿中有精粹可取者，即摘錄先生書內，以排印行世。鏞以迂疏之作，叨附末光，是亦生平大幸事也。爰為敘。

民國四年舊十一月初八日後學郭振鏞謹敘

自敘

粵自軒岐著《內經》，遂為萬世醫書之祖。然僅立言而未立法，尚未得視為全書也。越及漢季，有南陽張仲景先生出，著有《傷寒》、《金匱》各書，論證出方，俱臻完備。其書辭古而意深，理精而法密，括天人之奧蘊，得《靈樞》、《素問》之真傳，洵為醫學家之至寶矣。惟《傷寒》以六經立法，從六氣也。而此義後人絕無解者，所以注《傷寒》者不下數百家，往往立言不合經旨，更兼篇章次第紊亂，沿謬承訛，無人考正。是以著作愈多，其旨愈不明於天下也。

今有黃氏傷寒書出，悉本六氣之理，以發明此書之旨，語必透宗，言皆有本，去偽存真，辭華悉臻純粹；提綱挈領，條理益見詳明；自古注《傷寒》者，未有如黃氏之盡美盡善者也！尤可取者，以編殘簡斷之書，悉復縷晰條分之舊，脈絡既已分明，篇章無不吻合，以後學之心思，揣前人之志意，雖隔形骸於千載，恍聆緒論於一堂，得先聖之薪傳，開後入之茅塞，其書之有裨於人也，豈止於一時一世已哉。

余即遵黃氏成規，將各證、各方均編為歌括，以便學者披吟。書已告竣，適有友人郭桂五，登門造訪，手持《證方歌括》一書求正。余細閱之，見書中意旨，與余所作者，大致相同。余即摘其書之精純可取者，纂入余書內，合為一編，以便排印行世。

惟望有心留學者，得是書以為入道之門，庶不難升堂入室，將來可為吾道之傳人也，豈非吾人所厚望也哉！爰為敘。

民國四年舊曆九月二十四日慶恕自識

太陽本病

●**桂枝證（中風）**　中邪先入太陽宮，發熱頭疼更惡風，有汗脈浮惟在表，解肌總是桂枝功。

桂枝湯　有汗中風用桂薑，再將芍藥治營傷，補脾大棗兼甘草，啜粥生津並養陽。

●**麻黃證（傷寒）**　浮緊居然脈象呈，惡寒發熱嘔旋生，頭疼體痛終無汗，證屬麻黃表病成。

麻黃湯　傷寒無汗用麻黃，桂杏兼施輔佐良，甘草補脾中氣固，皮毛直達是神方。

●**桂枝麻黃各半證（風寒兩感）**　瘧狀二三度發時，面呈熱色解無期，未經小汗身癢作，湯用桂麻各半宜。

桂枝麻黃各半湯　合用麻黃並桂枝，杏仁芍藥佐偏宜，生薑大棗兼甘草，兩感風寒取效奇。

●**桂枝二麻黃一證（風寒兩感　方見上）**　脈呈洪大汗頻生，仍服桂枝未可更，如再發時形似瘧，輕宣衛氣重宣營。

●**桂枝二越婢一證（中風而內有火鬱）**　發熱惡寒表病彰，渴而譫語火邪傷，脈浮汗出偏能解，營衛輕宣用此方。

桂枝二越婢一湯　外寒未解熱旋生，草棗和中芍泄營，發表桂麻薑併入，石膏治裏火能清。

●**大青龍證（中風而內有火鬱）**　發熱身疼更惡寒，躁煩無汗未能安，中風脈象浮而緊，方用青龍治不難。

大青龍湯　桂麻發表散邪風，再入生薑助有功，獨用石膏清裏熱，杏仁草棗補兼攻。

●**小青龍證（傷寒而內有水鬱）** 表邪未解水停時，嘔咳兼生病甚危，小便不通還作渴，滿居少腹喘非宜。

小青龍湯 表寒裏水病非輕，桂芍麻甘用藥精，半夏更兼薑細味，管教內外患全平。

●**白虎證（表已解而裏有熱）** 傷寒脈滑厥旋生，表解方知裏熱成，白虎煎湯真可用，胸中邪火一時清。

白虎湯 石膏去火十分強，知母兼施倍覺涼，粳米煎湯甘草入，驅邪消熱此方良。

●**白虎加人參證（表已解而裏有熱）** 傷寒表解尚難安，躁渴心煩背惡寒，白虎加參湯可用，生津助氣是神丹。

白虎加人參湯 石膏知母善清金，草米煎湯益助陰，補用人參加更妙，仙方能解躁煩心。

●**五苓證（表未解而裏有水）** 發熱過經不解煩，中風表裏證猶存，渴惟思飲入旋吐，水逆為名是病源。

五苓散 外寒未去水旋停，朮澤同煎合二苓，解表不須多用藥，桂枝一味妙通靈。

茯苓甘草湯（證附 表未解而裏有水） 汗多不渴未傷津，苓桂薑甘立法新，病減只將輕藥用，宜通表裏效如神。

●**文蛤白散證** 病在陽經汗失宜，肉中粟起益煩時，縱思飲水原非渴，文蛤不瘥白散施。

文蛤散 先將文蛤細研時，須用熱湯調服宜，病若不瘥仍有法，五苓白散酌裁之。

白散 貝母須兼桔梗施，清金散鬱用相宜，溫行巴豆真神妙，寒熱交攻立法奇。

●**桃仁承氣證（表退而熱結血分）**　蓄血病成勢若狂，因知熱結在膀胱，表邪解後方宜下，須用桃仁承氣湯。

桃仁承氣湯　小腹瘀凝宜急攻，桃仁破血有奇功，硝黃蕩穢專清熱，桂草舒肝更補中。

●**抵當湯證（表退而熱結血分）**　表邪內入解無從，脈象微沉不結胸，熱在下焦當硬滿，腹中瘀血斷難容。

●**抵當丸證（表退而熱結血分）**　傷寒身熱未能安，少腹滿應小便難，今反利時因有血，須將湯藥合成丸。

抵當湯丸　䖟蛭桃仁合大黃，湯丸隨證用偏良，破開瘀血沉痾起，從此其人不發狂。

太陽壞病

【入陽明去路】

●**麻黃杏仁甘草石膏證（表寒未解而內有火鬱）**　表熱不用桂枝湯，外散內清另有方。汗出喘生無大熱，麻甘杏石治偏良。

麻黃杏仁甘草石膏湯　麻黃發表泄皮毛，裏熱宜清用石膏，甘草杏仁還併入，和中降逆法彌高。

●**人參白虎證（表解而裏有熱　方見太陽正病）**　傷寒已服桂枝湯，汗出煩生渴飲漿，脈象更兼洪且大，人參白虎是良方。

●**調胃承氣證（表解而裏有熱）**　此證已經汗出初，惡寒乃是屬陽虛，若還惡熱原為實，胃氣調和病自除。

調胃承氣湯　汗後須將胃氣調，大黃甘草合芒硝，津傷陽實全能治，熱滿胸中一概消。

【入太陰去路】

●**五苓散證**（表未解而裏有水　方見太陽本病）　燥生汗後不眠時，和胃除煩少飲宜，小便維艱浮脈見，熱微消渴五苓施。

●**甘草乾薑證**（誤汗而裏陽虛）　心煩便數汗彌漫，兩腳拘攣更惡寒，湯用桂枝溫反誤，亡陽厥逆覺咽乾。

甘草乾薑湯　桂枝誤服竟亡陽，厥逆心煩病象彰，同氣相招真善法，補宜甘草熱宜薑。

芍藥甘草湯（證附　誤汗而裏陰虛）　誤汗傷陰厥逆生，拘攣兩腳步難行，只須芍藥兼甘草，補血舒筋治效呈。

●**四逆桂枝證**（表未解而裏寒桂枝湯見上）　身疼下利要亡陽，救急先煎四逆湯。清便自調無裏證，桂枝解表是良方。

四逆湯　急當救裏要驅寒，藥用溫中治不難。附子乾薑甘草入，挽回陽氣是神丹。

桂枝加芍藥生薑人參新加湯（證附　表未解而裏虛）身疼汗後脈沉遲，甘棗和中桂解肌，薑芍倍加參並用，補虛散鬱法兼施。

●**葛根黃芩黃連證**（表裏俱熱）　證屬桂枝反下之，利因不止病形危，脈呈促象表仍在，汗出喘生內熱時。

葛根黃芩黃連湯　表裏雙清治法全，葛根甘草合芩連，熱邪退盡收奇效，喘汗能除利亦痊。

桂枝去芍藥湯　**桂枝去芍藥加附子湯**（證附　表裏俱寒）　脈促旋驚腹滿時，薑甘桂棗立方奇，惡寒附子加尤妙，表裏陽虛總可醫。

桂枝加厚朴杏仁湯（證附　表裏俱實）　下後旋驚微喘生，表寒未解病非輕，桂薑棗芍兼甘草，朴杏加時治效呈。

●**桂枝去桂加茯苓白朮證（表解而裏有水）**　湯服桂枝或下之，依然頭痛項強時，熱多無汗兼心滿，小便不通要速醫。

桂枝去桂加茯苓白朮湯　薑甘棗芍不須移，苓朮新加去桂枝，表病已除惟利水，方經裁取總相宜。

厚朴生薑甘草半夏人參湯（證附　表虛裏實）　汗後腹中脹滿時，薑甘朴夏治偏宜，表虛惟用人參妙，攻補兼施法更奇。

梔子厚朴湯（證附　裏實而宜吐五梔子湯同）　下後中虛臥不安，心煩腹滿屬傷寒，攻宜枳朴同煎妙，吐用山梔效可觀。

梔子乾薑湯（證附）　傷寒誤用藥丸攻，身熱微煩瘀在中，梔子除邪兼吐濁，乾薑降逆有奇功。

梔子香豉湯（證附）　發汗復經下失宜，旋驚煩熱乍生時，胃陰上逆填胸窒，吐濁調中用豉梔。

●**梔子香豉證**　虛因汗吐下相連，反覆心煩不得眠，顛倒懊憹情更急，山梔香豉妙方傳。

梔子甘草豉湯　**梔子生薑豉湯**　山梔香豉效爭誇，少氣須將甘草加，若用生薑惟治嘔，補虛吐實兩方嘉。

【入少陰去路】

●**桂枝加附子證（表虛汗漏）**　亡陽汗漏惡風寒，表氣虛時總不安，小便維艱津液少，四肢微急屈伸難。

桂枝加附子湯 欲要通經用桂薑，助營芍藥有專長，棗甘和胃還加附，固表無非補腎陽。

芍藥甘草附子湯（證附 裏虛惡寒） 汗後惡寒虛病成，溫清兩法補彌精，和中甘草終當用，附子扶陽芍助營。

●**茯苓桂枝甘草白朮證（裏寒有濕）** 吐下翻將逆滿招，衝胸氣上總難消，起應頭眩脈沉緊，發汗動經身振搖。

茯苓桂枝白朮甘草湯 補中甘草最相宜，達鬱升陽用桂枝，白朮燥脾苓泄水，濕邪內動總堪醫。

●**真武證（裏寒有水）** 汗出寒仍不解時，其人發熱力難支，頭旋身動兼心悸，振振偏思擗地宜。

真武湯 生薑附子可溫中，鎮水扶陽大有功，白朮茯苓專去濕，再兼芍藥善清風。

桂枝甘草湯（證附 裏虛亡陽） 發汗過多手冒心，居然悸動勢難禁，桂枝疏木扶陽氣，甘草和中且益陰。

茯苓桂枝甘草大棗湯（證附 裏虛欲作奔豚） 汗後悸生臍下時，奔豚欲作病彌危，桂苓益火兼除濕，草棗和中善補脾。

●**桂枝加桂證（裏虛欲作奔豚）** 燒針核起被寒傷，發作奔豚勢莫當，逆氣衝心從少腹，桂枝加桂治偏良。

桂枝加桂湯 桂枝加倍欲扶陽，再用生薑輔佐良，芍藥補營能緩急，和中草棗有專長。

●**桂枝去芍藥加蜀漆龍骨牡蠣證（裏虛亡陽驚狂）** 火

刦亡陽驚且狂，居然起臥不安康，桂枝加減偏能治，收斂神魂此法良。

桂枝去芍藥加蜀漆龍骨牡蠣湯　桂棗薑甘系本湯，惟將芍藥去偏良，再加蜀漆兼龍牡，用治驚狂是妙方。

桂枝甘草龍骨牡蠣湯（證附　裏虛亡陽煩躁）　火逆燒針煩躁生，桂甘龍牡立方精，陰陽交媾收奇效，氣攝神魂頃刻清。

茯苓四逆湯（證附　表解而裏陽虛）　汗下躁煩治有方，茯苓祛濕是專長，補培元氣資參草，扶助真陽用附薑。

乾薑附子湯（證附　表解而裏陽虛）　汗下失宜病不痊，晝多煩躁夜安眠，表邪已解身無熱，薑附回陽是妙煎。

太陽壞病結胸證

●**大陷胸證**（表陽內陷結胸）　短氣躁煩更懊憹，心疼石硬滿難容，脈沉而緊生潮熱，此證統名大陷胸。

大陷胸湯　除邪蕩穢用硝黃，驅水爭誇甘遂良，病得陷胸宜此藥，退消實熱是神方。

大陷胸丸（證附　表陽內陷結胸）　須識結胸項亦強，狀如柔痙下無妨，合成丸藥惟從緩，葶藶芒硝與杏黃。

小陷胸湯（證附　結胸淺證）　痞結胸中近逼心，按之始覺痛難禁，夏能降逆連清熱，更用瓜蔞潤肺金。

太陽壞病痞證

桂枝人參湯（證附　表未解而裏虛）　外證未除數下之，裏虛熱利痞成時，參薑朮桂兼甘草，補正攻邪妙法施。

大黃黃連瀉心湯（證附　表解裏實上有熱）　汗下亡陽病象彰，惡寒仍服桂枝湯，嗣經表解方攻痞，漬用黃連與大黃。

附子瀉心湯（證附　表解裏實下有寒）　心下痞生辨要詳，惡寒汗出是亡陽，重煎附子專溫裏，輕漬芩連合大黃。

●**十棗證（表解而裏有水）**　表解旋驚裏未和，內停水飲病偏多，頭疼脅痛兼乾嘔，心下痞成總不瘥。

十棗湯　表寒解後水邪傷，開痞先煎十棗湯，大戟芫花甘遂入，消除積飲此方良。

●**生薑瀉心證（表解而裏有痞）**　痞氣凌心硬不移，胃生乾噫食消遲，水停脅下成留飲，腹作雷鳴泄利時。

生薑瀉心湯　半夏生薑降濁陰，欲清心膽用連芩，汗傷中氣宜溫補，甘草乾薑棗合參。

●**甘草瀉心證（表解而裏有痞）**　下利日經數十行，腹停水穀作雷鳴，心煩乾嘔復攻痞，因致胃虛客氣生。

甘草瀉心湯　補脾草棗有專長，降逆溫寒用夏薑，再入芩連清上熱，胃虛痞甚力能匡。

赤石脂禹餘糧湯（證附　裏濕而便滑）　已服瀉心與理中，誰知治利尚無功，下焦滑脫宜收澀，赤石餘糧力獨雄。

●**五苓證**（裏濕而水停　方見太陽本病）　下後水停是病根，瀉心已服痞猶存，更兼小便難通利，口渴胸中復躁煩。

●**旋覆代赭石證**（表解而裏鬱）　傷寒汗吐下之餘，痞硬旋生噫不除，濁氣已將清道塞，治宜降逆補中虛。

旋覆代赭石湯　旋覆花惟破鬱堪，再兼半夏善驅痰，生薑赭石能除逆，補用人參棗合甘。

●**瓜蒂證**（裏寒而可吐）　病象顯呈似桂枝，卻無頭痛項強時，咽喉氣上準呼吸，胸有痞寒當吐之。

瓜蒂散　瓜蒂吐痰效出奇，調中香豉最相宜，更兼赤豆能除濕，亡血之家戒勿施。

陽明實證

●**桂枝證**（太陽經證未罷中風仍用此方　方見太陽本病）　陽明病自太陽傳，身尚惡寒表未痊，多汗脈遲宜發散，妙方仍用桂枝煎。

●**麻黃證**（太陽經證未罷傷寒仍用此方　方見太陽本病）　傳入陽明病象呈，脈浮無汗喘兼生，表邪未去仍宜解，湯用麻黃治法精。

桂枝加葛根湯（證附　太陽未解而將入陽明桂枝湯見上）　太陽未解病形彰，汗出惡風項背強，達表更兼清胃逆，葛根加入桂枝湯。

●**葛根證**（太陽未解而已入陽明）　表證旋驚項背強，惡風無汗辨宜詳，二陽合病還兼利，須用葛根是妙方。

葛根湯　邪入二陽病已成，葛麻並散法尤精，和中補土薑甘棗，芍藥滋陰桂泄營。

葛根加半夏湯（證附　表未解而裏有鬱　葛根方見上）太陽病證合陽明，不利惟驚嘔逆生，湯用葛根加半夏，宜通表裏患能平。

●**調胃承氣證（表解而裏有熱　方見太陽壞病）**　太陽證已過三朝，汗後蒸蒸熱不消，病未在經原在府，欲求治法胃宜調。

●**調胃承氣證**　傷寒已過再經期，讝語旋生有熱時，丸藥誤攻反下利，脈和內實總堪醫。

●**小承氣證（表解而裏微實）**　汗出熱潮便不通，表邪已解裏堪攻，微和胃氣方如法，泄下須防過失中。

小承氣湯　枳朴同煎力獨雄，大黃蕩穢有奇功，腹中煩滿須和胃，裏實先宜此藥攻。

●**大承氣證（表解而裏大實）**　發熱潮生不惡寒，讝言獨語未能安，繞臍疼痛尤煩躁，糞粒堅時大便難。

●**大承氣證（三急下證）**　腹中滿痛速攻宜，發熱汗多急下之，睛不能和難了了，便堅內燥治休遲。

大承氣湯　大黃蕩穢果神奇，枳朴同攻輔助宜，再用芒硝堅可破，腹中燥糞下無遺。

蜜煎導方　豬膽汁方（證附）　大便雖堅不可攻，捻成蜜梃納肛中，醋調膽汁尤能導，外法神奇亦有功。

●**麻仁證（裏實而脾約）**　浮而兼澀脈形真，胃氣強時小水頻，大便難行脾作約，法宜丸藥用麻仁。

麻仁丸　攻用大黃妙入神，潤腸芍杏合麻仁，更兼枳朴專行氣，煉蜜為丸合病因。

●**抵當證（裏實而血瘀　方見太陽本病）**　病入陽明卻喜忘，久經蓄血腹中藏，便雖黑硬行偏易，消穀善饑治並詳。

陽明虛證

●**四逆證（裏寒而水盛　方見太陽壞病）**　表熱裏寒陰勝陽，浮遲脈象辨宜詳，腹經下利多清穀，治法偏宜四逆湯。

●**吳茱萸證（裏寒而土虛）**　食穀居然嘔吐生，從知胃逆屬陽明，中虛總是宜溫補，湯用吳萸治法精。

吳茱萸湯　溫中妙品用生薑，再入吳萸益助陽，參棗滋肝兼補氣，調和脾胃是良方。

●**五苓證（裏有積濕　方見太陽本病）**　未攻心下痞旋生，身不惡寒衣不更，小便數時大便鞭，渴思飲水屬陽明。

●**梔子豉證（裏有虛熱　方見太陽壞病）**　口苦咽乾熱氣衝，喘而汗出滿填胸，一經攻下饑難食，煩動胸中且懊憹。

●**白虎加人參證（裏有實熱　方見太陽本病）**　吐下傷陰渴病生，腹中熱結總非輕，心煩舌燥惟思飲，白虎加參法可行。

●**豬苓證（裏有濕熱）**　病入陽明脈象浮，渴思飲水熱難休，更兼小便不通利，湯用豬苓效可收。

豬苓湯　口渴心煩熱不禁，胸停水飲患彌深，二苓滑澤能除濕，獨用阿膠且化陰。

●**白虎證（裏有燥熱　方見太陽本病）**　三陽合病辨宜真，腹滿身沉口不仁，面垢尿遺譫語作，四肢逆冷額生津。

●**茵陳蒿證（裏有瘀熱）**　小便不通渴飲漿，濕邪久在腹中藏，但經頭汗身無汗，瘀熱停留定發黃。

茵陳蒿湯　茵陳利水有專長，梔子除煩輔佐良，更用大黃能蕩穢，退消濕熱是神方。

●**小柴胡證（表裏俱熱　方見少陽本病）**　脈浮弦大中邪風，腹滿心疼氣不通，嗜臥鼻乾不得汗，發黃潮熱便兼癃。

少陽本病

●**小柴胡證（表裏不和）**　胸肋滿疼食懶餐，往來只是熱兼寒，目旋口苦心仍悸，嘔咳渴煩小便難。

小柴胡湯　表用柴胡裏用參，驅除寒熱入薑芩，補宜草棗攻宜夏，半助真陽半助陰。

柴胡桂枝證（太陽未罷而遽入少陽）　惡寒發熱病形呈，支節煩疼嘔逆生，表證未除心下結，二陽合病要雙清。

柴胡桂枝湯　桂柴發表有奇功，甘棗人參善補中，半夏降沖薑止嘔，黃芩去熱芍清風。

●**麻黃證（太陽未罷而表實　方見太陽本病）**　十日太陽病尚留，過經已久脈仍浮。表邪未去還宜解，湯用麻黃效可收。

●**小建中證（少陽病具而裏虛）** 陽澀陰弦脈象呈，腹間急痛病非輕，建中湯用真神妙，證屬脾虛此藥精。

小建中湯 補陰芍藥總相宜，薑可扶陽助桂枝，調胃和脾甘棗入，養精緩急用膠飴。

黃芩湯（證附 太少合病下利）

黃芩加半夏生薑湯（證附 下利兼嘔） 二陽合病利旋生，芍藥黃芩相火清，草棗補脾方已妙，再加薑夏嘔能平。

●**大柴胡證（表未解而裏實）** 表寒不解病終危，汗出翻驚裏熱時，吐利未消心下痞，散攻兩法要兼施。

大柴胡湯 柴胡達表芍清風，枳實大黃裏可攻，半夏驅痰芩去熱，再兼薑棗善和中。

●**調胃承氣證（表已解而裏熱 方見太陽壞病）** 太陽病已過經期，心口溫溫欲吐時，腹滿便溏胸更痛，從前吐下要先知。

●**小柴胡證（婦人熱入血室 方見上）** 中風發熱惡寒時，經水適來脈象遲，血室乍開邪氣入，讝言見鬼莫驚疑。

少陽壞病

【入陽明去路】

●**小建中證（裏虛而心悸煩 方見少陽本病）** 傷寒已至二三朝，悸動心間總未消，病屬虛煩何藥治，法宜湯用建中調。

●**炙甘草證（裏虛而心悸動）** 脈形結代病傷寒，悸動心驚不得安，中氣已虛宜用補，湯煎炙草治非難。

炙甘草湯　桂地參膠炙草湯，麻仁棗麥合生薑，陰陽兩補安心悸，立法無偏治病良。

●**柴胡加龍骨牡蠣證**（裏虛而煩滿讝語）　八九日過病已成，下之胸滿更煩驚，不能轉側因身重，小便維艱讝語生。

柴胡加龍骨牡蠣湯　半夏柴芩合大黃，桂苓參棗並生薑，再加龍牡安神妙，更入鉛丹鎮逆良。

●**小柴胡證**（少陽病未罷　方見少陽本病）　柴胡證下氣先傷，不罷仍宜用本湯，必俟蒸蒸身振卻，熱生汗出乃安康。

●**大柴胡證**（表未解而裏實　方見少陽本病）　過經十日病非輕，攻後旋驚嘔逆生，鬱鬱微煩心下急，法宜表裏要兼清。

柴胡加芒硝湯（證附　表未解而裏實　小柴胡湯見少陽本病）　傷寒已到十三朝，脅滿嘔生熱發潮，解表尤宜攻裏實，小柴胡內入芒硝。

【入太陰去路】

柴胡桂枝乾薑證（表裏未解）　發表未瘥復下之，往來寒熱力難支，渴生胸脅滿微結，頭汗心煩溺澀時。

柴胡桂枝乾薑湯　發表柴胡合桂枝，乾薑助裏可溫脾，蔞根潤燥芩清火，草牡兼收補固宜。

少陽壞病結胸證

●**大陷胸證**（表解而裏結胸　方見太陽壞病）　已得傷

寒十日餘，胸中水結鬱難舒，身無大熱頭微汗，湯用陷胸病可除。

少陽壞病痞證

●**半夏瀉心證（表解而裏有痞）** 傷寒發熱嘔相連，他藥下之病未痊，滿反不疼因作痞，湯宜半夏瀉心煎。

半夏瀉心湯 半夏降沖參補中，棗甘培土有奇功，芩連清火薑溫裏，寒熱兼施痞可攻。

太陰藏病

●**桂枝證（表寒未解　方見太陽本病）** 脈象仍浮發汗宜，太陽證見太陰時，卻無藏病惟經病，解表還當用桂枝。

●**四逆證（表未解而裏寒　方見太陽壞病）** 發熱頭疼脈反沉，不瘥體痛更難禁，湯煎四逆惟溫裏，用此扶陽使抑陰。

●**四逆桂枝證（表未解而裏寒　方俱見太陽病）** 下利更兼脹滿攻，周身疼痛急溫中，裏寒退後方宜表，湯用桂枝定有功。

●**四逆證（表解而裏寒　方見太陽壞病）** 大便利時渴不生，真寒在藏病非輕，湯煎四逆惟溫裏，頃刻回陽巨患平。

●**黃連證（裏寒而上有熱）** 邪在胃中熱在胸，一經嘔吐食難容，更兼腹痛情尤急，湯用黃連法可從。

黃連湯 治熱黃連效可觀，生薑半夏善驅寒，參甘大棗全宜補，再用桂枝獨泄肝。

桂枝加芍藥湯（證附　表未解而裏虛　桂枝湯見太陽病）　病本太陽反下之，因而腹滿乍疼時，桂枝解表仍當用，芍藥清風加更宜。

桂枝加大黃湯（證附　表未解而裏實　桂枝湯見太陽病）　太陽本病下非宜，腹滿旋驚實痛時，湯用桂枝仍解表，大黃攻裏效尤奇。

●**茵陳蒿證（表解而裏有濕熱　方見陽明虛證）**　傷寒七八日初過，如橘身黃內瘀多，小便不通兼腹滿，茵陳服後病能痊。

●**麻黃連翹赤小豆證（表未解而裏有瘀熱）**　傷寒水瘀在胸中，身必發黃便不通，表病未除生裏熱，法宜內外要兼攻。

麻黃連翹赤小豆湯　麻黃發表杏仁攻，赤豆連翹水道通，生梓白皮清相火，薑甘大棗善和中。

梔子檗皮湯（證附　表裏俱有瘀熱）　病值身黃發熱時，除煩梔子效神奇，檗皮去濕兼清表，甘草和中更補脾。

少陰藏病

麻黃附子細辛湯（證附　表裏俱寒）　少陰反熱脈沉時，須用麻黃解表宜，附子溫寒惟救裏，細辛降逆效尤奇。

麻黃附子甘草湯（證附　表裏俱寒）　病入少陰日二三，麻黃微汗法宜諳，更兼附子能溫裏，欲要和中草用甘。

●**四逆證（裏寒而水盛　方見太陽壞病）**　病入少陰辨要詳，脈沉水盛滅殘陽，法當溫裏為先務，救急宜投四逆湯。

●**附子證（裏寒而土虛）**　手足寒時入少陰，身兼骨節痛難禁，殘陽一線無生氣，脈象微微獨見沉。

●**附子證（裏寒而土虛）**　一二日間在少陰，口和背反惡寒侵，先經灸後方投藥，治法精微義可尋。

附子湯　附於扶陽芍益陰，虛宜補氣用人參，茯苓白朮專培土，立就良方取義深。

甘草桔梗二湯（證附　裏熱升而咽痛）　二三日內病相延，邪入少陰痛在咽，甘草單方宜急用，不瘥桔梗再加煎。

半夏散及湯（證附　裏陰逆而咽痛）　少陰咽痛病危時，驅濁除邪用桂枝，半夏降沖甘緩急，或湯或散總相宜。

苦酒湯（證附　咽痛生瘡）　少陰咽痛並生瘡，消腫宜煎苦酒湯，半夏降沖真妙品，雞清利肺是良方。

豬膚湯（證附　咽痛胸滿煩）　下利咽疼病莫當，心煩胸滿不安康，豬膚米粉還加蜜，潤燥清金止滑溏。

●**四逆證（裏寒而停飲　方見太陽壞病）**　邪實填胸乾嘔時，須知吐下總非宜，倘如膈上有寒飲，四逆溫中卻可醫。

●**吳茱萸證（裏寒而土虛　方見陽明虛證）**　少陰吐利躁煩時，厥冷旋驚在四肢，腹有真寒為病本，吳萸湯用總相宜。

●**真武證（裏寒而水泛　方見太陽壞病）**　少陰停水四肢沉，腹痛旋驚泄不禁，小便利癃終莫定，或兼嘔咳病彌深。

●**豬苓證（裏熱而有濕　方見陽明虛證）**　少陰下利咳相連，嘔渴心煩不得眠，惟有豬苓湯可用，腹中濕熱總能痊。

●**四逆散證（裏熱而有鬱）**　少陰四逆病多端，咳悸或兼小便難，泄利有時還下重，腹中疼痛未能安。

四逆散　草惟補氣芍清風，內窒還宜枳實攻，開鬱柴胡為妙品，胸中滯結賴宣通。

●**通脈四逆證（裏寒而陽微）**　下利厥生在四肢，裏寒外熱脈微時，腹疼面赤兼乾嘔，痛入咽喉病更危。

通脈四逆湯　驅寒附子與乾薑，重用方能挽絕陽，甘草補中真入妙，原書加減再參詳。

白通湯（證附　裏寒而脈絕）　一線殘陽脈已微，白通治利挽生機，蔥能達表真神妙，薑附溫中得指歸。

●**白通加豬膽汁證（裏寒而無脈）**　脈微下利病堪憂，湯服白通泄未休，無脈嘔煩兼厥逆，再加豬膽效能收。

白通加豬膽汁湯　蔥能達表附回陽，再入乾薑力倍強，人尿更加豬膽用，服時脈續始安康。

●**桃花證（裏寒而下利膿血）**　少陰四五日初過，下利腹疼總未痊，小水不通無足怪，惟驚大便血膿多。

桃花湯　固脫全憑赤石脂，乾薑溫裏用相宜，湯煎粳米能和胃，春煖陽回利止時。

黃連阿膠湯（證附　裏熱而液耗）　心煩不臥病非輕，芍藥芩連君火清，更用阿膠滋燥土，雞黃攪入補脾精。

●**大承氣證（裏熱而水涸　方見陽明實證三承氣同）**　陽明病見少陰中，口燥咽乾要速攻，腎水將枯津液竭，大承急下有奇功。

●**大承氣證**　熱極風生爍腎經，利多清水色純青，痛居心下口乾燥，急要攻邪莫少停。

●**大承氣證**　少陰病自太陰傳，六七日中大便堅，腹內居然生脹滿，急攻方得保安全。

厥陰藏病

●**烏梅證（裏寒而吐蚘）**　靜復心煩總不安，病為蚘厥藏中寒，蟲聞食臭入於膈，嘔吐旋生治覺難。

烏梅丸　細辛薑桂合烏梅，殺盡蚘蟲幾百枚，連柏性寒椒附熱，參歸氣血可兼培。

當歸四逆湯（證附　表寒而裏虛）　手足厥寒脈細時，惟將甘棗補脾宜，桂辛通草溫經絡，芍藥當歸營血滋。

當歸四逆加吳茱萸生薑湯（裏有積寒）　脈細旋驚手足涼，腹中或有久寒藏，吳萸須共生薑用，加入當歸四逆湯。

●**瓜蒂證（裏寒而宜吐　方見太陽壞病）**　陽氣不能達四肢，厥寒脈緊病危時，心生煩滿饑難食，邪在胸中湧吐宜。

●**茯苓甘草證（裏有積水　方見太陽本病）**　厥逆旋驚在四肢，悸生心下病難支，胸停積水宜先治，入胃須防作利時。

●**當歸四逆證（表寒而裏虛）** 泄利旋驚脈大時，因虛強下不相宜，設如浮革腸鳴候，湯用當歸四逆醫。

●**四逆證（裏寒而厥逆　方見太陽壞病）** 大汗出時熱尚留，肢疼拘急利難休，惡寒厥冷宜溫裏，四逆良方正可投。

●**通脈四逆證（裏寒而陽鬱　方見少陰藏病）** 一經下利穀仍完，外熱因知裏有寒，汗出四肢如見厥，湯投通脈是仙丹。

乾薑黃連黃芩人參湯（證附　裏寒而上有浮熱） 病本內寒便滑溏，復經吐下胃偏傷，宜清上熱溫中脘，湯用芩連參合薑。

●**吳茱萸證（裏寒而停水　方見陽明虛證）** 乾嘔旋驚口吐涎，時時頭痛入於巔，胃停水飲寒尤盛，湯用吳萸病可痊。

●**四逆證（裏寒而嘔厥）** 嘔而脈弱病情危，小便適當復利時，身熱雖微偏見厥，湯煎四逆尚堪醫。

白頭翁湯（證附　陽回而裏熱） 厥陰泄利水頻思，肝熱旋驚下重時，連柏雙清君相火，白頭翁更合秦皮。

●**小承氣證（陽回而裏熱　方見陽明實證）** 下利陽回譫語生，腸中有糞燥難行，小承氣用方真妙，胃熱消除患自平。

●**梔子豉證（陽回而裏熱　方見太陽壞病）** 利後陽回實病無，痞消心下按之濡，煩生終是因虛得，梔子煎湯效可圖。

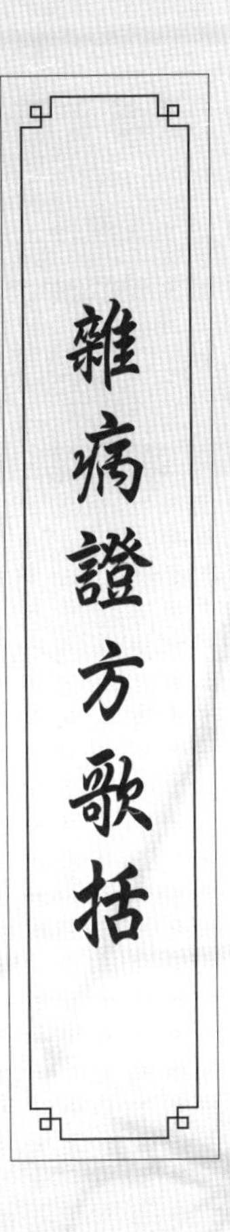
雜病證方歌括

雜病證方歌括

瀋水　慶恕雲閣氏　著

友人　郭振鏞桂五　參著

受業　書　銘祉貞　校正

堂弟　慶　志勵齋　參訂

受　業

蘇春馥　赫寶德　周琨琳　胡紹綸

鄂達春　金育棟　傅鳴鐸　張維垣

吳世瑞　卜榮蔭　葉常馨　周成武

趙廣德　趙德純　沙河清　卜文亮

同　校

自序

余少年唯讀儒書，而不嫻醫術。適值家慈遘疾，纏綿數年之久，省內名醫，延診殆遍，病終未除。後延一醫，用猛藥攻之，病益劇，岌岌乎危矣。余因思為子而不知醫，一日遇親有疾，致遭庸醫毒手，倘因此長逝，其抱恨為何如也？從此遂毅然有志學醫，但未經名家指示，只購行常數種醫書讀之，涉獵十年，雖稍知大概，終未得此道之指歸也。

及三十七歲，報捷南宮，後入部當差，公餘之暇，即赴書市購買醫書，先得《徐氏八種》，《陳修園十六種》，繼得高士宗《醫學真傳》，張隱庵《侶山堂類辨》，後得《黃氏八種》，見諸公著作皆遠宗軒岐，近法仲景，始知《內經》、《傷寒》、《金匱》各書，乃萬世醫學之祖也。得此書後，又研究二十年之久，朝夕揣摩，頗有心得。因博採各書之純粹者，合輯為一編，名之曰《醫學摘粹》，蓋謂美善兼臻，即可措施各當也。

書成後，即出守涼州，在甘淹留十六年，而醫書並未釋手。及民國改元，余即由西寧大臣，解組旋里。同鄉勸余行道以濟時，余即欣然首肯。惟市醫見余所出之方，群笑而非之，謂執古方不能治今病也。余聞之，謂古方不能治病，想時方乃能治病耶？因詢病人，有經市醫診治者，即索原方閱之，見有治氣之方，即將攻氣藥全用之，見有治血之方，即將攻血藥全用之，推之無論治何病，每擬一方，必用藥十六味，或二十味，雜藥濫投，並不講方法矣。尤可怪者，治傷寒不知通經解表，而先施攻下之方；治溫病不知泄衛滋營，而專用苦寒之藥；治虛勞只講滋陰，治中風惟知溫補，立方種種支離，所以治病不效，而病家始來求治於余也。

乃此輩不知己之趨時而誤，反謂人之泥古而迂，豈非甘入迷途而不知自返者哉！余見醫道謬妄如此，眼底殺運宏開，生靈遭刦，余年已七十有七矣。及是時而不思設法以救之，更待何人？遂邀同志，將傷寒、雜病各證、各方俱編成歌括，以便後學披吟。倘有心求道者，幼而學之，壯而行之，未始不可以挽回氣數也，爰為記。

民國五年五月二十日　瀋水慶恕雲閣氏自識

表證類

感寒

〔**感寒提綱**〕四時俱有感風寒，浮緊原從脈象看，無汗頭疼身發熱，如兼咳嗽更難安。

桑防湯（證附）　外感風寒治有方，薑甘芍杏與桑防，再兼桔梗通經絡，發熱頭疼用此良。

傷風

〔**傷風提綱**〕中虛外感兩相投，肺被邪傷清涕流，嚏噴發時頭眩暈，再覘脈象緩兼浮。

紫蘇薑苓湯（證附）　鼻流清涕是傷風，蘇杏薑甘治有功，橘夏苓砂須並用，外寒內濕可交攻。

溫證

〔**溫證提綱**〕冬不藏精溫病成，發時表裏熱兼生，雙清妙法終當用，外解風邪內泄營。

防風解溫湯（證附）　太陽發熱渴思漿，頭痛心煩腰脊強，治法宜將翹杏用，芍甘丹桔與桑防。

葛根解溫湯（證附）　陽明經內病多端，目痛鼻乾臥不安，口渴胸煩何藥治，元參甘芍葛翹丹（熱加石膏嘔加半夏）。

柴胡加減方（證附） 經入少陽病漸深，耳聾胸脅痛難禁，咽乾口苦還兼渴，柴芍丹翹夏草芩（熱加元參）。

防風生地湯（證附） 太陰經證要詳參，口渴身中熱不堪，腹滿嗌乾何藥治，丹防芍地合桑甘。

防風天冬湯（證附） 渴兼身熱不能安，口燥旋驚舌更乾，經入少陰當速治，桑防冬草地元丹。

防風當歸湯（證附） 發熱旋驚作渴時，滿煩囊縮治休遲，桑防芍地丹歸草，經入厥陰用此醫。

桑甘杏桔湯（證附） 熱微但咳不安康，宜用桑甘杏桔湯，紫菀麥芩兼半夏，爭傳治嗽有專長。

人參白虎湯（證附） 經入陽明病象殊，旋驚肺熱與津枯，薑甘粳母參膏用，發表清邪效可圖。

大承氣加味湯（證附） 邪傳胃府燥難禁，熱結下焦病益深，枳朴硝黃攻法妙，再加芍地並滋陰。

暑　證

〔**暑證提綱**〕暑傷元氣正虛時，一感風邪熱不支，表裏鬱蒸神頓憊，散清兩法要兼施。

防翹桑杏湯（證附） 病緣表實氣先傷，舌白汗無渴飲漿，宜用銀花翹竹杏，豉甘滑桔合桑防。

桑防地芍湯（證附） 表實邪傷血分時，舌紅口渴水頻思，桑防竹草兼翹桔，加入丹皮芍地宜。

人參白虎湯（證附） 浮大而芤脈象彰，表虛氣被暑邪傷，口中燥渴兼多汗，粳母參膏甘草良。

加減生脈散方（證附） 表虛暑熱血中侵，舌赤汗多渴不禁，須用丹皮兼五味，麥冬生地合沙參。

小陷胸加枳實湯（證附）　脈呈洪滑入陽明，面赤頭兼眩暈生，水結在胸痰飲作，連蔞枳夏此方精。

小承氣湯（證附）　經入陽明病象彰，咽乾口燥熱邪傷，胃腸結實宜攻候，枳朴大黃是妙方。

濕　證

〔濕證提綱〕一身久被濕邪傷，偶感風寒痛莫當，表裏病成何法治，宜開汗孔利膀胱。

茵陳五苓散（證附）　證屬濕寒辨要直，日晡煩痛豈無因，二苓朮澤還兼桂，加入茵陳效更神。

桂枝附子湯（證附）　風濕傷身轉側難，浮虛澀脈細參觀，補宜草棗攻宜桂，附子生薑並去寒。

去桂枝加白朮湯（證附）小便能通大便堅，方中去桂不同前，棗甘薑附仍宜用，白朮加來祛濕專。

●**甘草附子證**　骨節煩疼風濕搏，近之愈痛屈伸難，便癃氣短氣微腫，汗出惡風總不安。

甘草附子湯　桂枝達表善除風，附子驅寒大有功，朮可補脾惟去濕，草能緩爭更和中。

麻黃杏仁薏苡甘草湯（證附）　遍體煩疼發熱時，日晡益劇力難支，病根原屬風兼濕，薏杏麻甘卻可醫。

●**三仁證**　濕溫頭痛惡寒侵，午後周身熱不禁，舌白體疼兼口渴，浮虛脈象細推尋。

三仁湯　證屬濕溫辨要真，清邪利水法宜遵，竹桑滑夏白通草，杏蔻還兼苡薏仁。

元滑苓甘散（證附） 濕邪入肺未曾知，積久旋生上熱時，治用苓甘兼滑石，元明粉入更相宜。

苓甘梔子茵陳湯（證附） 腹滿兼逢便澀時，鬱生下熱用何醫，苓甘梔子茵陳妙，去濕清邪治最宜。

燥 證

〔**燥證提綱**〕風生燥熱病多端，火爍真陰最不安，咳喘因傷秋氣得，各方治法要參觀。

桑杏湯（證附） 燥傷肺氣病初成，右脈旋驚數大呈，桑杏沙參兼豉貝，梔梨皮入熱全清。

桑菊飲（證附） 咳嗽如因燥氣傷，治宜荷杏菊翹桑，葦根桔梗兼甘草，內熱驅除是妙方。

沙參麥冬湯（證附） 咳嗽原因燥熱侵，治宜桑葉合沙參，麥甘扁豆天花粉，玉竹能滋肺胃陰。

翹荷湯（證附） 燥能化火力難支，清竅旋驚不利時，宜用翹甘兼桔梗，薄荷綠豆黑梔皮。

清燥救肺湯（證附） 肺病適當喘嘔時，更兼氣鬱用何醫，參膠桑杏枇杷葉，膏麥麻仁甘草施。

溫 疫

〔**溫疫提綱**〕天時不正疫旋生，邪氣傷人溫病成，傳遍六經終是熱，外宜涼解內宜清。

【太陽經】

防風湯（證附 方見溫證即防風解溫湯） 溫疫初經入太陽，熱多頭痛項偏強，防風湯用原能治，表裏雙清是妙方。

白虎加元麥湯（證附）　太陽經罷辨分明，煩熱居然燥渴生，粳母膏甘元麥用，腹中鬱火霎時清。

人參白虎加元麥湯（證附　人參白虎湯見溫證）　溫疫太陽經罷時，氣虛煩渴用何醫，人參白虎煎湯妙，元麥加來取效奇。

【陽明經】

葛根湯（證附）　陽明病自太陽傳，目痛鼻乾熱不眠，湯用葛根真入妙，元參薑草石膏全。

葛根芍藥湯（證附）　病兼泄利入陽明，膏芍元參瘀熱清，提散葛根為妙品，再兼甘草補脾精。

葛根半夏湯（證附）　病入陽明嘔吐生，元膏葛芍熱全清，夏薑降逆甘培土，表裏兼醫立法精。

●**三承氣加芍藥地黃證**　便秘腹疼脈象沉，病傳胃府熱難禁，攻邪宜用三承氣，芍地加來可益陰。

調胃承氣加芍藥地黃湯　攻堅蕩穢用硝黃，甘草和中佐更良，芍地滋陰加入妙，驅除邪熱氣無傷。

小承氣加芍藥地黃湯　大黃蕩熱效神奇，枳朴攻堅輔佐宜，芍地再加真妙品，便堅微結總能醫。

大承氣加芍藥地黃湯（方見溫證）

【少陽經】

●**小柴胡去人參加芍藥瓜蔞根證**　溫疫傳經入少陽，咽乾口苦渴思漿，耳聾目眩兼胸痛，寒熱往來辨要詳。

小柴胡去人參加芍藥瓜蔞根湯　柴胡解表拒邪侵，泄熱通經薑合芩，補用棗甘攻用夏，再加蔞芍助真陰。

●**大柴胡加元參地黃證**　嘔兼吐逆病堪虞，心下痞生未可驅，表裏實邪終未解，雙清須用大柴胡。

大柴胡加元參地黃湯　芍夏柴芩合枳黃，和中大棗共生薑，再加元地將陰助，表裏兼攻是妨方。

【太陰經】

防風地黃湯（證附）　疫入太陰病發時，嗌乾腹滿治休遲，防風生地丹皮用，棗芍薑甘喜共施。

【少陰經】

防風天冬湯（證附）　疫入少陰溫病成，舌乾口燥總非輕，薑防丹草兼花粉，元地天冬熱並清。

【厥陰經】

防風當歸湯（證附）　厥陰煩滿發斑時，清散兼施病可醫，丹地薑防歸芍用，和中甘草更相宜。

【溫疫水停】

豬苓湯（證附　方見傷寒）　水停胃府不消融，腹脅旋驚脹滿攻，便閉心煩兼口渴，豬苓湯用有奇功。

【溫疫頭腫】

●**普濟消毒飲去升麻柴胡芩連證**　咽喉疼痛力難勝，面赤耳聾內熱蒸，頰腫更兼前後腫，大頭瘟證世人稱。

普濟消毒飲去升麻柴胡芩連方　芥穗連翹共板藍，牛蒡馬勃合僵蠶，薄荷須並銀花入，再用元參與桔甘。

寒　疫

〔**寒疫提綱**〕邪閉皮毛疫屬寒，身疼無汗總難安，病如在表宜溫散，入裏陰陽再細看。

【太陽經】

紫蘇湯（證附）　寒疫初經入太陽，惡寒發熱要參詳，更兼頭痛須何法，芍杏蘇防並草薑。

●**紫蘇地黃證**　太陽寒疫外邪傳，血熱時當未衄前，鼻燥口乾浮脈見，宜先清裏是真詮。

紫蘇地黃湯　薑甘蘇杏合丹皮，芍地防風大棗施，發表更兼清內熱，未經鼻衄豫先醫。

●**蘇桂薑辛證**　寒疫仍然在太陽，外邪未解辨宜詳，內停水飲須何法，表裏兼攻是妙方。

蘇桂薑辛湯　桂枝蘇葉合乾薑，補氣和營草芍良，夏味細辛能降逆，表寒裏水有專方。

白虎加元麥湯（方見溫疫　病證治法與溫疫同）

人參白虎加元麥湯（同上）

【陽明經】

紫蘇葛根升麻湯（證附）　病入陽明泄利加，方傳蘇葛共升麻，再增白芍兼甘草，內外全醫效可誇。

蘇葉葛根半夏湯（證附）　陽明嘔吐食無存，蘇葉煎湯並葛根，芍夏生薑甘草入，立方神效妙難言。

調胃承氣加麥冬元參湯（三方俱見溫疫證治同）

小承氣加麥冬元參湯

大承氣加麥冬元參湯

【少陽經】

小柴胡湯（方見傷寒　證治與溫疫同）

黃芩湯（證附）　少陽泄瀉病初成，胸脅旋驚痞滿生，棗芍芩甘方可用，專除熱利法彌精。

黃芩半夏生薑湯（證附）　少陽嘔吐力難支，胸脅仍然痞滿時，須用黃芩兼芍藥，薑甘棗夏喜同施。

●**大柴胡證（方見傷寒）**　少陽寒疫未能痊，邪氣已將胃府傳，表裏病形均屬實，兼攻兼散法宜全。

柴胡桂枝乾薑湯（證附）　少陽將入太陰宮，泄利仍兼痞滿攻，薑牡芩蔞惟治裏，桂柴解表草和中。

柴胡桂薑半夏湯（證附）　太陰將入吐難休，胸脅仍然痞滿留，薑用生乾兼桂牡，柴芩夏草合瓜蔞。

【太陰經】

苓參厚朴湯（證附）　寒疫傳經入太陰，須知腹滿病彌深，法宜厚朴兼甘草，更用薑苓半夏參。

苓參椒附湯（證附）　寒疫旋驚入太陰，腹中每覺痛難禁，苓甘粳米全宜用，附子川椒芍並參。

苓參半夏湯（證附）　太陰嘔吐用何方，不外苓參半夏湯，甘草和中宜併入，驅寒降逆賴生薑。

茯苓四逆加石脂湯（證附）　甘草參苓並石脂，乾薑附子喜兼施，太陰泄利原能治，補助真陽效更奇。

【少陰經】

茯苓四逆加半夏湯（證附）　少陰吐泄厥兼生，薑附回陽要並行，半夏降沖苓去濕，參甘益氣補脾精。

【厥陰經】

茯苓參甘薑附歸脂湯（證附）　厥陰厥利病危時，薑附回陽助桂枝，參草補中歸養血，斂腸扶胃用苓脂。

參甘歸芍麥冬瓜蔞湯（證附）　厥陰消渴熱生時，歸芍滋陰喜並施，蔞麥清邪功甚速，參甘助氣效偏奇。

斑　疹

〔斑疹提綱〕溫斑溫疹病非輕，外感風邪內熱生，衛氣不開營血鬱，法宜表裏要兼清。

〔溫斑提綱〕溫斑始自項中生，漸至周身片片成，色似丹砂光潤透，細看更有白痧呈。

加味清毒化斑湯（證附）　溫斑色紫用何醫，青葉銀花草地施，知母石膏粳米入，翹荷犀角合丹皮。

養陰復液湯（證附）　熱如漸退大傷陰，參用元沙火氣沉，甘草和中真入妙，貝冬地芍可清金。

〔溫疹提綱〕溫疹多因毒火炎，發從頭面得先瞻，色紅點點皆高起，顆粒分明各有尖。

防風松肌敗毒湯（證附）　溫疹初生治有方，翹荷芍藥合丹防，杏甘桔梗冬桑葉，表裏雙清法最良。

荊防透疹湯（證附）　痧疹如宜溫散時，防風芥穗杏仁施，當歸芍草芎藭用，內外宣通立法奇。

●**清營解毒證**　溫證周身疹忽生，紫紅成片病非輕，鼻扇氣促兼狂亂，壯熱思涼總要清。

清營解毒湯　薄荷發表助桑防，芍地丹翹治裏良，再用銀花兼竹葉，元參桔梗合羚羊。

消毒散（證附）　斑疹回時毒未消，脖腮腫痛熱偏饒，銀花白芷天花粉，甘桔荷蠶共貝翹。

喉　風

〔喉風提綱〕喉風病本要先知，溫證傷寒共有之，鬱熱內生邪外入，散清兩法可兼施。

柴胡桂枝去人參湯（證附） 咽喉腫痛總難安，發熱肢疼或惡寒，薑夏柴芩兼桂芍，棗甘併用是仙丹。

甘桔湯（證附） 病屬傷寒入少陰，更兼咽痛總難禁，法宜桔梗同甘草，開鬱除邪熱不侵。

防風湯（證附） 溫證咽喉腫痛時，心煩口燥內陰虧，防風竹葉兼桑葉，杏桔丹翹芍草施。

甘草桔梗射干湯（證附） 喉病原因相火升，生瘡疼痛力難勝，緩攻半夏兼甘草，桔梗射干解鬱凝。

養陰清肺湯（證附） 咽內生瘡腫痛多，治宜地芍與丹荷，麥冬貝母兼甘草，更用元參病可瘥。

●**辛烏證** 頤間脖項腫相連，散用辛烏是秘傳，或洗或敷均入妙，再加荊芥藥尤全。

辛烏散 辛烏甘桔與柴翹，芍豆同施力倍饒，皂地荊皮兼芥穗，或敷或洗腫能消。

痙　證

〔**痙證提綱**〕邪氣乘虛入太陽，足寒身熱項偏強，有時面目旋成赤，口噤頭搖背反張。

●**瓜蔞桂枝證（桂枝湯見傷寒）** 太陽證備辨宜詳，脈反沉遲身體強，柔痙已成何藥治，蔞根加入桂枝湯。

●**葛根證（方見傷寒）** 太陽剛痙已成時，氣上衝胸力不支，口噤難言小便少，葛根湯用治偏宜。

●**大承氣證（方見傷寒）** 病人胸滿不能安，口噤無言臥覺難，兩腳拘攣兼齘齒，大承氣證要參觀。

當歸補血湯合桂枝湯方（證附　桂枝湯見傷寒）　有時男子患金瘡，產後婦人血已傷，痙證並成何藥治，耆歸加入桂枝湯。

瘧　疾

〔**瘧疾提綱**〕此證陰陽互戰爭，暑蒸汗泄病由生，寒留腸胃兼經藏，一被秋風瘧乃成。

柴胡瓜蔞乾薑湯（證附）　先寒後熱瘧名寒，蔞棗柴芩治不難，甘草人參加入妙，二薑併用是生乾。

柴胡桂枝乾薑湯（證附）　牡瘧寒多熱少時，柴胡獨用最相宜，茯苓更並人參入，甘草乾薑合桂枝。

白虎桂枝柴胡湯（證附）　先熱後寒溫瘧成，石膏知母火能清，桂柴達表宜兼用，粳草補中治效呈（癉瘧以用此方）。

六君子湯（證附）　脾寒有濕屬虛時，瘧疾初成何藥醫，參朮苓甘陳夏用，柴胡薑棗再加宜。

減味鱉甲煎丸（證附）　結成瘧母病彌深，藥用丹桃膠桂參，葶藶大黃兼鱉甲，薑甘夏芍與柴芩。

痧　證

〔**痧證提綱**〕邪風瘴氣染成痧，病淺偏宜刮用麻，倘若深時針刺妙，治之得法效堪誇。

中　風

〔**中風提綱**〕濕邪久已遍周身，一中風寒便不仁，入絡在經傳腑臟，淺深表裏辨宜真。

驅風活血湯（證附）　初中邪風口眼喎斜，汁和生地用偏嘉，再將竹瀝清痰火，獨活驅風更可誇。

桂枝歸苓湯（證附）　左半偏枯血分虛，薑苓甘草濕邪除，桂枝芍藥芎歸入，妙劑能將脈絡舒。

黃耆薑苓湯（證附）　病源本屬氣虛時，右半偏枯何藥醫，宜用薑苓兼杏夏，麻黃甘草合參耆。

小續命湯（證附）　身有濕邪卒中風，居然血脈不流通，二防麻桂參苓用，芍藥薑甘杏合芎。

祛風湯（證附）　風邪初中據何知，手足旋驚不遂時，須用桑防薑夏杏，天麻秦芍草苓施。

葶藶散（證附）　痰涎膠塞阻胸中，迷惑不清是中風，葶藶更兼甘遂用，再增芥子有奇功。

曆　節　風

〔**曆節風提綱**〕病緣飲後被風吹，頭眩溫溫欲吐時，黃汗沾衣兼足腫，肢疼氣短更難支。

桂枝芍藥知母湯（證附）　酒後風將支節傷，治宜桂附合麻黃，朮防芍藥兼知母，甘草和中並用薑。

痹　證

〔**痹證提綱**〕濕合風寒痹病生，痛麻交見總非輕，沉屙已久何由起，惟有前方法可行（仍以桂枝芍藥知母湯主之）。

黃耆五物湯（證附）　一經血痹屬虛時，薑桂宣通便可施，棗芍滋肝宜併入，和營助氣用黃耆。

鶴　膝　風

〔**鶴膝風提綱**〕膝腫旋驚疼痛生，風寒濕氣合而成，前方仍用能收效，大補十全法亦精（仍以桂枝芍藥知母湯主之）。

十全大補加味湯（證附）　中虛氣血已先傷，參桂苓甘合棗薑，地芍芎歸耆朮用，再加杜附併牛防。

白芥子敷法　芥子研成照法敷，薑蔥取汁可調塗，泡皮脫淨肌膚斂，外治良方效更殊。

腳　氣

〔**腳氣提綱**〕風寒暑濕外邪侵，腳氣發時痛不禁，初病無非從足起，漸由小腹上攻心。

雞鳴散（證附）　腳腫如因濕氣傷，浸淫滋水或生瘡，木瓜蘇葉吳萸用，桔梗檳榔合橘薑。

●**四物加味證**　腳氣屬乾不腫時，頑痳攣急總非宜，或兼縱緩情尤重，濕盛血虛治莫遲。

四物加味湯　地芍芎歸四物湯，再加膝澤佐偏良，更增獨活兼蒼朮，腳氣能醫是妙方。

烏頭湯（證附）　腳氣攻心不得安，再加疼痛屈伸難，烏頭麻芍兼耆草，納蜜同煎是妙丹。

●**八味腎氣證**　小腹居然覺不仁，喘兼上氣豈無因，攻心腳氣將成病，八味為丸取效神。

八味腎氣丸　山藥山萸併可施，澤苓熟地與丹皮，再增桂附扶陽氣，煉蜜為丸效更奇。

礬石湯（證附） 衝心腳氣不安康，濕毒消除有妙方，治法須將礬石用，煎湯浸足效偏良。

裏證類

心腹痛

〔**心腹痛提綱**〕腹中疼痛有多端，氣血痰蟲食水寒，按證須求原病本，立方得法治何難。

柴胡牡蠣湯（證附） 氣攻胸痛熱生風，薑夏降沖草補中，芍牡滋陰柴散鬱，生薑調胃善宣通。

薑苓桂枝湯（證附） 氣攻少腹痛多寒，桂夏薑砂治不難，苓草杏仁宜併用，當歸芍藥善清肝。

桂枝茯苓丸（證附） 痛因血積不流通，破用丹桃卻有功，桂芍行經苓去濕，陳皮加入氣能攻。

下瘀血湯（證附） 痛因血積有良方，須用桃仁合大黃，再入蟅蟲能化瘀，腹疼止後得安康。

薑苓半夏湯（證附） 胸停痰飲痛生時，半夏薑甘治最宜，再用陳苓兼澤杏，水留成積總能醫。

●**烏梅證（方見傷寒）** 痛因腹內有蚘蟲，濕氣中湮大可攻，丸用烏梅真善法，掃平此患著奇功。

厚朴七物湯（證附） 痛因食積擬何方，枳朴桂枝共大黃，再用生薑兼草棗，法宜溫下胃無傷。

●**五苓證（方見傷寒）**　水飲停留在腹中，時時疼痛總宜攻，五苓散用真神效，利濕除寒大有功。

附子粳米湯（證附）　積寒生痛有良方，薑棗熬成粳米湯，半夏更兼甘草入，獨憑附子挽真陽。

大建中湯（證附）　腹中寒積用何消，不外乾薑共蜀椒，增入膠飴甘補妙，人參助氣力偏饒。

腰　痛

〔**腰痛提綱**〕腎在腰間辨要真，痛傷寒濕豈無因，或虛或實憑何治，妙法終當仿古人。

腎著湯（證附）　病因濕得速宜攻，腎著名湯治有功，白朮燥脾苓泄水，乾薑溫裏草和中。

桂枝薑苓阿膠湯（證附）　腰有虛寒作痛時，桂苓去濕散風宜，歸芎行血薑通氣，膠芍疏肝草補脾。

頭　痛

〔**頭痛提綱**〕頭疼不外火寒風，陰熱陽虛痛亦同，細辨病因求治法，慎毋魯莽喜圖功。

元參飲（證附）　頭因火盛痛彌加，一兩元參飲當茶，熱在上焦為病本，滋陰法妙效堪誇。

逍遙散去白朮加川芎白芷湯（證附）　歸芍薑苓共薄荷，再加甘草胃能和，柴胡芎芷宜同入，頭痛因風治立瘥。

當歸補血湯加鹿茸方（證附）　和營助氣用黃耆，潤木當歸佐更宜，加入鹿茸專補血，陰虛頭痛總能醫。

左歸飲加肉蓯蓉川芎細辛方（證附） 腎虛頭痛用何醫，藥地萸苓杞草施，加入蓯蓉芎細妙，滋陰泄火效神奇。

吳茱萸湯（證附） 吳萸溫裏有專長，更用生薑輔佐良，大棗人參同助氣，陽虛頭痛是神方。

眩　暈

〔**眩暈提綱**〕眩因痰飲與肝風，或火或虛病亦同，辨證立方均得法，一投藥餌便成功。

二陳加味湯（證附） 專屬肝風眩暈時，苓甘陳夏喜兼施，防麻玉竹鉤藤入，加味煎湯效更奇。

二陳加味湯（證附　二陳湯見上） 眩暈如因痰飲生，二陳主治患能平，倍加半夏還兼澤，火盛元芩入更精。

一味鹿茸酒（證附） 珠生頂上號斑龍，頭眩因虛用此茸，好酒煎湯加麝飲，一杯靈藥快澆胸。

一味大黃散（證附） 大黃研末用茶調，好似金莖露降霄，眩暈確知因火得，一杯入腹熱全消。

痰　飲

〔**痰飲提綱**〕胸中痰飲有由成，此病多因肺腎生，氣水停留全不化，偶增喘嗽令人驚。

小半夏加茯苓湯（證附） 痰飲停留脹滿時，法宜薑夏茯苓施，填胸濁氣全能治，用藥無多效出奇。

薑苓半夏湯（證同上　方見心腹痛）

●**小青龍證（方見傷寒）** 內停痰飲病非輕，咳嗽還兼喘逆生，此證須將何藥治，小青龍用患能平。

射干麻黃湯（證附）　麻黃達表可驅寒，紫菀款冬併射干，半夏更兼薑細味，因痰喘嗽治能安。

桂苓甘朮湯（證附）　水飲停留化作痰，治須朮桂合苓甘，扶陽去濕惟求本，立法誰將奧義諳。

●**真武證**（方見傷寒）　腎陽不化水停時，上泛為痰勢甚危，治法務當求病本，湯煎真武總相宜。

十棗湯（方見傷寒）　水飲如停藏府中，上居胸膈速宜攻，泄其氣分真良法，十棗湯投大有功。

●**豬苓證**（方見傷寒）　積飲如停臍腹時，泄從水道法尤奇，豬苓湯用真神妙，奧義精微世莫知。

●**五苓證**（方見傷寒）　胸內素多水飲停，浸淫漸入絡兼經，泄從汗孔須何藥，對證偏宜用五苓。

●**瓜蒂證**（方見傷寒）　腹中痰飲有多端，在胃停留入食難，吐法須將瓜蒂用，一經服後遽然安。

咳　嗽

〔**咳嗽提綱**〕欲知咳嗽所由生，外感內傷辨要清，寒熱實虛全識定，立方對證始能精。

二陳加蘇葉杏仁貝母湯（證附）　外感如須溫散時，二陳湯用卻能醫，再加杏貝兼蘇葉，去濕除風治嗽宜。

●**小青龍證　小柴胡證**（二方俱見傷寒）　內停水飲鬱難行，一感風寒嗽便生，湯用青龍溫散妙，柴胡清解患能平。

●**小建中證**（方見傷寒）　內傷咳嗽病難安，氣血虛時並有寒，湯用建中原可治，補脾解表更舒肝。

麥門冬湯（證附）　火逆傷津嗽病深，麥冬半夏共人參，再加粳米兼甘草，補氣除邪更助陰。

●**千金麥門冬證**　或感風寒或內傷，熱多乘肺勢難當，有時咳帶痰中血，病重尤宜用此方。

千金麥門冬湯　柏桑二葉可同煎，夏杏生薑紫菀全，再入地黃兼麥桔，火多咳嗽定能痊。

喘　促

〔**喘促提綱**〕風寒水飲喘由生，肺腎不交病亦成，或實或虛或各半，總宜臨證辨分明。

●**小青龍證**（**方見傷寒**）　風寒外感解無從，實喘旋生氣上衝，此證須將何藥治，妙方惟有小青龍。

射干麻黃湯（證附）　外感風寒實喘時，治宜紫菀款冬施，麻乾細味兼薑夏，表裏宣通效出奇。

●**薑苓半夏證**（**方見痰飲**）　水飲停留勢甚狂，釀成實喘不安康，驅除寒濕須何藥，宜用薑苓半夏湯。

小半夏加茯苓湯（證附）　實喘如因水飲停，生薑行氣且通經，降沖半夏攻尤妙，去濕還宜加茯苓。

●**真武證**（**方見傷寒**）　如逢虛喘要詳參，肺腎不交水化痰，真武湯煎原可治，方中精義有誰諳。

●**六君子加味證**（**方見瘧疾**）　半實半虛有濕寒，居然喘促未能安，六君子用真神妙，加入生薑治不難。

●**麥門冬證**（**方見咳嗽**）　半實半虛火逆升，病加喘促力難勝，麥冬湯用真神妙，補泄兼施是上乘。

哮　證

〔**哮證提綱**〕肺臟留飲合凝寒，關隘不通呼吸難，此病已成哮喘證，治宜聖濟射干丸。

聖濟射干丸　皂莢偕同鬱李仁，射干貝母共苓陳，再加百部兼薑夏，五味款冬合細辛。

肺　癰

〔**肺癰提綱**〕內熱鬱蒸外感乘，居然喘促嗽彌增，口乾咽燥原非渴，少飲旋驚液沸騰。

蘇葉橘甘桔湯（證附）　蘇杏薑甘共橘皮，茯苓桔貝要兼施，肺癰初起當先服，去濕除風用最宜。

二白散（證附）　巴豆去皮搗作脂，再加桔貝共研時，調和此散煎湯飲，肺裏膿成吐泄宜。

葶藶大棗瀉肺湯（證附）　用水先熬大棗湯，丹煎葶藶一杯嘗，肺中作病成癰後，下盡膿痰是妙方。

氣　鼓

〔**氣鼓提綱**〕鼓證原由氣結成，堅如鐵石病非輕，治宜開鬱兼除濕，更要清風效乃呈。

桂枝薑砂湯（證附）　澤夏薑砂共桂枝，苓甘芍藥杏仁施，病成氣鼓原能治，疏木扶脾法合宜。

胃苓湯（證附）　二苓厚朴共陳皮，朮澤薑甘合桂枝，導氣有功兼利水，病成鼓證總能醫。

●**六君子證（方見瘧疾）**　證屬脾虛不運時，病成氣鼓治休遲，六君子用方真妙，攻補兼施效出奇。

水　脹

〔**水脹提綱**〕脹病原由水逆行，洪流氾濫腫初成，治宜發汗兼通利，再化真陽患乃平。

苓桂麻黃湯（證附）　水脹初成發汗宜，桂麻解表效神奇，茯苓澤瀉專除濕，夏杏降沖草補脾。

苓桂阿膠湯（證附）　脹證如當利水時，二苓澤瀉用相宜，化陰惟有阿膠妙，扶助真陽賴桂枝。

●**小青龍證　真武證（二方俱見傷寒）**　如逢水在太陽時，方用青龍發汗宜，倘入少陰當化氣，湯煎真武效尤奇。

防己黃耆湯（證附）　薑甘朮棗共黃耆，防己加來去濕宜，此藥能將風水治，古人立法總神奇。

防己茯苓湯（證附）　皮水由來腫四肢，藥須防己共黃耆，茯苓去濕甘培土，化出真陽用桂枝。

桂甘麻辛附子湯（證附）　驅除正水用何方，辛附麻黃善化陽，薑桂再兼甘草入，挽回生氣有專長。

桂枝苓澤湯（證附）　合用生薑與桂枝，澤苓半夏杏仁施，桑甘防己宜同入，鼓脹均醫效出奇。

噎　膈

〔**噎膈提綱**〕胃降能教上脘空，脾升下竅自然通，倘經逆陷真陽敗，出納無靈病在中。

苓桂半夏湯（證附）　澤夏苓甘合二薑，桂枝芍藥佐尤良，如逢噎膈兼他證，細檢原書法自詳。

反　胃

〔**反胃提綱**〕下竅居然閉不開，朝餐暮吐實堪哀，脾虛莫運非關胃，治法尤當善化裁。

大半夏湯（證附）　吐屬脾虛病勢沉，治宜半夏共人參，再加白蜜功能潤，去濕和中並益陰。

●**吳茱萸證（方見傷寒）**　胃反胸間或有寒，朝餐暮吐未能安，溫中降逆宜何藥，湯用吳萸治不難。

不　能　食

〔**不能食提綱**〕燥濕得中脾胃開，一經偏勝便成災，虛寒虛熱還宜辨，調劑陰陽賴妙才。

消食丸（證附）　胃中虛冷不能餐，治法偏宜消食丸，神麴烏梅兼麥糵，薑苓併用是神丹。

資生丸（證附）　去熱補虛進食頻，朮苓查麴合蓮陳，再加芡豆兼山藥，白蔻人參共薏仁。

谷　勞

〔**谷勞提綱**〕不能進食腹空饑，穀氣頻生飯後時，怠惰情深偏嗜臥，四肢煩重病彌危。

沉香湯（證附）　谷勞不食用何方，攻補兼施治法良，杏夏薑陳同枳實，參苓朮草共沉香。

椒薑大麥湯（證附）　谷勞不食病堪嗟，湯用椒薑大麥芽，消食溫中真入妙，一杯甘露效爭誇。

嘔吐噦呃逆

〔**嘔吐噦呃逆提綱**〕四端病體屬陽明，飲食無存證各呈，胃不下行偏上逆，熱寒虛實辨宜清。

●**吳茱萸證（方見傷寒）**　病屬胃虛復有寒，旋驚食穀嘔難安，四肢逆冷多煩躁，湯用吳萸是妙丹。

茯苓澤瀉湯（證附）　吐後渴生思飲漿，更兼胃實熱難當，桂苓朮澤薑甘用，水病驅除是妙方。

●**四逆證（方見傷寒）**　小便能通弱脈呈，更兼嘔逆不時生，四肢見厥身微熱，寒盛格陽辨要精。

大黃甘草湯（證附）　食已居然吐不禁，此緣胃濕熱邪侵，大黃蕩穢甘培土，攻補兼施妙義深。

小半夏湯（證附）

小半夏加茯苓湯（證附）　有寒胃實病情真，食穀居然吐欲頻，半夏降沖薑止嘔，加苓去濕效如神。

●**小柴胡證（方見傷寒）**　木邪剋土賴何驅，寒熱兼生實可虞，痞滿旋驚胸脅痛，妙方宜用小柴胡。

●**半夏瀉心證（方見傷寒）**　病人作嘔腹腸鳴，心下旋驚痞硬生，半實半虛寒復熱，法宜溫補又宜清。

橘皮竹茹湯（證附）　口中噦味吐難禁，宜用生薑橘與參，大棗竹茹甘草入，半攻半補義彌深。

●**代赭旋覆花證（方見傷寒）**　辨證如逢呃逆時，病分虛實用何醫，治宜代赭加旋覆，攻補兼施法最奇。

二陳湯加減方　嘔吐噦兼呃逆生，二陳加減法彌精，平時勤取原書閱，臨證方能記得清。

吞　酸

〔**吞酸提綱**〕土經木剋始吞酸，此病根原總屬肝，飲食停留脾不運，腹中嘈雜最難安。

二陳加吳茱萸生薑湯（證附　二陳湯見眩暈）　脾虛不運是何因，治法先宜用二陳，薑併吳萸加更妙，溫中去濕效如神。

連理湯加陳皮半夏方（證附）　證屬脾虛不運時，有寒有熱合當知，薑甘參朮黃連用，加入陳皮半夏宜。

●**六君子證**（方見瘧疾）

●**平胃證**　飲食難消積在中，法兼補下各成功，病虛當用六君子，內實還宜平胃攻。

平胃散　蒼朮陳皮厚朴全，再兼甘草可同煎，生薑作引須加入，消食良方世共傳。

泄　瀉

〔**泄瀉提綱**〕腹疼泄利有多端，實證無非熱與寒，病本辨明方用藥，清溫兩法治何難。

●**胃苓證**（方見氣鼓）　水停泄瀉病初成，腹痛旋驚脹滿生，小便不通寒濕作，胃苓湯用法彌精（加減法詳原書）。

●**茯苓四逆證**（方見傷寒）　真陽已敗濕傷脾，腸胃寒生洞泄時，利病既成當速治，茯苓四逆用相宜。

加味理中湯（證附）　脾虛久泄有專方，須用參甘朮合薑，加入茯苓兼藥豆，驅寒助氣效彌良。

四神丸（證附）　病屬虛寒在腎脾，五更作泄腹疼時，法宜五味吳萸用，肉蔻還兼補骨脂。

●**烏梅證（方見傷寒）** 泄瀉多時久未痊，熱寒並作不安然，烏梅丸用偏能治，攻補兼施是秘傳。

痢 疾

〔**痢疾提綱**〕風寒暑濕氣偏傷，飲食起居患未防，痢證釀成須善治，陰陽表裏辨宜詳。

●**當歸四逆證（方見傷寒）** 下利曾因外感傷，肢寒厥冷不安康，脈微發熱真陽敗，須用當歸四逆湯（寒加生薑吳茱萸）。

●**小柴胡證（方見傷寒）** 病因外感利旋成，表裏惟驚熱並生，在內更兼胸腹痛，小柴胡用患能平。

葛根黃芩黃連甘草湯（證附） 外感兼逢脈促時，忽生喘汗勢難支，病因挾熱旋成利，葛草芩連用最宜。

●**抑扶證** 飲食起居偶失宜，內傷生冷痢成時，要除此證須何法，去濕溫中取效奇。

抑扶煎 朴澤薑陳喜並施，更將甘草補脾宜，豬苓烏藥吳萸用，痢有凝寒大可醫。

四逆加白芍方（證附 四逆湯見傷寒） 痛屬陰寒腹內攻，四肢厥冷急溫中，治宜薑附兼甘草，白芍加時更有功。

桂枝蓯蓉湯（證附） 土濕更兼木鬱時，速清風熱化肝宜，蓯蓉芍藥丹皮用，苓澤陳甘共桂枝。

●**大承氣證（方見傷寒）** 奇恒痢疾病彌危，噤口旋驚不食時，此證速攻方有救，大承氣用總相宜。

●**桃花證**（方見傷寒） 脾濕生寒辨要詳，治宜溫裏法偏良，桃花湯用多奇效，固脫爭誇是妙方。

白頭翁加阿膠甘草湯（證附） 秦皮連柏白頭翁，加入膠甘更有功，爭道此方能治痢，消除肝熱不生風。

秘　結

〔**秘結提綱**〕尋常大便矢如羊，濕在胃中燥在腸，陰氣滿胸非火旺，法宜滋潤是良方。

阿膠麻仁湯（證附） 當歸生地共麻仁，白蜜阿膠配合勻，大便因虛成結燥，緩攻良法妙如神。

肉蓯蓉湯（證附） 病屬陽衰土濕時，糞如羊矢用何醫，茯苓甘草麻仁入，半夏蓯蓉合桂枝。

●**麻仁證**（方見傷寒） 大便堅時燥結成，病因脾約辨分明，法宜丸用麻仁治，緩下能將穢氣清。

淋　癃

〔**淋癃提綱**〕三焦入絡太陽宮，虛或淋漓實閉癃，病在膀胱宜善治，陰陽兩化始成功。

五淋湯（證附） 五淋初起用何醫，歸芍山梔要並施，甘草赤苓宜共入，原書加減更須知。

滋腎丸（證附） 病逢陰不化陽時，癃閉沉痾何藥醫，肉桂更兼知柏入，溫涼並用效神奇。

白通湯（方見傷寒） 陽氣旋驚不化陰，病成癃閉勢難禁，白通湯用原能治，達鬱溫中妙義深。

濟生腎氣丸 丹苓膝地合車前，澤藥山萸桂附全，癃閉陰陽俱不化，妙方服後病能痊。

補中益氣湯（證附）　利水未痊病不堪，法宜歸朮合陳甘，參耆更與升柴入，服後還須用手探。

桂枝苓澤湯（證附）　膠化陰兮桂化陽，二苓澤瀉入膀胱，五淋癃閉全能治，古法遵行效異常。

黃　疸

〔**黃疸提綱**〕疸分寒熱有陰陽，酒色或兼飲食傷，濕瘀在中形現外，一身面目盡成黃。

陰　黃

小建中加茵陳湯（證附）　脾虛不運屬陰黃，芍藥和營桂化陽，草棗薑飴溫補妙，茵陳加入利膀胱。

真武加茵陳湯（證附　方見傷寒）　腎虛不化屬陰黃，治法宜投真武湯，加用茵陳尤入妙，爭傳利水是良方。

陽　黃

茵陳五苓散（證附）　發汗還兼利水宜，陽黃治法效偏奇，二苓朮澤茵陳桂，去濕通經病可醫。

豬苓湯加茵陳方（證附　方見瘟疫）　證屬陽黃辨要精，膀胱有熱總宜清，豬苓湯用真神妙，加入茵陳水患平。

大承氣去厚朴加梔子茵陳湯（證附）　大承氣用力偏饒，去朴留黃並枳硝，加入梔茵清利妙，腹中瘀熱自然消。

甘草茵陳湯（證附）　病成谷疸要先知，腹滿旋驚尿澀時，梔子茵陳清利妙，大黃甘草補攻宜。

●**梔子大黃證**　病成酒疸濕邪傷，心內懊憹辨要詳，熱痛惡心還欲吐，法宜梔子大黃湯。

梔子大黃湯　酒疸成時要速醫，攻堅枳實大黃施，調中開結偏宜豉，消熱除煩更用梔。

●**元滑苓甘證**　黃為色疸辨宜詳，發熱惡寒便黑溏，小水雖通仍脹滿，腹中瘀結不安康。

元滑苓甘散　苓甘滑石喜兼施，粉用元明取效奇，色疸病深宜此藥，腹中瘀熱總能醫。

黃　汗

〔**黃汗提綱**〕身體旋驚腫不禁，渴生只為熱邪侵，從知病狀如風水，黃汗沾衣脈象沉。

黃耆桂枝芍藥苦酒湯　耆惟走表桂通營，苦酒能將瘀熱清，白芍滋陰宜並用，驅除黃汗法彌精。

桂枝加黃耆湯（證附　桂枝湯見傷寒）　身疼煩躁便兼癃，湯用桂枝力倍雄，加入黃耆能走表，此方止汗有奇功。

寒證類

霍亂

〔**霍亂提綱**〕食寒飲冷感風寒，吐利交加總不安，木氣失榮筋更轉，溫脾煖腎治何難。

●**五苓證**（方見傷寒）　頭疼身痛力難支，熱渴頻思飲水時。霍亂已成何藥治，扶陽利濕五苓宜。

理中丸（證附）　霍亂寒多不飲時，理中丸用效神奇。參薑朮草能溫補，吐利交加並可醫。

●**四逆證**（方見傷寒）　吐逆適當汗出時，惡寒發熱病彌危，四肢厥冷還拘急，附子薑甘卻可醫。

●**茯苓四逆證**（方見傷寒）　肢厥脈微吐泄時，腹中疼痛力難支，真陽已敗脾初陷，湯用茯苓四逆宜。

通脈四逆加豬膽汁湯（證附）　吐利俱停汗出初，四肢拘急不能舒，薑甘附子加豬膽，扶起殘陽病可除。

四逆加人參湯（證附）　惡寒脈象尚微和，利止旋驚亡血多，四逆加參真入妙，溫中益氣病能瘥。

●**桂枝證**（方見傷寒）　當時吐利病全休，惟覺身中痛尚留，此是表寒仍未解，桂枝湯用效堪收。

疝氣

〔**疝氣提綱**〕疝氣發源在腎肝，睾丸腫大是真寒，消除此證須何法，開鬱扶陽治不難。

烏頭桂枝加味湯（證附）　寒疝腹疼病甚危，四肢逆冷不仁時，烏頭桂芍薑甘棗，加入吳萸澤瀉宜。

五苓散加味方（證附　五苓散見傷寒）　病緣內有濕邪停，寒疝偏宜用五苓，再取木香能利氣，小茴加入合金鈴。

外治法　洗用桂烏加味湯，囊消痛止法偏良。雄黃礬石兼甘草，煮水濯來又一方。

蜘蛛散（證附）　結成狐疝病形危，上下無常偏墜時，桂可疏肝功甚速，蜘蛛破鬱用相宜。

奔　豚

〔**奔豚提綱**〕腎留宿積不消融，陰氣堅凝少腹中，一旦發時諸病作，咽喉七竅火邪攻。

茯苓桂枝甘草大棗湯（方證均見傷寒）

桂枝加桂湯（方證均見傷寒）

●**奔豚證**　奔豚盛作病危時，氣上衝胸力不支，腹痛頭疼還並作，往來寒熱有誰知。

奔豚湯　黃芩半夏李根皮，芍藥芎歸用最宜，生葛薑甘須併入，奔豚盛作總能醫。

厥　證

〔**厥證提綱**〕四逆逆冷厥初成，其病多端要辨明，按證立方皆有法，臨時施治始能精。

●**當歸四逆證（方見傷寒）**　手足厥寒屬表時，脈微欲絕病彌危，當歸四逆湯堪用，內外陽回妙法奇。

●**通脈四逆證（方見傷寒）**　四肢逆冷力難支，脈細旋驚欲絕時，寒厥分明原屬裏，乾薑附子草兼施。

●**四逆散證（方見傷寒）**　病值陰陽順接難，肢寒成厥未能安，熱多屬表須何藥，四逆散投是妙丹。

●**白虎證　大承氣證（二方均見傷寒）**　陽極陰生變異常，四肢逆冷勢難當，須知裏熱翻成厥，白虎須同承氣湯。

半夏末方（證附　此名大厥）　猝然暴死竟無知，半夏研成細末宜，吹入鼻中旋得嚏，厥回再擬藥方施。

還魂湯（證附）　身兼脈動辨分明，形卻無知屍厥成。麻杏更同甘草用，還魂法妙可回生。

蒲黃酒方（證附）　氣血相爭病漸深，名為薄厥力難禁，方中黑豆宜先炒，再合蒲黃用酒淋。

七氣湯（證附）　厚朴蘇苓半夏薑，湯名七氣有專長，病因暴怒旋成厥，用此回生法最良。

二朮二陳湯（證附）　陳皮半夏共苓甘，二朮兼施法並參，竹瀝南星薑汁入，此方治厥在攻痰。

●**平胃證（方見吞酸）**　病因過飽卒然生，此證原將食厥名，治法卻宜平胃散，再加萊菔用尤精。

五苓散加減方（證附）　朮澤二苓可併煎，再加乾葛合芩連，酒經醉後翻成厥，用此良方病立痊。

白薇湯（證附）　參草同煎合白薇，通經還要入當歸，婦人氣血全成厥，用此回生有轉機。

熱　證　類

口糜齦爛出血

〔**口糜齦爛出血提綱**〕心兼肺胃火頻生，熱盛傷津病象呈，齦爛口糜仍出血，釀成此證總非輕。

甘露飲　二地二冬味併嘉，枳甘石斛合枇杷，滋陰降火功偏大，仙露名方世共誇。

食　亦

〔**食亦提綱**〕大腸邪熱入陽明，飯縱多餐瘦態呈，胃火或將移膽府，統名食亦辨宜清。

甘露飲（方見前）

三　消

〔**三消提綱**〕上熱傷津口渴饒，腹常饑餓屬中焦，再兼飲少溲多病，此證分明是下消。

八味丸（證附）　燥熱曾傷肝肺經，腎脾二藏濕寒停，治宜澤地兼丹藥，附子山萸併桂苓。

六味地黃加味湯（證附）　山萸山藥共丹皮，澤瀉茯苓肉桂施，再用地黃兼五味，下寒上熱病全醫。

●**五苓證（方見傷寒）**　渴思飲水覺心煩，小便不通是病源，散用五苓原有效，溫經去濕妙難言。

●**豬苓證**（方見傷寒）　上渴下淋濕在中，更兼木鬱燥生風，豬苓湯用原能治，去熱除邪水道通。

桂附苓烏湯（證附）　桂附龍烏澤瀉良，茯苓牡蠣合乾薑，水寒土濕全能治，小便頻消用此方。

理中丸湯（證附　方見霍亂）　胃無津液責歸脾，水道不調肺病時，惟有理中丸可用，加蔞倍朮作湯宜。

虛　證　類

虛　勞

〔**虛勞提綱**〕氣血精神被損傷，四肢無力日頹唐，虛勞成病何由治，補助中宮是妙方。

●**小建中證**（方見傷寒）　裏急腹疼悸衄生，四肢酸痛夢遺精，咽乾口燥兼煩熱，湯用建中效乃呈。

黃耆建中湯（證附）　桂薑棗芍並飴糖，甘草黃耆輔佐良，裏急更兼諸不足，身虛服此得安康。

●**桂枝龍骨牡蠣證**（方見傷寒）　腹中弦急不能安，目眩陰頭更覺寒，亡血失精清穀下，虛芤遲脈要參觀。

●**桂枝龍骨牡蠣證**（方見傷寒）　脈形芤動緊微呈，女子夢交男失精，病屬虛勞何法治，安神補氣患能平。

●**八味腎氣證**（方見腳氣）　虛勞腰痛力難支，少腹旋驚拘急時，小便不通當速治，丸須八味用偏宜。

精　遺

〔**精遺提綱**〕精不交神病乃生，一經遺泄總非輕，法宜煖腎安心氣，調燮陰陽患始平。

玉池湯（證附）　芍附苓甘共桂枝，砂仁龍牡配相宜，安心煖腎兼培土，精乃交神自不遺。

秘元煎（證同上）　朮草參苓善補脾，棗仁遠志固心宜，金櫻五味兼山藥，芡實同收效更奇。

神　驚

〔**神驚提綱**〕神不交精悸復驚，上炎膽火趁虛生，宮城煩擾心難靜，此病根原要辨明。

金鼎湯（證見上）　桂芍疏通膽火宜，苓甘半夏善扶脾，固心龍牡須兼用，病見神驚大可醫。

氣　證

〔**氣證提綱**〕左肝右肺要分清，升降失宜病乃成，脾胃調和求善法，腹中積氣始能平。

達鬱湯（證附）　積在臍旁左脅時，通經薑桂用偏宜，砂仁杏夏全收入，芍藥苓甘可並施。

下氣湯（證附）　滯在胸間右肋時，苓甘五味杏仁施，惟將貝芍清邪熱，半夏陳皮降胃宜。

血　證

〔**血證提綱**〕血行經絡出於肝，鬱怒旋生便不安，閉脫病成須細辨，證分虛實熱兼寒。

破瘀湯（證附） 血瘀不行治有方，茯苓桂草共生薑，芎歸通絡宜兼入，破用丹桃法最良。

仙露湯（證附） 血由鼻出不循經，相火升炎金被刑，貝芍麥冬兼柏葉，杏甘五味佐尤靈。

靈雨湯（證附） 吐血如逢下有寒，藥宜柏葉合苓丹，乾薑貝夏兼甘草，虛用人參治不難。

桂枝乾薑湯（證附） 吐血因寒又有方，桂枝芍藥合乾薑，茯苓半夏兼甘草，牡蠣丹皮用更良。

白茅湯（證附） 吐血適當有熱時，茅根芍藥共丹皮，杏仁半夏宜同用，貝母苓甘要並施。

黃土湯（證附） 阿膠白朮共乾薑，甘草和成黃土湯，芩地兼施涼更妙，血行大便此方良。

寧破湯（證附） 芍藥阿膠共髮灰，茯苓澤瀉喜相陪，更宜梔子兼甘草，溺血危時可挽回。

六味地黃湯（證附） 山藥山萸共地黃，丹皮苓澤佐尤良，陰虛吐血原能治，柏葉加時效異常。

甘草乾薑湯（證附） 病屬陽虛腹有寒，旋驚吐血不能安，乾薑溫裏甘培土，用此回生是妙丹。

當歸補血湯（證附） 當歸補血有專長，倍用黃耆力更強，救急計窮須此藥，挽回造化是良方。

脫　證

〔**脫證提綱**〕脾升胃降化機生，氣血根原辨濁清，倘若逆行全不化，陰陽兩脫命將傾。

烏肝湯（證附）　精血馳行陰脫時，桂枝芍藥首烏施，參苓薑附兼甘草，用此回生取效奇。

兔髓湯（證附）　神氣飛騰陽脫時，人參夏附可同施，元甘五味兼龍牡，力挽生機效出奇。

盜汗自汗

〔**盜汗提綱**〕發熱身中久不休，睡時汗出醒時收，欲知此證因何起，原屬陰虛是病由。

〔**自汗提綱**〕身不能安總畏寒，無分動靜汗彌漫，病原本屬陽虛得，臨證還應仔細看。

葉氏方（證附）　人參熟地共湖蓮，五味茯神用要專，補氣再將甘草入，陰虛汗出治能痊。

參附湯（證附）　人參助氣可回天，附子驅寒力獨專，證屬陽虛多汗出，良方服後病能痊。

芍藥甘草附子湯（證附）　陰陽倘值並虛時，芍附清溫補法奇，甘草和中宜共用，妙方能止汗淋漓。

●**真武證（方見傷寒）**　腎水泛時辨要詳，汗多不止是亡陽，欲知此證須何藥，治法宜投真武湯。

不　寐

〔**不寐提綱**〕無眠證起有多端，不外實虛熱與寒，探得病源投妙藥，一杯入口便神安。

酸棗仁湯（證附）　知母芎藭合茯苓，棗仁甘草亦通靈，神因火擾難成寐，服後安眠喚不醒。

半夏秫米湯（證附）　長流水取要頻揚，半夏和成秫米湯，快飲一杯消厥逆，管教神入黑甜鄉。

小半夏加茯苓湯（證附） 水氣停留病象呈，鬱成濕痞逼宮城，心神煩擾難酣睡，苓夏生薑用藥精。

怔 忡

〔**怔忡提綱**〕此證原由木鬱生，上炎相火逼宮城，神魂震盪難安謐，因水凌心病亦成。

金鼎湯（方見神驚）

●**小半夏加茯苓證　桂枝茯苓甘草大棗證　真武證**（**真武湯見傷寒**） 水氣凌心辨要詳，治宜半夏合苓薑，病深桂棗兼甘茯，再重須投真武湯。

痿 證

〔**痿證提綱**〕痿證原由腎氣生，其根專要取陽明，實虛寒熱終宜辨，潤養宗筋法可行。

虎潛丸（證附） 足不能行何藥醫，瑣陽知柏共陳皮，羯羊虎骨兼龜板，牛膝薑歸芍地施。

加減四觔丸（證附） 病屬腎虛用鹿茸，木瓜牛膝肉蓯蓉，菟絲熟地宜增入，五味兼施法可從。

六君子加味湯（證附） 人參二朮共陳皮，柏夏苓甘紫菀施，痿證氣虛痰並盛，從知此藥總能醫。

六味丸加味方（證附） 茯苓澤瀉共丹皮，山藥山萸熟地施，病治血虛兼火盛，再加朮柏效尤奇。

當歸補血湯加味方（證附　方見頭痛） 氣血俱虛辨要詳，足因痿躄不安康，當歸補血湯堪用，竹瀝還加汁合薑。

陽　痿

〔**陽痿提綱**〕宗筋弛懈有由生，腎冷精寒或受驚，得病根源須識定，立方對證效能呈。

贊育丹（證附）　精寒腎冷有成方，巴戟山萸杜仲良，羊藿菟蓉參桂附，杞歸朮韭共蛇床。

桂枝龍骨牡蠣湯（證附）　驚恐旋逢傷腎時，宗筋弛懈病情危，法宜桂芍薑甘棗，龍牡兼施取效奇。

赤　白　濁

〔**赤白濁提綱**〕濁證總由濕熱成，化生赤白色分明，陰陽虛實尤宜辨，因病立方效乃呈。

二陳加味湯（證附）　苓甘陳夏此方嘉，二朮還兼柏薢加，濕熱久停成濁證，一經服後效堪誇。

萆薢分清飲　腎元不固濁遺時，萆薢分清卻可醫，益智仁兼烏藥用，石菖蒲與草梢宜。

四君子加遠志湯（證附）　參朮苓甘善補脾，再加遠志固神宜，心虛成濁偏能治，得此良方取效奇。

封髓丹（證附）　不惟甘草佐砂仁，黃柏兼施效更神，相火燔蒸成濁證，速清濕熱法宜遵。

龍牡菟韭丸（證附）　房勞過度濁旋成，龍牡安神並秘精，韭子菟絲宜共入，腎虛能補可回生。

遺　溺

〔**遺溺提綱**〕膀胱遺溺腎經寒，遂使關門固閉難，脾肺或虛提不住，病因各異要參觀。

附子人參山萸肉方（證附）　附子山萸益智仁，人參併入妙通神，腎虛遺溺偏能治，補氣回陽更助身。

●**補中益氣證（方見五淋）**　提攝無權責肺脾，補中益氣作湯宜，一經服後多奇效，從此其人溺不遺。

雄雞肝桂心方　肝取雄雞用法精，桂心併入製丸成，睡中尿出陽虛極，服此良方患可平。

脫　肛

〔**脫肛提綱**〕腎脾氣陷攝無權，脫落肛門豈偶然，治要升提方有效，補中湯用病能痊。

補中益氣湯（方見五淋）

實　證　類

積　聚

〔**積聚提綱**〕積聚陰陽要辨明，血原不動氣猶行，根生藏府何由見，臨證尤當審病情。

化堅丸（治內積在藏府之證）　甘草桃仁合杏仁，桂枝丹橘立方新，為丸用蜜加陳醋，米飲調和法要遵。

化堅丸加味方　加味臨時要變通，硝黃蕩熱豆溫中，再增鱉蠣積消左，右聚還須枳朴攻。

化堅膏（治外積在經絡之證）　歸鱉莪棱山甲連，筋餘巴豆共熬煎，　硼桂麝兼羊血，阿魏人參三七研（製法仍照原書）。

痞　滿

〔**痞滿提綱**〕痞滿根由有實虛，辨明總在病生初，或攻或補權衡定，因證立方治莫疏。

●**理中湯證（方見霍亂）**　**二陳證（方見嘔吐）**　痞虛宜補不宜攻，妙藥惟須用理中，結滯胸間如屬實，二陳疏蕩有奇功。

●**半夏瀉心證（方見嘔吐）**　半實半虛病漸深，更兼寒熱勢難禁，欲知痞滿須何藥，薑夏芩連草棗參。

傷　食

〔**傷食提綱**〕噯腐旋驚悶在胸，更兼腹內滿難容，食停不化憑何治，開胃尤宜降逆衝。

●**平胃證（方見吞酸）**　宿食停留久不消，胃經有病速宜調，散投平胃多奇效，推蕩無餘力倍饒。

●**瓜蒂證（方見痰飲）**　**大承氣證（方見傷寒）**　食停腹內不消時，法用吐攻莫要遲，上脘惟須瓜蒂散，下焦承氣最相宜。

傷酒

〔傷酒提綱〕醉後旋驚酒病成，心煩胸滿嘔兼生，溺癃不食須何藥，此證湯宜用解酲。

葛花解酲湯（證見上）　朮澤青皮共橘紅，二苓神麴葛花同，人參砂蔻須全用，解酒良方定有功。

五苓加減方（證附）　朮澤二苓併用宜，黃連黃柏葛花施，卻欣酒自膀胱化，服此良方病可醫。

千金漬法　用水煎湯貯器中，醉身置入煖如烘，須臾將酒全消盡，漬法行來亦有功。

蚘蟲

〔蚘蟲提綱〕厥陰肝木釀成災，中氣久湮鬱不開，腐朽蟲生其病重，法宜丸藥用烏梅。

烏梅丸　椒附參薑厥可回，當歸苓桂合烏梅，蜜丸製就朝朝服，殺盡蚘蟲幾百枚。

癲狂

〔癲狂提綱〕癲狂二證判陰陽，喜怒悲驚辨要詳，寒熱真情皆畢露，分呈病象顯然彰。

苓甘薑桂龍骨湯（證附）　桂芍苓甘半夏薑，再兼龍牡固神良，有痰蜀漆宜加入，癲病為陰用此方。

丹皮柴胡犀角湯（證附）　茯苓芍地共丹皮，甘草柴胡犀角宜，倘若有痰加蜀漆，陽狂成病總能醫。

癇　證

〔癇證提綱〕卒倒無知口吐涎，四肢牽引怪聲傳，尿遺口噤須何藥，溫膽湯投是妙煎。

溫膽湯（證見上）　陳夏苓甘是妙方，竹茹枳實佐尤良，豁痰開鬱安驚恐，癇證驅除效異常。

丹礬丸（證附）　入罐丹礬煅要紅，臘茶研末入其中，作丸更用豬心血，癇證多痰卻可攻。

祟　病

〔祟病提綱〕肌消食減變無常，戰慄形容赤復黃，白沫流時無定脈，妙方宜用卻邪湯。

卻邪湯　犀羚二角著靈方，虎骨參耆鹿角霜，牡蠣更兼龍齒用，調和肉汁再烹羊。

七竅病類

目　病

〔目病提綱〕目病清陽不得升，濁陰上逆熱薰蒸，初時紅腫生雲翳，日久旋驚各病增。

柴胡芍藥丹皮湯（證附）　左目有時痛不禁，欲清相火用柴苓，丹皮芍藥能除熱，甘草和中且益陰。

百合五味湯（證附）　右目旋驚赤痛時，治須百合共丹皮，芍甘五味還兼夏，熱甚再加膏母宜。

百合五味薑附湯（證附）　土濕水寒上熱時，目中赤痛治休遲，法宜夏芍兼薑附，百合苓甘五味施。

茯澤石膏湯（證附）　目珠黃赤勢彌危，濕熱薰蒸要速醫，澤瀉茯苓兼半夏，石膏甘草合山梔。

桂枝丹皮首烏湯（證附）　目無赤痛不明時，只見昏花是血虧，夏桂薑苓龍眼肉，首烏甘草共丹皮。

桂枝柴胡湯（證附）　柴草菖蒲並桂枝，生薑和入牡丹皮，瞳仁縮小終能治，擬定良方果出奇。

烏梅山萸湯（證附）　五味酸梅共首烏，芍甘龍牡合山萸，瞳仁散大偏能治，妙法流傳總不誣。

薑桂參苓首烏湯（證附）　目珠塌陷有奇方，苓桂人參草合薑，再用首烏專養血，元神補足眼生光。

芍藥棗仁柴胡湯（證附）　目珠突出總能醫，芍藥首烏斂最宜，柴草棗仁當併入，更須破瘀用丹皮。

耳　病

〔**耳病提綱**〕火邪上逆病旋成，耳或重聽熱腫生，疼痛癰膿當速治，法宜降濁更升清。

柴胡芍藥茯苓湯（證附）　桔甘芍藥茯苓全，半夏柴胡喜共煎，耳內腫疼經服後，上升邪熱總能痊（熱甚加黃芩，膿成加丹皮桃仁）。

苓澤芍藥湯（證附）　澤芍柴胡共茯苓，杏仁半夏妙通靈，耳中有病流黃水，此藥煎成服莫停。

參茯五味芍藥湯（證附）　橘皮芍藥草兼苓，五味人參佐更靈，半夏並施能降濁，此方專治耳重聽。

鼻病

〔**鼻病提綱**〕鼻因肺逆氣難清，外感風寒病乃生，嚏噴涕流瘡並作，膿成臭敗令人驚。

桔梗元參湯（證附）　甘草橘苓半夏薑，元參桔梗杏仁良，肺升鼻塞因多涕，治鬱還當用此方。

五味石膏湯（證附）　五味薑苓合石膏，杏仁半夏共煎熬，元參桔梗須同入，鼻涕流黃治法高。

黃芩貝母湯（證附）　桔貝柴胡共芍芩，杏仁五味合元參，瘡生鼻孔偏成熱，用此專能助肺陰。

苓澤薑蘇湯（證附）　病成鼻塞是風傷，言語不清有妙方，須用蘇陳兼澤杏，茯苓甘草合生薑。

口病

〔**口病提綱**〕燥熱填胸口病成，根源獨屬足陽明，濁陰不降殊為逆，唇吻腫疼臭惡生。

甘草黃芩湯（證附）　石膏甘草共黃芩，半夏茯苓性主沉，濕熱薰蒸原可治，口中穢惡莫能侵。

貝母元參湯　黃芩甘草共元參，貝母同施更益陰，專治口瘡兼熱腫，胃中濁氣暗銷沉。

桂枝薑苓湯（證附）　脾濕翻驚膽火生，下寒上熱口瘡成，茯苓芍桂元參用，再入薑甘法益精。

舌　病

〔舌病提綱〕由來舌本是心官，君火升炎必燥乾，疼痛渴煩兼熱腫，苔生諸色要參觀。

芩連芍藥湯（證附）　貝母丹皮芍並連，黃芩甘草可同煎，舌瘡熱腫兼疼痛，君火上升治莫延。

桂枝地黃湯（證附）　芍地當歸共桂枝，阿膠甘草用相宜，舌捲只是因肝燥，救急須將妙藥施。

牙　痛

〔牙痛提綱〕牙疼不外火兼風，齦腫都緣胃逆攻，甲木鬱沉濕土內，因教齒壞又生蟲。

黃芩石膏湯（證附）　石膏甘草共升麻，芍藥黃芩半夏加，因火牙疼齦並腫，煎湯服後效堪誇。

柴胡桃仁湯（證附）　骨碎能將腎水滋，柴胡散鬱效神奇，桃仁破瘀膏清熱，牙內蟲生卻可醫。

咽　喉

〔咽喉提綱〕藏通喉竅府通咽，濁降清升法地天，一自逆行虛火動，腫疼痺塞病相連。

甘草桔梗射干湯（證附）　半夏桔甘並射干，除邪破鬱是仙丹，咽喉腫痛生瘡候，火熱能消治不難。

貝母升麻鱉甲湯（證附）　升麻貝母共丹皮，鱉甲元參並用宜，喉內生瘡當速治，膿成服此總堪醫。

聲　音

〔**聲音提綱**〕聲氣專司是肺金，倘經濕旺便成瘖，語音不亮神偏病，當助清陽抑濁陰。

茯苓橘皮杏仁湯（證附）　杏夏生薑共橘皮，茯苓百合要兼施，聲音不亮全由肺，用藥宣通病可醫。

百合桔梗雞子湯（證附）　驅風桔梗用宜專，百合清金肺氣宣，五味更兼雞子白，失聲喑啞總能痊。

鬚　髮

〔**鬚髮提綱**〕六經血氣若無傷，鬚髮偏能美且長，一自本根衰敗後，焦枯形態不堪望。

桂枝柏葉湯　柏葉薑參共桂枝，首烏膠地合丹皮，髮焦鬚落全能治，營衛雙培固本支（加味照原書）。

婦　人　科

經　脈

〔**經脈提綱**〕天癸無非血合精，按時而下有虧盈，調經總要扶陽氣，風木溫和病不生。

桂枝當歸桃仁湯（證附）　經脈適逢閉結時，脾虛涼藥勿輕施，紅花苓草桃仁用，芎芍當歸合桂枝。

艾葉薑苓湯（證附）　丹皮甘草首烏良，芍艾膠苓並用薑，下血已成崩漏證，救危全賴此奇方。

●**艾葉薑苓證（方見上）**　或逢經水屬先期，木鬱適當疏泄時，崩漏危機從此伏，前方主治總相宜。

薑苓阿膠湯（證附）　經水無端落後期，治須苓草共丹皮，歸芎活血宜同用，更有膠薑合桂枝。

苓桂丹參湯（證附）　黑紫多寒色不鮮，或兼腹痛在經前，兩般均用參苓桂，丹草歸芎薑共煎。

苓桂丹參湯（方證均見上）

歸地芍藥湯（證附）　芍藥當歸共地黃，桂苓甘草首烏良，腹疼偏在行經後，血脈虛時用此方。

柴胡地黃湯（證附）　婦人經水適來期，血室旋驚熱入時，須用柴芩兼芍藥，地黃甘草共丹皮（表未解加蘇葉生薑）。

●**溫經證**　腎水澌寒鬱未開，血凝少腹久無胎，陰精淫泆流為帶，經或多來或不來。

溫經湯（證見上）　膠桂薑萸參草同，夏苓丹芍合歸芎，再加牡蠣因精溢，破瘀還須桃鱉攻。

苓桂柴胡湯（證附）　骨蒸夜熱用何方，桂芍柴苓半夏良，甘草丹皮須並用，一杯入口便清涼。

胎　妊

〔**胎妊提綱**〕胎本陰陽交媾成，全憑氣血化神精，煦濡培養資中土，體備形完十月生。

豆蔻苓砂湯（證附）　杏蔻苓甘共橘皮，砂仁芍藥竹茹施，噁心嘔吐成胎阻，服此良方取效奇。

膠艾苓參湯（證附）　胎孕旋驚欲墜時，治須參草芍苓施，阿膠艾葉當歸用，加入砂仁腹痛宜。

艾葉地黃阿膠湯（證附）　芍艾膠歸共地黃，丹皮甘草茯苓良，腹痛下血胎難保，救急還宜用此方。

桂枝茯苓湯（證附）　芍藥桃仁共桂枝，茯苓甘草合丹皮，腹中瘀血連胎下，用此消癥法最奇。

加味芎歸湯（證附）　交骨臨時若不開，法宜龜板血餘灰，芎歸併用功偏速，能下生胎與死胎。

●**當歸補血證（方見頭痛）**　交骨難開病匪輕，根源本屬氣虛成，當歸補血湯堪用，服後能教胎速生。

產　後

〔**產後提綱**〕產後氣虛血更虧，感傷最易腹疼宜，癥瘕崩漏原非少，痙冒便難亦有之。

桃仁鱉甲湯（證附）　丹參鱉甲共丹皮，甘草桃仁並桂枝，血蓄腹疼因木鬱，溫經惟有此方宜。

桂枝丹皮地黃湯（證附）　產後脾虛木鬱時，腹中疼痛力難支，再加食減渴思飲，桂草丹歸芍地施。

桂枝瓜蔞首烏湯（證附　桂枝湯見傷寒）　衛被風傷痙病柔，更兼汗出熱難休，桂枝湯用真神妙，加入烏蔞效並收。

葛根首烏湯（證附　葛根湯見傷寒）　婦人營血被寒傷，痙病成時證屬剛，無汗身中兼發熱，首烏加入葛根湯。

桂枝茯苓人參湯（證附）　大棗苓薑共桂枝，人參甘草善扶脾，陽虛鬱胃偏能治，助氣爭誇此法奇。

蓯蓉杏仁湯（證附）　白蜜蓯蓉並潤腸，杏仁甘草助尤良，便難木燥傷津液，產後施行總不妨。

薑桂苓砂湯（證附）　砂仁甘草茯苓施，芍藥生薑並桂枝，飲食不消原可治，補脾開胃效尤奇。

艾葉薑苓阿膠湯（證附　方見經脈）　如經產後血崩時，艾葉薑苓湯可施，倘若氣虛資補助，人參加入更相宜。

清魂散（證附）　產後適當血暈時，人參甘草補中宜，澤蘭芥穗芎藭入，溫酒煎湯立法奇。

●**當歸補血證（方見頭痛）**　產後血驚暴脫時，陰虛發熱力難支，欲醫此證須何藥，湯用當歸補血宜。

牛膝散（證附）　丹膝蒲黃共桂心，芎歸併用助真陰，妙方能使胎衣下，庶免腹中脹不禁。

豬蹄湯　白芷當歸共木通，黃耆重用有奇功，豬蹄煮汁煎湯妙，下乳全憑血脈充。

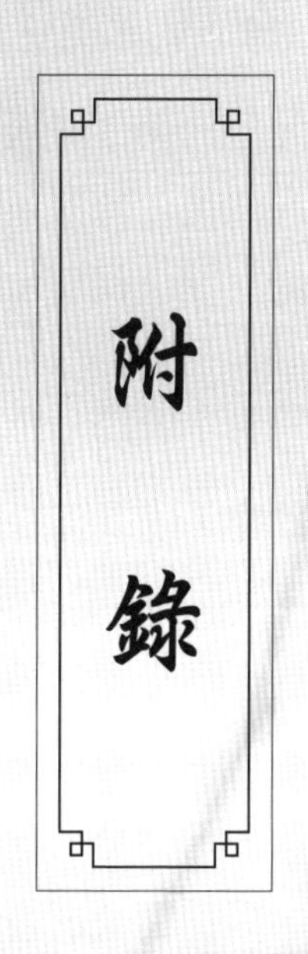

附錄

昌邑黃元御坤載　著

撫順慶恕雲閣　著

一、天 人 解

陰陽變化

陰陽未判，一氣混茫。氣合陰陽，則有清濁。清則浮升，濁則沉降，自然之性也。升則為陽，降則為陰，陰陽異位，兩儀分焉。清濁之間，是謂中氣。中氣者，陰陽升降之樞軸所謂土也。

樞軸運動，清氣左旋，升而化火；濁氣右轉，降而化水；化火則熱，化水則寒，方其半升，未成火也，名之曰木；木之氣溫，升而不已，積溫成熱而化火矣；方其半降，未成水也，名之曰金；金之氣涼，降而不已，積涼成寒，而化水矣。

水火金木，是名四象，四象即陰陽之升降，陰陽即中氣之浮沉。分而名之，則曰四象。合而言之，不過陰陽。分而言之，則曰陰陽。合而言之，不過中氣所變化耳。四象輪旋，一年而周。

陽升於歲半之前，陰降於歲半之後。陽之半升則為春，全升則為夏，陰之半降則為秋，全降則為冬，春生夏長，木火之氣也，故春溫而夏熱，秋收冬藏，金水之氣也。故秋涼而冬寒，土為專位，寄旺於四季之月，各十八日，而其司令之時，則在六月之間，土合四象，是謂五行也。

五行生剋

五行之理，有生有剋。木生火，火生土，土生金，金生水，水生木；木剋土，土剋水，水剋火，火剋金，金剋木；其相生相剋，皆以氣而不以質也。成質則不能生剋矣。

蓋天地之位，北寒南熱，東溫西涼。陽升於東則溫氣成春，升於南則熱氣成夏，陰降於西則涼氣成秋，降於北則寒氣成冬。春之溫生夏之熱，夏之熱生秋之涼，秋之涼生冬之寒，冬之寒生春之溫。土為四象之母，實生四象。

曰火生土者，以其寄宮在六月火令之後，六月濕盛濕為土氣也。其實水火交蒸，乃生濕氣。六月之時，火在土上，水在土下，寒熱相逼，是以濕動，濕者水火之中氣。土寄位於西南，南熱而西諒，故曰火生土，土生金也。

相剋者，制其太過也。木性發散，斂之以金氣，則木不過散。火性升炎，伏之以水氣，則火不過炎。土性濡濕，疏之以木氣，則土不過濕。金性收斂，溫之以火氣，則金不過收。水性降潤，滲之以土氣，則水不過潤，皆氣化自然之妙也。

藏府生成

人與天地相參也，陰陽肇基，爰有祖氣，祖氣者，人身之太極也。祖氣初凝，美惡攸分，清濁純雜，是不一致，厚薄完缺，亦非同倫，後日之靈蠢壽夭，貴賤貧富，悉於此判，所謂命秉於生初也。祖氣之內，含抱陰陽。陰陽之間，是謂中氣。

中者土也，土分戊己，中氣左旋則為己土，中氣右轉則為戊土，戊土為胃，己土為脾。己土上行陰升而化陽，陽升於左則為肝，升於上則為心。戊土下行，陽降而化陰，陰降於右則為肺，降於下則為腎。肝屬木而心屬火，肺屬金而腎屬水，是人之五行也。

五行之中，各有陰陽。陰生五藏，陽生六府。腎為癸水，膀胱為壬水，心為丁火，小腸為丙火，肝為乙木，膽為甲木，肺為辛金，大腸為庚金。五行各一，而火分君、相。藏有心主，相火之陰，府有三焦，相火之陽也。

氣血原本

肝藏血，肺藏氣，而氣原於胃，血本子脾。蓋脾土左旋，生發之令暢，故溫暖而生乙木。胃土右轉，收斂之政行，故清涼而化辛金。

午半陰生，陰生則降，三陰右降，則為肺金，肺金即心火之清降者也。故肺氣清涼，而性收斂，子半陽生，陽生則升三陽，左升則為肝木，肝木即腎水之溫升者也。故肝血溫暖，而性生發，腎水溫升而化木者，緣己土之左旋也。是以脾為生血之本，心火清降而化金者，緣戊土之右轉也。是以胃為化氣之原，氣統於肺。

凡藏府經絡之氣，皆肺金之所宣佈也。其在藏府，則曰氣，而在經絡則為衛；血統於肝，凡藏府經絡之血，皆肝血之所流注也。其在藏府則曰血，而在經絡則為營，營衛者，經絡之血氣也。

精神化生

肝血溫升，升而不已，溫化為熱，則生心火。肺氣清降，降而不已，清化為寒，則生腎水。水之寒者，六府之悉凝也。陰極則陽生，故純陰之中，又含陽氣。火之熱者，六府之盡發也，陽極則陰生，故純陽之中，又胎陰氣，陰中有陽，則水溫而精盈。陽中有陰，則氣清而神旺。神發於心，方其在肝，神未旺也，而已現其陽魂。精藏於腎，方其在肺，精未盈也，而先結其陰魄。

素問：隨神往來者，謂之魂。並精出入者，謂之魄。蓋陽氣方升，未能化神，先化其魂。陽氣全升，則魂變而為神。魂者神之初氣，故隨神往來。陰氣方降，未能生精，先生其魄。陰氣全降，則魄變而為精，魄者，精之始基，故並精而出入也。

形體結聚

肝主筋，其榮爪。心主脈，其榮色。脾主肉，其榮唇。肺主皮，其榮毛。腎主骨，其榮發。凡人之身，骨以立其體乾，筋以束其關節，脈以通其榮衛，肉以培其部分，皮以固其肌膚。

皮毛者，肺金之所生也。肺氣盛，則皮毛緻密而潤澤。肌肉者，脾土之所生也。脾氣盛，則肌肉豐滿而充實。脈絡者，心火之所生也。心氣盛，則脈絡疏通而條達。筋膜者，肝木之所生也。肝氣盛，則筋膜滋榮而和暢。髓骨者，腎水之所生也。腎氣盛，則髓骨堅凝而輕利。五氣皆備，形成而體具矣。

五官開竅

肝竅於目，心竅於舌，脾竅於口，肺竅於鼻，腎竅於耳，五藏之精氣開竅於頭上，是謂五官。手之三陽，自手走頭。足之三陽，自頭走足。頭為手足六陽之所聚會。五藏陰也，陰極生陽。陽性清虛而親上，清虛之極，神明出焉。五神發露，上開七竅，聲色臭味，於此攸辨。官竅者，神氣之門戶也。清陽上升，則七竅空靈。濁陰上逆，則五官窒塞。清升濁降，一定之位。

人之少壯，清升而濁降，故上虛而下實。人之衰老，清陷而濁逆，故下虛而上實。七竅之空靈者，以其上虛。五官之窒塞者，以其上實。其實者，以其虛也。其虛者，以其實也。

五氣分主

肝屬木，其色青，其臭臊，其味酸，其聲呼，其液泣。心屬火，其臭焦，其味苦，其聲笑，其液汗，其色赤。脾屬土，其味甘，其聲歌，其液涎，其色黃，其臭香。肺屬金，其聲哭，其液涕，其色白，其臭腥，其味辛。腎屬水，其液唾，其色黑，其臭腐，其味鹹，其聲呻。蓋肝主五色，五藏之色，皆肝氣之所入也。

入心為赤，入脾為黃，入肺為白，入腎為黑。心主五臭，五藏之臭，皆心氣之所入也。入脾為香，入肺為腥，入腎為腐，入肝為臊。脾主五味，五藏之味，皆脾氣之所入也。入肺為辛，入腎為鹹，入肝為酸，入心為苦。肺主五聲，五藏之聲，皆肺氣之所入也。入腎為呻，入肝為呼，入心為言，入脾為歌。腎主五液，五藏之液，皆腎氣之所入也。入肝為淚，入心為汗，入脾為涎，入肺為涕。

五味根原

木曰曲直，曲直作酸。火曰炎上，炎上作苦。金曰從革，從革作辛。水曰潤下，潤下作鹹。土爰稼穡，稼穡作甘。火性炎上，炎上則作苦。水性潤下，潤下則作鹹。木性升發，直則升而曲則不升，鬱而不升，是以作酸。金性降斂，從則降而革則不降，滯而不降，是以作辛。使坎離交姤，龍虎回環，則火下炎而不苦，水上潤而不鹹，木直升而不酸，金從降而不辛。金木者，水火所由以升降也。木直則腎水隨木而左升，金從則心火隨金而右降。木曲而不直，故腎水下潤。金革而不從，故心火上炎而交濟。水火升降，金木之權，總由於土。

土者，水火金木之中氣，左旋則化木火，右轉則化金水，實四象之父母也。不苦、不鹹、不酸、不辛是以味甘。己土不升，則水木下陷而作酸鹹。戊土不降，則火金上逆而作苦辛。緣土主五味，四象之酸苦辛鹹，皆土氣之中鬱也。四象之內，各含土氣，土鬱則傳於四藏而作諸味，調和五藏之原職在中宮也。

五情緣起

肝之氣風，其志為怒。心之氣熱，其志為喜。肺之氣燥，其志為悲。腎之氣寒，其志為恐。脾之氣濕，其志為思。蓋陽升而化火則熱，陰降而化水則寒，離火上熱，泄而不藏，斂之以燥金，則火交於坎府，坎水下寒，藏而不泄，動之以風木，則水交於離宮，木生而火長，金收而水藏。當其半生，未能茂長，則鬱勃而為怒。既長而神氣暢達，是以喜也。當其半收，將至閉藏，則牢落而為悲。既藏而志意幽淪，是以恐也。物情樂升而惡降，升為得位，降為失位，得位則喜，未得則怒，失位則恐，將失則悲，自然之性如此。

其實總土氣之回周而變化也。己土東升，則木久生長；戊土西降，則金水收藏；生長則為喜怒，收藏則為悲恐，若輪樞莫運，升降失職，喜怒不生，悲恐弗作，則土氣凝滯而生憂思。心之志喜，故其聲笑，笑者氣之升達而酣適也。腎之志恐，故其聲呻，呻者氣之沉陷而幽鬱也。肝之志怒，故其聲呼，呼者氣方升而未達也。肺之志悲，故其聲哭，哭者氣方沉而將陷也。脾之志憂，故其聲歌，歌者中氣結鬱，故長歌以寫懷也。

精華滋生

陰生於上，胃以純陽而含陰氣，有陰則降，濁氣下降，是以清虛而善容納。陽生於下，脾以純陰而含陽氣，有陽則升，清陽上升，是以溫暖而善消磨。水穀入胃，脾陽磨化，渣滓下傳而為糞溺，精華上奉而變氣血。氣統於肺，血藏於肝，肝血溫升則化陽神，肺氣清降則產陰精。五藏皆有精，悉受之於腎。五藏皆有神，悉受之於心。五藏皆有血，悉受之於肝。五藏皆有氣，悉受之於肺。總由土氣之所化生也。土爰稼穡，稼穡作甘，穀味之甘者，秉土氣也。五穀香甘以養脾胃，土氣充盈，分輸四子，己土左旋，穀氣歸於心肺；戊土右轉，穀精歸於腎肝；脾胃者倉廩之官，水穀之海，人有胃氣則生，絕胃氣則死，胃氣即水穀所化，食為民天，所關非細也。

糟粕傳導

水穀入胃，消於脾陽。水之消化，較難於穀。緣脾土磨化，全賴於火，火為土母，火旺土燥，力能剋水，脾陽蒸動，水穀精華化為霧氣，游溢而上，歸於肺家，肺金清肅，霧氣降灑，化而為水，如釜水沸騰，氣蒸為霧也。氣化之水，有精有粗，精者入於藏府而為津液，粗者入於膀胱而為溲溺，溲溺通利，胃無停水，糟粕後傳，是以便乾。《靈樞‧營衛生會》：上焦如霧，中焦如漚，下焦如瀆。氣水變化於中焦，漚者氣水方化而未盛也。及其已化，則氣騰而上，盛於胸膈，故如霧露。水流而下，盛於膀胱，故如川瀆。川瀆之決，由於三焦。

《素問‧靈蘭秘典》：三焦者決瀆之官，水道出焉。蓋三焦之火秘，則上溫脾胃而水道通。三焦之火泄，則下陷膀胱而水竅閉。

《靈樞‧本輸》：三焦者足太陽、少陰之所將，太陽之別也，上踝五寸，別入貫腨腸，出於委陽，並太陽之正，入絡膀胱，約下焦，實則閉癃，虛則遺溺，以水性蟄藏，太陽寒水蟄藏，三焦之火，秘於腎藏，則內溫而外清。水府清通，上竅常開，是以氣化之水，滲於膀胱，而小便利。若太陽寒水不能蟄藏，三焦之火泄於膀胱，膀胱熱癃，水竅不開。脾胃寒鬱，但能消穀，不能消水，水不化氣上騰，爰與穀滓併入二腸而為泄利。泄利之家，水入二腸，而不入膀胱，是以小便不利，所謂實則閉癃者，三焦之火泄於膀胱也。

經絡起止

膽、胃、大腸、小腸、三焦、膀胱是謂六府。肝、心、脾、肺、腎、心包是謂六藏。六藏六府，是生十二經。經有手足不同，陽明大腸，太陽小腸，少陽三焦，是謂手之三陽經。陽明胃，太陽膀胱，少陽膽，是謂足之三陽經。太陰脾，少陰腎，厥陰肝，是謂足之三陰經。太陰肺，少陰心，厥陰心主，是謂手之三陰經。

手之三陽，自手走頭。手陽明自次指出合谷，循臂上廉，上頸，入下齒，左之右，右之左，上挾鼻孔。手太陽自小指，從手外側，循臂下廉，上頸，至目內眥。手少陽自名指，循手表，出臂外，上頸至目銳眥。三經皆自臂外而走頭，陽明在前，太陽在後，少陽在中。

足之三陽，自頭走足。足陽明行身之前，自鼻之交頞，循喉嚨，入缺盆，下乳，挾臍，循脛外，入大指次指。足太陽行身之後，自目內眥，上額交巔，下項，挾脊，抵腰，貫臀，入膕中，出外踝，至小指。足少陽行身之側，自目銳眥，從耳後下頸，入缺盆，下胸，循脅，從膝外廉出外踝，入名指。三經皆自腿外而走，足陽明在前，太陽在後，少陽在中。足之三陰自足走胸，足太陰行身之前，自大指上內踝，入腹上膈。足少陰，行身之後，自小指循內踝，貫脊上膈，注胸中。足厥陰行身之側，自大指上內踝，抵小腹，貫膈布脅肋。三經皆自腿裏而走胸，太陰在前，少陰在後，厥陰在中。

手之三陰自胸走手。手太陰自胸出腋下，循臑內前廉，入寸口，至大指。手少陰自胸出腋下，循臑內後廉，抵掌後，至小指。手厥陰自胸出腋下，循臑內，入掌中，至中指。三經皆自臂裏而走，手太陰在前，少陰在後，厥陰在中。手三陽之走頭，足三陽之走足，皆屬其本府，而絡其所相表裏之藏。足三陰之走胸，手三陰之走手，皆屬其本藏，而絡其所相表裏之府。

手陽明與手太陰為表裏，足陽明與足太陰為表裏，手太陽與手少陰為表裏，足太陰與足少陰為表裏，手少陽與手厥陰為表裏，足少陽與足厥陰為表裏；六陽六陰，分行於左右手足，是謂二十四經也。

奇經部次

奇經八脈，督、任、衝、帶、陽蹻、陰蹻、陽維、陰維。督脈行於身後，起於下極之俞，併入脊裏，上至風府，入屬於腦，諸陽之綱也。任脈行於身前，起於中極之下，循腹裏，上關元，入目絡舌，諸陰之領也。衝脈起於氣衝，並足少陰，挾臍上行，至胸中而散，諸經之海也。帶脈起於季脅，回身一周，環腰如帶，諸經之約也。陽蹻起於跟中，循外踝，上行入於風池，主左右之陽也。陰蹻起於跟中，循內踝上行，交貫衝脈，主左右之陰也。陽維起於諸陽會，維絡於身，主一身之表也。陰維起於諸陰交，維絡於身，主一身之裏也。陽蹻、陽維者，足太陽之別。陰蹻、陰維者，足少陰之別。凡此八脈者，經脈之絡也。經脈隆盛，入於絡脈，絡脈滿溢，不拘於經，內溉藏府，外濡腠理，別道自行，謂之奇經也。

營氣運行

水穀入胃，化生氣血。氣之慓悍者，行於脈外，命之曰衛。血之精專者，行於脈中，命之曰營。營衛運行，一日一夜，周身五十度。人一呼，脈再動，一吸脈再動，呼吸定息，脈五動，閏以太息。脈六動一息，六動人之常也。一動脈行一寸，六動脈行六寸。

靈樞脈度：手之六陽，從手至頭，長五尺，五六三丈。手之六陰，從手至胸，長三尺五寸，三六一丈八尺、五六三尺、合二丈一尺。足之六陽，從足至頭，長八尺，六八四丈八尺。足之六陰，從足至胸，長六尺五寸，六六三丈六尺、五六三尺、合三丈九尺。蹻脈從足至目，長七尺五寸，二七一丈四尺、二五一尺、合一丈五尺。督脈、任脈長四尺五寸，二四八尺，二五一尺，合九尺，凡督合一十六丈二尺。平人一日一夜，一萬三千五百息。一息脈行六寸，十息脈行六尺，一日百刻，一刻一百三十五息。人氣半周於身，脈行八丈一尺，兩刻二百七十息。人氣一周於身，脈行十六丈二尺，百刻一萬三千五百息。人氣五十周於身，脈行八百一十丈。營氣之行也，常於平旦寅時，從手太陰之寸口始，自手太陰，注手陽明，足陽明，注足太陰，手少陰，注手太陽，足太陽，注足少陰，手厥陰，注手少陽，足少陽，注足厥陰，終於兩蹻、督任，是謂一周也。二十八脈，週而復始，陰陽相貫，如環無端，五十周畢，明日寅時又會於寸口，此營氣之度也。

衛氣出入

衛氣晝行陽經二十五周，夜行陰藏二十五周。衛氣之行也，常於平旦寅時，從足太陽之睛明始，睛明在目之內眥（足太陽之穴也）。平旦陽氣出於目，目張則氣上行於頭，循項下足太陽，至小指之端；則入目內眥，下手太陽至小指之端，別人目銳眥，下足少陽，至小指次指之端；上循手少陽之分側，下至名指之端；別入耳前，下足陽明，至中指之端；別入耳下，下手陽明，至次指之端；其至於足也，入足心，出內踝下，入足少陰經。陰蹻者，足少陰之別屬，於目內眥，自陰蹻而復合於目，交於足太陽之睛明，是謂一周。如此者，二十五周，日入陽盡而陰受氣矣。於是內入於陰藏，其入於陰也，常從足少陰之經，而注於腎，腎注於心，心注於肺，肺注於肝，肝注於脾，脾復注於腎，是謂一周，如此者二十五周，平旦陰盡而陽受氣矣。於是外出於陽經，其出於陽也，常從腎至足少陰之經，而復合於目。衛氣入於陰則寐，出於陽則寤，一日百刻，周身五十，此衛氣之度也。

《難經》營衛相隨之義，言營行脈中，衛行脈外，相附而行，非謂其同行於一經也。

二、六氣解

六氣名目

厥陰風木（足厥陰肝，乙木。手厥陰心主，相火）
少陰君火（手少陰心，丁火。足少陰腎，癸水）
少陽相火（手少陽三焦，相火。足少陽膽，甲木）
太陰濕土（足太陰脾，己土。手太陰肺，辛金）
陽明燥金（手陽明大腸，庚金。足陽明胃，戊土）
太陽寒水（足太陽膀胱，壬水。手太陽小腸，丙火）

六氣從化

天有六氣，地有五行。六氣者，風、火、暑、濕、燥、寒。五行者，木、火、土、金、水。在天成象，在地成形，六氣乃五行之魂，五行即六氣之魄。人為天地之中氣，秉天氣而生六府，秉地氣而生五藏，六氣五行，皆備於人身。內傷者，病於人氣之偏。外感者，因天地之氣偏，而人氣感之。內外感傷，總此六氣。

其在天者，初之氣，厥陰風木也，在人則肝之經應之。二之氣，少陰君火也，在人則心之經應之。三之氣，少陽相火也，在人則三焦之經應之。四之氣，太陰濕土也，在人則脾之經應之。五之氣，陽明燥金也，在人則大腸之經應之。六之氣，太陽寒水也，在人則膀胱之經應之。天人同氣也。經有十二，六氣統焉。

足厥陰以風木主令，手厥陰火也，從母化氣而為風。手少陽以相火主令，足少陽木也，從子化氣而為暑。手少陰以君火主令，足少陰水也，從妻化氣而為熱。足太陽以寒水主令，手太陽火也，從夫化氣而為寒。足太陰以濕土主令，手太陰金也，從母化氣而為濕。手陽明以燥金主令，足陽明土也，從子化氣而為燥。

蓋癸水上升，而化丁火，故手少陰以君火司氣，而足少陰癸水在從化之例。丙火下降，而化壬水，故太陽以寒水當權。而手太陽丙火，在奉令之條，木之化火也。木氣方盛，而火氣初萌，母強子弱，故手厥陰以丁火而化氣於風木，火氣既旺，而木氣已虛，子壯母衰，故足少陽以甲木而化氣於相火。土之化金也，土氣方盛，而金氣初萌，母強子弱，故手太陰以辛金而化氣於濕土。金氣方旺，而土氣已虛，子壯母衰，故足陽明以戊土而化氣於燥金。母氣用事，子弱未能司權，則子從母化。子氣用事，母虛不能當令，則母從子化。所謂將來者進，成功者退，自然之理也。

六氣偏見

人之六氣，不病則不見。凡一經病，則一經之氣見。平人六氣調和，無風無火，無濕無燥，無熱無寒，故一氣不至。獨見病則或風、或火、或濕、或燥、或寒、或熱，六氣不相交濟，是以一氣獨見。如厥陰病，則風盛。少陰病，則熱盛。少陽病，則暑盛。太阻病，則濕盛。陽明病，則燥盛。太陽病，則寒盛也。以此氣之偏盛，定緣彼氣之偏虛，如厥陰風盛者，土金之虛也。少陰熱盛、少陽暑盛者，金火之虛也。太陰濕盛者，水木之慮也。陽明燥盛者，木火之虛也。太陽寒盛者，火土之虛也。以六氣之性實，則克其所勝，而侮所不勝。虛則己所不勝者乘之，而己所能勝者亦來侮之也。

究之，一氣之偏盛，亦緣於虛。厥陰能生，則陽氣左升而木榮，其風盛者，生意之不遂也。少陰能長，則君火顯達而上清，其熱盛者，長氣之不旺也。陽明能收，則陰氣右降而金肅，其燥盛者，收令之失政也。太陽能藏，則相火閉蟄而下暖，其寒盛者，藏氣之不行也。土為四維之中氣，木火之能生長者，太陰己土之陽升也。金水之能收藏者，陽明戊土之陰降也。中氣旺，則戊己轉運而土和。中氣衰，則脾胃濕盛而不運。土生於火，而火滅於水，土燥則剋水，土濕則水氣氾濫，侮土而滅火，水泛土濕，木氣不達，則生意盤塞。但能賊土，不能生火以培土，此土氣所以困敗也。

血藏於肝，而化於脾。太陰土燥，則肝血枯而膽火炎，未嘗不病。但足太陰脾，以濕土主令，足陽明胃，從燥金化氣，濕為本氣，而燥為化氣，是以燥氣不敵濕氣之旺，陰易盛而陽易衰。土燥為病者，除陽明傷寒承氣證外不多見。一切內外感傷雜病，盡緣土濕也。

本氣衰旺

經有十二，司化者六經，從化者六經。從化者不司氣化，總以司化者為主，故十二經統於六氣。病則或見司化者之本氣，或見從化者之本氣，或司化者而見從化之氣，或從化者而見司化之氣，全視乎本氣之衰旺焉，手少陰以君火司化，足少陰之水從令而化熱者常也。而足少陰之病寒，是從化者自見其本氣，以水性原寒。手少陰之病寒，是司化者而見從化之氣，以君火原從水化也。

足太陽以寒水司化，手太陽之火從令而化寒者常也。而手太陽之病熱，是從化者自見其本氣，以火性原熱，足太陽之病熱是司化者而見從化之氣，以寒水原從火化也。足厥陰以風木司化，手厥陰之火從令而化風。

手少陽以相火司化，足少陽之木從令而化暑者常也。而手厥陰之病暑，足少陽之病風，是從化者自見其本氣，以火性生暑，而木性生風也。足太陰以濕土司化，手太陰之金從令而化濕。

手陽明以燥金司化，足陽明之土從令而化燥者常也。而手太陰之病燥，足陽明之病濕，是從化者自見其本氣，以金性本燥，而土性本濕也。大抵足太陽雖以寒化，而最易病熱。手少陰雖以熱化，而最易病寒。厥陰原以風化，而風盛者固多。少陰雖以火化，而火敗者非少。金性本燥，而手太陰從土化濕者常有七八。土性本濕，而足陽明從金化燥者未必二三也。

厥陰風木

風者厥陰木氣之所化也，在天為風，在地為木，在人為肝，足厥陰以風木主令，手厥陰心主，以相火而化氣於風木，緣木實生火，風木方盛，子氣初胎，而火令未旺也。冬水閉藏，一得春風鼓動，陽從地起，生意乃萌。然土氣不升，固賴木氣以升之，而木氣不達，實賴土氣以達焉。蓋厥陰肝木，生於腎水，而長於脾土，水土溫和，則肝木發榮，木靜而風恬，水寒土濕，不能生喪木氣，則木鬱而風生。

木以發達為性，己土濕陷抑遏，乙木發達之氣，生意不遂，故鬱怒而剋脾土，風動而生疏泄。凡腹痛下利，亡汗失血之證，皆風木之疏泄也。肝藏血而華色，主筋而榮爪，風動則血耗，而色枯爪脆而筋急，凡皆黑、唇青、爪斷、筋縮之證，皆風木之枯燥也。及其傳化乘除，千變不窮。故風木者，五藏之賊，百病之長，凡病之起，無不因於木氣之鬱，以肝木主生，而人之生氣不足者，十常八九，木氣抑鬱而不生，是以病也。木為水火之中氣，病則土木鬱迫，水火不交，外燥而內濕，下寒而上熱，手厥陰火也。木氣暢遂，則厥陰心主，從令而化。風木氣抑鬱，則厥陰心主，自現其本氣，是以厥陰之病，下之則寒濕俱盛，上之則風熱兼作，其氣然也。

少陽相火

暑者，少陽相火之所化也，在天為暑，在地為火，在人為三焦。手少陽以相火主令，足少陽膽，以甲木而化氣於相火，緣火生於木，相火既旺，母氣傳子，而木令已衰也。三焦之火，隨太陽膀胱之經下行，以溫水藏，出膕中，貫腨腸而入外踝。君火升於足，而降於手。相火生於手，而降於足。少陽之火降水，得此火而後通調，故三焦獨主水道。

《素問・靈蘭秘典》：三焦者，決瀆之官，水道出焉。膀胱者，州都之官，津液藏焉，氣化則能出矣。蓋水性閉蟄，而火性疏泄。閉蟄則善藏，疏泄則善出。

《靈樞・本輸》：三焦者，入絡膀胱，約下焦，實則閉癃，虛則遺溺。相火下蟄，水藏溫暖，而水府清利，則出不至於遺溺，藏不至於閉癃，而水道調矣。水之所以善藏者，三焦之火秘於腎藏也。此火一泄，陷於膀胱，實則下熱而閉癃，虛則下寒而遺溺耳。手之陽清，足之陽濁，清則升而濁則降。手少陽病則不升，足少陽病則不降。凡上熱之證，皆甲木之不降，於[1]三焦無關也。相火本自下行，其不下行而逆升者，由於戊土之不降。戊土與辛金，同主降斂，土降而金斂之，相火所以下潛也。戊土不降，辛金逆行，收氣失政，故相火上炎。

足少陽雖從三焦化火，而原屬甲木，病則兼現其本氣。相火逆行，則剋庚辛，甲木上侵，則賊戊土，手足陽明，其氣本燥，木火雙刑，則燥熱鬱發，故少陽之病，多傳陽明。然少陽之氣，陰方長而陽方消，其火雖盛，而亦易衰。陰消陽長則壯，陰長陽消則病，病於相火之衰者十之八九（內傷驚悸之證皆相火之衰也），病於相火之旺者，十之一二而已（傷寒少陽有之）。

少陰君火

熱者，少陰君火之所化也。在天為熱，在地為火，在人為心。少陰以君火主令，手少陰心火也，足少陰腎水也，水火異氣，而以君火統之。緣火位於上，而生於下，坎中之陽，火之根也。坎陽升則上交離位而化火，火升於水，是以癸水化氣於丁火。水化而為火，則寒從熱化。故少陰之氣，水火並統，而獨以君火名也。君火雖降於手，而實升於足。陽盛則手少陰主令於上，而癸水亦成溫泉。陰盛則足少陰司氣於下，而丁火遂為寒灰。以丁火雖司氣化，而制勝之權，終在癸水，所恃者，生土以鎮之。但土雖剋水，而百病之作，率由土濕，濕則不能剋水，而反被水侮。土能剋水者，惟傷寒陽明承氣一證，其餘則寒水侮土者，十九不止。土潰則火敗，故少陰一病，必寒水氾濫，而火土俱負，其勢然也。

至於上熱者，此相火之逆也。火中有液，癸水之根。相火上逆，災及宮城。心液消亡，是以熱作。凡少陰病熱，乃受累於相火，實非心家之過。而方其上熱，必有下寒，以水火分離而不交也。見心家之熱，當顧及腎家之寒。蓋水火本交，彼此相交，則為一氣，不交則離析分崩，逆為冰炭。究之火不勝水，則上熱不敵下寒之劇，不問可知也。血根於心，而藏於肝，氣根於腎，而藏於肺，心火上熱則清心家之血，腎水下寒則暖腎家之氣。故補肝之血，則宜溫；補心之血，則宜清；補肺之氣，則宜涼；補腎之氣，則宜暖；此定法也。

太陰濕土

濕者，太陰土氣之所化也。在天為濕，在地為土，在人為脾。太陰以濕土主令，辛金從土而化濕。陽明以燥金主令，戊土從金而化燥。己土之濕為本氣，戊土之燥為子氣，故胃家之燥，不敵脾家之濕，病則土燥者少，而土濕者多也。太陰主升己土，升則癸水與乙木皆升，土之所以升者，脾陽之發生也。陽虛則土濕而不升，己土不升，則水火陷矣。火金在上，水木在下，火金降於戊土，水木升於己土，戊土不降，則火金上逆，己土木升，則水木下陷，其原總由於濕盛也。

《子華子》[2]「陰陽交則生濕」。濕者水火之中氣，上濕則化火而為熱，下濕則化水而為寒。然上亦有濕寒，下亦有濕熱。濕旺氣鬱，津液不行，火盛者，薰蒸而生熱痰，火衰者，氾濫而生寒飲，此濕寒之在上者。濕旺水鬱，膀胱不利，火衰者，流溢而為白淫，火盛者，梗澀而為赤濁，此濕熱之在下者。便黃者，土色之下傳。便赤者，木氣之下陷。緣相火在水，一線陽根，溫升而化乙木，木中溫氣，生火之母，升則上達而化火，陷則下鬱而生熱，木氣不達，侵逼土位，以其鬱熱，傳於己土，己土受之，於是侵淫於膀胱。

五行之性，病則傳其所勝，其勢然也。陰易盛而陽易衰，故濕氣恒長，而燥氣恒消。陰盛則病，陽絕則死，理之至淺，未嘗難知。後世庸愚，補陰助濕，泄火伐陽，病家無不夭枉於滋潤，此古今之大禍也。

陽明燥金

燥者，陽明金氣之所化也。在天為燥，在地為金，在人為大腸。陽明以燥金主令，胃土從令而化燥。太陰以濕土主令，肺金從令而化濕。胃土之燥，子氣而非本氣。子氣不敵本氣之旺，故陰盛之家，胃土恒濕。肺金之濕，母氣而非本氣。

母氣不敵木氣之旺，故陽盛之家，肺金恒燥。太陰性濕，陽明性燥，燥濕調停，在乎中氣，旺則辛金化氣於濕土，而肺不傷燥，戊土化氣於燥金，而胃不傷濕，中氣衰則陰陽不交，而燥濕偏見。濕勝其燥，而飲少而食減，溺澀而便滑。燥勝其濕，則疾饑而善渴，水利而便堅。陰易進，而陽易退。濕勝者，常多；燥勝者，常少；辛金化濕者，十之八九，戊土化燥者，百不二三。

陽明雖燥，病則太陰每勝，而陽明每負，土燥而水虧者，傷寒陽明承氣證外，絕無而僅有，是以仲景垂法，以少陰負趺陽者為順，緣火勝則土燥，水勝則土濕，燥則剋水，濕則反為水侮。水負則生，土負則死，故少陰宜負，而趺陽宜勝，以土能勝水，則中氣不敗，未有中氣不敗而人死者。

燥為寒熱之中氣，上燥則化火而為熱，下燥則化水而為寒。反胃噎膈之家，便若羊矢，其胃則濕，而腸則燥。濕為陰邪，陰性親下，故根起於脾土，而標見於膝踝。燥為陽邪，陽性親上，故根起於大腸，而標見於肘腕。所謂陽邪居下，陰邪居上，一定之位也。然上之燥，亦因於下之濕。中風之家，血枯筋縮，其膝踝是濕，而肘腕未嘗非燥，使己土不濕，則木榮血暢，骨弱筋柔，風自何來？醫家識燥濕之消長，則仲景堂奧可階而升矣。

太陽寒水

寒者，太陽水氣之所化也。在天為寒，在地為水，在人為膀胱。太陽以寒水主令，足太陽膀胱水也，手太陽小腸火也，水火異氣，而以寒水統之。緣水位於下而生於上，離中之陰，水之根也。離陰降而下交坎位而化水，水降於火，是以丙火化氣於壬水，火化而為水，則熱從寒化，故太陽之氣，水火並統，而獨以寒水名也。

水性本寒，少陽三焦之火，隨太陽而下行，水得此火，應當不寒，不知水之不寒者，癸水而非壬水也。蓋水以蟄藏為性，火秘於內，水斂於外，是謂平人，木火主裏，自內而生長之，故里氣常溫。金水主表，自外而收藏之，故表氣常清。血生於木火，故血溫而內發。氣化於金水，故氣清而外斂。

人之經脈，厥陰在裏，春風之內生也。次則少陰，夏氣之內長也。次則陽明，秋氣之外收也。太陽在表，冬氣之外藏也。陽藏則外清而內溫，陽泄則內寒而外熱；外易寒水而為熱火，內易溫泉而為寒冰。外愈熱而內愈寒，生氣絕根，是以死也。癸水溫而壬水寒則治，癸水寒而壬水熱則病。癸水病則必寒，壬水病則多熱，以丁火化於癸水，故少陰之藏最易病寒，壬水化於丙火，故太陽之府最易病熱，是以病寒者獨責癸水，而不責壬水，病熱者獨責壬水，而不責癸水也。

仲景《傷寒》，以六經立法，從六氣也。六氣之性情形狀，明白昭揭，醫必知此，而後知六經之證。六經之變化雖多，總不外乎六氣。此義魏晉而後，絕無解者。先聖之法，一線莫傳，淩夷至於今日，不堪問矣。

【治厥陰風木法】

桂枝苓膠湯　甘草　桂枝　白芍　茯苓　當歸　阿膠　生薑　大棗　上熱加黃芩，下寒加乾薑、附子。

【治少陰君火法】

黃連丹皮湯　黃連　白芍　生地　丹皮　少陰病，水勝火負，最易生寒。若有下寒，當用椒附。

【治少陽相火法】

柴胡芍藥湯　柴胡　黃芩　甘草　半夏　人參　生薑　大棗　白芍

【治太陰濕土法】

朮甘苓澤湯　甘草　茯苓　白朮　澤瀉

【治陽明燥金法】

百合五味湯　百合　石膏　麥冬　五味

【治太陽寒水法】

苓甘薑附湯　甘草　茯苓　乾薑　附子　太陽病最易化生濕熱，以化氣於丙火，而受制於濕土也。若有濕熱，當用梔、膏之類。

校　記

[1]「皆甲木之不降，於三焦無關也」句的「於」字，疑為「與」字之誤。勘對黃氏《四聖心源》亦作「於」字，是否黃本手民之誤，值得研究。

[2]《子華子》書名，舊題晉人程本撰。《四庫總目》，疑為寧熙、紹聖間人為之。

三、論書詩鈔

《內經》　溯自軒岐著《內經》，醫林從此得觀型。道通天地真神妙，參透玄機用獨靈。

《難經》　扁鵲當年有盛名，《難經》著出義尤精，古書奧旨偏能解，得此傳人道益明。

《傷寒》　仲景《傷寒》奧蘊宣，六經立法得真傳，後人研究長沙術，入妙通神便是仙。

《金匱》　伊聖曾留救世方，虛心搜集賴南陽，著成《金匱》垂千古，語語傳真立法良。

孫真人書　唐朝思邈著《千金》，醫理闡明義亦深，獨怪書多偏雜處，令人讀後費推尋。

李東垣書　金代東垣有《十書》，獨崇脾胃識非疏。可憐用藥偏香燥，耗氣傷陰弊未除。

劉河間書　河間主火尚寒涼，克伐元陽性命傷。不曉《內經》偏誤解，著書傳世總荒唐。

朱丹溪書　《丹溪心法》世爭傳，專重滋陰識見偏，暗損真陽戕壽命，後人那得盡天年。

張子和書　子和曾亦著方書，專主攻邪術更疏。自古病情多變幻，豈真有實竟無虛。

王肯堂書博採方書列六科，無分美劣盡搜羅。學人不得南針錫，空抱遺編費揣摩。

薛立齋書　《立齋醫案》總平常，隨手拈來只數方，六八味丸偏愛用，丹溪流毒令人傷。

張景岳書　《景岳全書》偽亂真，方名八陣喜從新，山參熟地為良藥，獨尚滋陰害煞人。

《醫宗金鑒》　欽定醫書救眾生，幾經寒暑告功成。當年編撰無名手，費盡心機著未精。

叔和脈學脈學原求世易知，叔和偏要尚神奇，既分表裏還分道，立說支離不足師。

《本草綱目》　百草神經藥性真，因何《綱目》又翻新，不分純雜全收入，後世流傳定害人。

古今醫書，著作如林，辨之不勝其辨。茲特舉古今數大家，作詩以論之，俾後學擇善而從，庶不至被書所誤矣。

慶恕雲閣氏著

點校後記

本書重點在於「古為今用」，即使用經方——以《傷寒論》113 方為基礎，辨證施治可以適應於一切疾病。為此，首先對《傷寒論》原文必須加以考證。本書是以黃元御《傷寒懸解》為藍本，在點校時為了考證《傷寒論》原文而採用了 13 種不同版本。因宋版林億等校本原書已不可得，即以明趙開美翻刻林億校本及宋成無己注釋本為主，以其他 11 種為勘校參考資料。

余年過七旬，將《傷寒論》原文用 114 種不同版本逐句逐字反覆校讎，大非易事。此工作皆出吾兒立人之手，立人西學中非常刻苦，午夜燈光，孜孜不倦，校勘以後，余最後審定，並作校記，凡三閱月，方有端緒。而此點校工作將脫稿時，吾兒竟因墜車身亡，悲哉！ 書此以紀念亡兒立人對中國醫學之貢獻，並志余痛！

靜山記於點校後

國家圖書館出版品預行編目資料

慶雲閣醫學摘粹／【清】慶雲閣　著　──初版
──臺北市，大展出版社有限公司，2022〔民 111 . 08〕
面；21 公分──（中醫保健站；112）
ISBN 978－986－346－385－6（平裝）
1.CST：中醫　2.CST：辨證論治
413.1　111008620

慶雲閣醫學摘粹

著　者／慶　雲　閣【清】
點　校／彭　靜　山
整　理／王　春　月
責任編輯／壽　亞　荷
發 行 人／蔡　森　明
出 版 者／大展出版社有限公司
社　址／台北市北投區（石牌）致遠一路 2 段 12 巷 1 號
電　話／（02）28236031 · 28236033 · 28233123
傳　真／（02）28272069
郵政劃撥／01669551
網　址／www.dah-jaan.com.tw
E-mail／service@dah-jaan.com.tw
登 記 證／局版臺業字第 2171 號
承 印 者／傳興印刷有限公司
裝　訂／佳昇興業有限公司
排 版 者／弘益企業行
授 權 者／遼寧科學技術出版社
初版1刷／2022 年（民 111）8 月

定　價／420 元

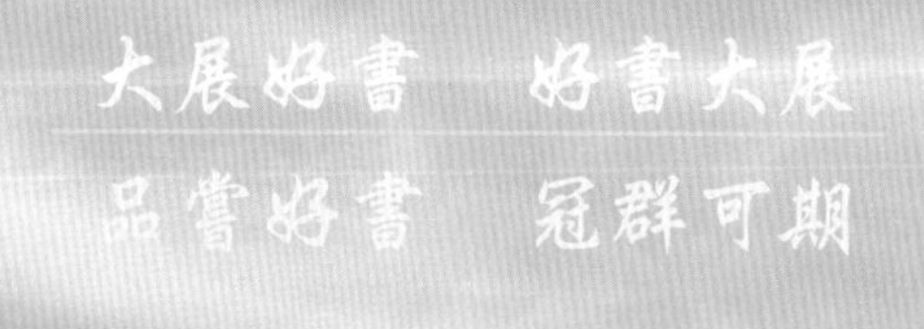
大展好書　好書大展
品嘗好書　冠群可期

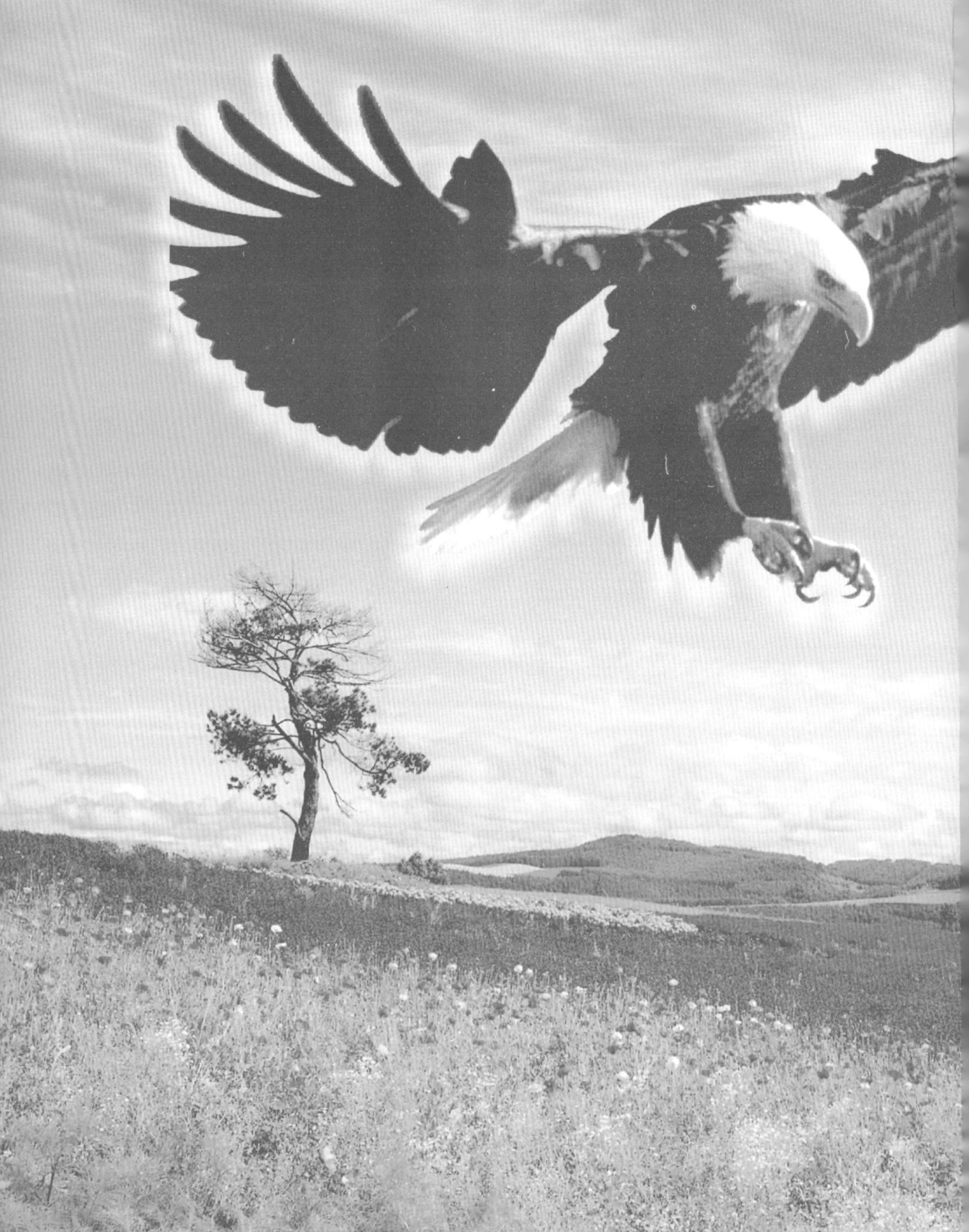